## 最新 臨床工学講座

# 医用電気工学 2

| 監修 | 一般社団法人
　　　　日本臨床工学技士教育施設協議会

| 編集 | 福長　一義
　　　　中島　章夫
　　　　堀　　純也

Clinical Engineering

医歯薬出版株式会社

【編　者】

福長一義　杏林大学保健学部臨床工学科
中島章夫　杏林大学保健学部臨床工学科
堀　純也　岡山理科大学工学部生命医療工学科

【執筆者および執筆分担】

福長一義　杏林大学保健学部臨床工学科
　第1章，第2章，第3章，第4章，第5章
中島章夫　杏林大学保健学部臨床工学科
　第6章，付録3
堀　純也　岡山理科大学工学部生命医療工学科
　第7章，第8章，第9章，第10章，第11章，第12章，第13章
佐藤　求　元群馬パース大学保健科学部臨床工学科
　付録1，2

This book is originally published in Japanese
under the title of :

SAISHIN-RINSHOKOGAKUKOZA IYOUDENKIKOUGAKU 2
(The Newest Clinical Engineering Series　Study of Medical Electorical Engineering 2)

Editors :
FUKUNAGA, Kazuyoshi et al.
FUKUNAGA, Kazuyoshi
　Professor, Kyorin University

ⓒ2025　1st ed.

ISHIYAKU PUBLISHERS, INC.
　7-10, Honkomagome 1 chome, Bunkyo-ku,
　Tokyo 113-8612, Japan

# 『最新臨床工学講座』の刊行にあたって

　日本臨床工学技士教育施設協議会の「教科書検討委員会」では，全国の臨床工学技士教育養成施設（以下，CE養成施設）で学ぶ学生達が共通して使用できる標準教科書として，2008年から『臨床工学講座』シリーズの刊行を開始しました．シリーズ発足にあたっては，他医療系教育課程で用いられている教科書を参考にしながら，今後の臨床工学技士育成に必要，かつ教育レベルの向上を目的とした教科書作成を目指して検討を重ねました．刊行から15年が経過した現在，本シリーズは多くのCE養成施設で教科書として採用いただき，また国家試験出題の基本図書としても利用されています．

　しかしながらこの間，医学・医療の発展とそれに伴う教育内容の変更により，教科書に求められる内容も変化してきました．そこでこのたび，臨床工学技士国家試験出題基準の改定〔令和3年版および令和7年版（予定）〕，臨床工学技士養成施設カリキュラム等の関係法令改正，タスク・シフト／シェアの推進に伴う業務拡大等に対応するため，『最新臨床工学講座』としてシリーズ全体をリニューアルし，さらなる質の向上・充実を図る運びとなりました．

　新シリーズではその骨子として以下の3点を心がけ，臨床工学技士を目指す学生がモチベーション高く学習でき，教育者が有機的に教育できる内容を目指しました．

①前シリーズ『臨床工学講座』の骨格をベースとして受け継ぐ．
②臨床現場とのつながりをイメージできる記述を増やす．
③紙面イメージを刷新し，図表の使用によるビジュアル化，わかりやすい表現を心がけ，学生の知識定着を助ける．

　医療現場において臨床工学技士に求められる必須な資質を育むための本教科書シリーズの意義を十分にお汲み取りいただき，本講座によって教育された臨床工学技士が社会に大きく羽ばたき，医療の発展の一助として活躍されることを願ってやみません．

　本講座のさらなる充実のために，多くの方々からのご意見，ご叱正を賜れば幸甚です．

2024年春

　　　　　　　　　　　　日本臨床工学技士教育施設協議会　教科書検討委員会
　　　　　　　　　　　　最新臨床工学講座　編集顧問

# 序

　本書「医用電気工学2」は，臨床工学技士を目指す学生，または医用工学を学ぶ初学者を対象とし，臨床工学技士国家試験出題基準における「電気工学」の教科書として編集した2分冊のうちの後編で，主に「電磁気学」の内容を収めたものである．電磁気というと，難しくて自分とは関係ないと感じるかもしれないが，冬場に静電気でビリっとしたり，マグネットを冷蔵庫に貼り付けたり，スマートフォンで電波（電磁波）を利用したり，非常に身近な現象ばかりである．また電磁気学は，一見するとバラバラの現象が複雑な公式で書かれているようだが，実は少ない基本的な法則に基づいて非常にまとまった体系をしている学問である．初学者は全体がみえないので，学習中にゴールが見通せずに難しく感じてしまうため，第1章に素粒子からマクスウェルの方程式まで，流れをもって要点だけ説明することで，ぼんやりとであるが電磁気現象の全体がみえるように工夫した．

　臨床工学の教育では，限られた期間内に医学と工学を学ぶ必要があるので，おのずと各科目の習得に割ける時間は短くなる．このため，講義中に理解を深めるための十分な説明を加えたり，適宜考える時間や問題を解く時間を設けたりすることが困難な状況にある．どのような学問でも同じことがいえるが，臨床工学のような境界領域を専攻した諸君は，とくに予習・復習といった自己学習で基礎を身につけ，講義や実習で応用力やセンスを磨くことが重要となる．そこで本書の編集にあたっては，講義の理解を助けるように，理論的な公式を示すだけでなく現象の説明に多くのページを割いた．また，本文中の演習例題を増やすとともに，初版同様に，各章の終わりに章末問題，巻末にその略解を示すことで，総合的に自己学習ができるように配慮した．

　例えば，医療機器からは何本もの導線が延びることがあるが，それらが邪魔だからといって電源ケーブルとともに束ねたり，コイル状に巻いたりすれば，電場による浮遊容量や磁場による相互結合によって信号ラインに電源ノイズが載ることがある．ノイズは生体計測を妨げたり，機器にエラーを発生させたりする要因となるが，電気工学を学んでいなければ，まさかケーブルを束ねたり巻いたりしたことが原因だとは気づかないのではないだろうか．このように，臨床現場で起こるさまざまな工学的な問題に対処したり，日々発展する医療機器に対応し，新しい技術を円滑に受け入れたりするためには工学の知識が必要となる．

　さて例年，電気工学からの国試出題比率は全体の約6％と決して少なくない．また電気工学は，後に学ぶ生体機能代行装置や医用治療機器などの原理，構造，安全を理解するのに必要となる基礎知識である．本書が少しでも読者諸氏の役に立てば編者・著者の喜びとするところである．

浅学のため厳密さを欠く表現や不測の誤りも多々あろうと思われるが，大方のご批判やご指導をいただければ幸いである．

2025年1月

福 長 一 義
中 島 章 夫
堀 　 純 也

# 臨床工学講座『医用電気工学』の序

　臨床工学技士法誕生から現在までの臨床工学技士教育に欠けているものは何か．今後，「臨床工学」という学問体系を構築していくために必要な基礎知識は何か．「工学的なセンス」を磨くための教育方法はどうしたらよいか．――これらは，臨床工学技士になるための教育課程の中で，これまで真剣に取り組まれてこなかった事項であると認識しておく必要があるだろう．こうした状況をふまえて本書は，次の4つのポイントについて十分に配慮した内容となっている．

　①本書の内容が，臨床工学課程に入学した学生が「最初」に学ぶ工学関連の1分野であることを念頭に置き，電気工学・電気磁気学を学ぶうえで，「いかに電気（物理）嫌いにならずに興味をもちながら学習・理解できるか」について留意した．
　②本書は電気工学・電磁気学の基礎知識を医療領域で応用することを目指す学問の教科書である．日進月歩で進化する医療機器の原理となる電気的知識に関して理解を深め，「高校物理レベル（基礎）から，将来臨床工学技士として活用できるレベル（医療領域での応用）まで到達すること」ができる内容であることを目指した．
　③本書で学ぶ学生が「ゆとり教育」出身であり，身の周りに存在する科学的な現象について，十分に「考え，推論し，疑問を投じ，異見を聞き，また考える」という教育経験を受けてきていない場合も少なくない．そうした多くの学生の教育に携わる教員にとっても，本書が「教授しやすい内容・構成である」ように配慮した．
　④最後に，医療現場において他医療従事者より臨床工学技士が優位でなければならない点は，「電気的（物理的）センス」をもっていることだと常々感じている．「電気的センス」とは例えば，「電池」は日常でも医療現場でも様々な製品や機器に使われているポピュラーなエネルギー源であるが「使用前後の電池の質量は変わるのか？」…といったような疑問をもつことである．本書には，読者がたくさんの「電気的センス」という抽出をつくることができるような情報も数多く収載した．それらは将来，読者が患者さんの命を預かる臨床工学技士として，各種医療機器や病院電気設備などの理解や安全管理をする際にも参考になるであろう．

　本書は，従来型の電気工学関連の教科書・参考書とは一線を画した内容・構成を目指し，苦労を重ね執筆していただき，編集を行った．そのため，原理や公式の説明だけにとらわれずに「現象を理解させること」を目的として，電気・物理

的現象の基礎について高校物理を学んでいない学生にも理解できる工夫（身の周りや医療機器につながる「Tips」の概説や，視覚的素材を取り入れた解説など）を凝らした．また学生が自分でも理解度を確認できるよう，本文中に簡単な演習問題を織り交ぜ，更にステップアップのために各章末にはexerciseを数問用意した．

　臨床工学技士を目指す学生諸君のみならず教育現場の第一線で活躍されている教員の方々におかれても，「臨床に必要な電気的基礎を理解し，センスをもって臨床で応用できる力を養う」手引きとして本書が，臨床工学技士教育向上のために寄与できるものと信じている．

2008年11月

戸　畑　裕　志
中　島　章　夫

# 最新臨床工学講座　医用電気工学2
## CONTENTS

『最新臨床工学講座』の刊行にあたって …………………………………… iii
序 …………………………………………………………………………………… v
臨床工学講座『医用電気工学』の序 ………………………………………… vii

## 第1章　電磁気学　　1

### 1 物質の電気的性質 …………………………………………………… 1
1. 素粒子 …………………………………………………………………… 1
2. 電磁気力 ………………………………………………………………… 2
3. 電気素量と帯電 ………………………………………………………… 3
4. 粒子と波 ………………………………………………………………… 4
5. 量子性 …………………………………………………………………… 5
6. 原子内の電子配置 ……………………………………………………… 5

### 2 電磁場 ………………………………………………………………………… 8
1. 電場 ……………………………………………………………………… 8
2. 磁場 ……………………………………………………………………… 8
3. 電気と磁気 ……………………………………………………………… 8
4. 電磁波 …………………………………………………………………… 10
5. 記号と単位 ……………………………………………………………… 12
6. 3次元空間と回転 ……………………………………………………… 13

### 3 電磁気学 …………………………………………………………………… 14

## 第2章　電荷と電界　　19

### 1 電荷 …………………………………………………………………………… 19
1. 電荷の発見 ……………………………………………………………… 19
2. クーロンの法則 ………………………………………………………… 19
3. 重ね合わせの原理（重ねの理） ……………………………………… 21
4. 帯電した導体内部の電荷の分布 ……………………………………… 24

### 2 電界 …………………………………………………………………………… 24
1. 1個の点電荷がつくる電界 …………………………………………… 24
2. 複数の電荷がつくる電界 ……………………………………………… 26

### 3 電気力線と電束 …………………………………………………………… 28
1. 電気力線 ………………………………………………………………… 28
2. 電束 ……………………………………………………………………… 29

### 4 ガウスの法則 ............................................. 30
1. ガウスの法則 ............................................. 30
2. ガウスの法則の応用 ................................... 32
3. 帯電した導体内部の電界 .......................... 34
❖章末問題 ...................................................... 35

# 第3章 電圧と電位　37

## 1 仕事 ............................................................ 37

## 2 ポテンシャルエネルギー ....................... 38
1. 重力によるポテンシャルエネルギー ....... 38
2. 静電気力によるポテンシャルエネルギー ... 38
3. ポテンシャルエネルギーと経路 .............. 39

## 3 電圧と電位 .............................................. 41
1. 電圧と電位 ................................................ 41
2. 点電荷周囲の電位 .................................... 41
3. 電位の重ね合わせ .................................... 43
4. 等電位面 .................................................... 43
5. 一様な電界と電位の傾き ........................ 45
6. 導体の電位 ................................................ 45
❖章末問題 ...................................................... 48

# 第4章 静電界の性質　51

## 1 導体, 絶縁体, 真空 ................................ 51

## 2 導体と静電界 .......................................... 51
1. 静電誘導 .................................................... 51
2. 電界中の導体 ............................................ 52
3. 静電誘導と重ね合わせの原理 ................ 52
4. 導体表面近くにおかれた点電荷 ............ 54
5. 避雷針 ........................................................ 54
6. 静電シールド ............................................ 54

## 3 誘電体と静電界 ...................................... 56
1. 分極 ............................................................ 56
2. 誘電体 ........................................................ 56
3. 真電荷と分極電荷 .................................... 57
4. 分極ベクトルと電束密度 ........................ 58
5. 誘電率と比誘電率 .................................... 58

## 4 真空と静電界 .......................................... 60

| 5 | 静電界の性質 | 60 |

章末問題 ............ 65

# 第5章 電流と抵抗　67

## 1 電流 ............ 67
1. 電流の定義 ............ 67
2. 電流密度 ............ 67
3. オームの法則 ............ 68
4. 導線を流れる電流と電界 ............ 69

章末問題 ............ 69

# 第6章 キャパシタ（コンデンサ）　71

## 1 コンデンサの役割 ............ 71
## 2 静電容量の大きさ ............ 73
## 3 誘電率の大きさ ............ 77
## 4 導体形状の違いによる静電容量の大きさ ............ 78
1. 球状導体の静電容量 ............ 78
2. 平行導体板間の静電容量 ............ 78

## 5 コンデンサの種類と容量の表示方法 ............ 80
## 6 キャパシタの合成容量 ............ 82
1. キャパシタの並列接続 ............ 82
2. キャパシタの直列接続 ............ 83

## 7 キャパシタが蓄えるエネルギー ............ 85
## 8 キャパシタの充放電 ............ 88
1. 直流回路における充放電 ............ 89
2. 交流回路における充放電 ............ 90
3. 電圧と電流の時間的変化（位相のずれ） ............ 91
4. キャパシタに蓄えられる容量と周波数の関係 ............ 93

章末問題 ............ 95

# 第7章 磁気の性質　97

## 1 磁石の力と磁界 ............ 97
## 2 磁極におけるクーロンの法則 ............ 99
## 3 磁界の大きさ ............ 102

4 磁束と磁束密度 ……………………………………… 104
5 磁化とヒステリシス ……………………………… 104
　　章末問題 …………………………………………… 106

# 第8章 電流がつくる磁界　107

1 電流による磁界 …………………………………… 107
2 円電流がつくる磁界 ……………………………… 110
3 ローレンツ力 ……………………………………… 113
　　章末問題 …………………………………………… 116

# 第9章 電磁誘導　119

1 ファラデーの法則 ………………………………… 119
2 レンツの法則 ……………………………………… 120
3 誘導起電力の大きさ ……………………………… 121
4 フレミングの右手の法則 ………………………… 122
　　章末問題 …………………………………………… 124

# 第10章 インダクタ（コイル）　127

1 インダクタンス …………………………………… 127
2 自己誘導 …………………………………………… 127
3 相互誘導 …………………………………………… 130
4 インダクタに蓄えられるエネルギー …………… 132
　　章末問題 …………………………………………… 133

# 第11章 電磁力　135

1 電磁力とは ………………………………………… 135
2 フレミングの左手の法則 ………………………… 135
3 電流力 ……………………………………………… 137
4 電磁力による仕事 ………………………………… 139
　　章末問題 …………………………………………… 140

## 第12章 電力装置　143

1. 電力装置とは　143
2. 変圧器（トランス）　143
3. コンバータとインバータ　147
4. 電動機（モーター）　147
5. 発電機　154
    - 章末問題　156

## 第13章 電磁波の性質　159

1. ヘルツの実験　159
2. 電磁波の種類と性質　160
3. 電磁波の放射と伝搬　166
4. 電磁波障害とノイズ対策　167
    - 章末問題　172

# 付録　147

1. ベクトル　175
   - A　ベクトルの導入　175
2. 微分・積分　181
   - A　微分　181
   - B　積分　185
   - C　微積分によって定義される物理量　187
   - D　微分方程式　188
3. コンデンサの種類と構造　189
4. 電気・電子に関する単位（物理量）と図記号　193
   - A　単位と文字　193
   - B　図記号　195
5. 臨床工学技士　国家試験出題基準（医用電気電子工学）　198
    - 章末問題の解答　201

索引　215

# Tips CONTENTS

### 第1章 電磁気学
単位と定数 ……………………………… 16

### 第3章 電圧と電位
接地 ……………………………………… 47

### 第4章 静電界の性質
誘電加温と電子レンジ ………………… 61
圧電素子 ………………………………… 65

### 第6章 キャパシタ（コンデンサ）
開回路（open circuit）………………… 74
浮遊容量 ………………………………… 76
ポテンシャルエネルギー
　（位置エネルギー）………………… 86
位相（phase）とは …………………… 91
静電結合の電気メス対極板 …………… 94

### 第7章 磁気の性質
永久磁石 ……………………………… 100
磁気双極子のつくる磁界 …………… 103

### 第8章 電流がつくる磁界
神経電流がつくる磁界と計測
　〜 SQUID 〜 ……………………… 109

電磁石とその応用 …………………… 113
ホール効果とホール素子 …………… 115

### 第9章 電磁誘導
クランプメータ ……………………… 120

### 第10章 インダクタ（コイル）
医療機器におけるインダクタ
　………………………………………… 130

### 第12章 電力装置
医療機器や電気設備に利用されて
　いるトランス ……………………… 146
医療機器に用いられている
　モーター …………………………… 155

### 第13章 電磁波の性質
導体に対する電磁波の浸透，
　高周波電流の流れ方
　　〜表皮効果〜 …………………… 171
電磁波を利用した治療機器
　〜マイクロ波手術器，
　　レーザ手術器〜 ………………… 172

# 『医用電気工学1』目次

第1章 電気とは
　①身のまわりの電気現象と電気の学び方　②静電気から学ぶ電気現象
　③電気の正体は？　④医療機器に欠かせない電気の役割

第2章 電流と電圧の関係
　①電流が流れる現象とは　②電荷と電流の関係
　③電圧・電位の関係とその表し方

第3章 直流回路
　①電気回路とは　②オームの法則
　③抵抗の接続と電圧降下　④合成抵抗（直列・並列接続）
　⑤複雑な回路における解法　⑥抵抗の測定方法
　⑦未知抵抗の測定（ブリッジ回路）　⑧電圧・電流の測定
　⑨電圧源の接続と内部抵抗

第4章 電流の発熱作用と電気エネルギー
　①仕事とエネルギー　②ジュール熱
　③電力量　④電力
　⑤電力量と電力の実際　⑥供給電力の最大化
　⑦送配電

第5章 交流回路
　①交流と直流　②商用交流電源と［100 V 単相交流］の表し方
　③正弦波交流の表し方　④交流の表示方法（ベクトル表示）
　⑤交流に対する素子の特性（抵抗，キャパシタ，インダクタ）　⑥交流電流を妨げるもの
　⑦直列回路　⑧並列回路
　⑨記号法（交流の複素数表記）　⑩共振
　⑪交流の電力

第6章 CR回路
　①CR回路を用いたフィルタの種類　②過渡現象

【最新臨床工学講座　編集顧問】

菊地　眞（医療機器センター）
篠原一彦（東京工科大学）
守本祐司（防衛医科大学校）
中島章夫（杏林大学）
福田　誠（近畿大学）
堀　純也（岡山理科大学）
浅井孝夫（順天堂大学）

# 第1章 電磁気学

## 1 物質の電気的性質

### 1. 素粒子

私たちの体は何からできているのか？

生体は，水，有機物，無機物からできている．有機物とは，炭素原子を含む化合物（二酸化炭素などは例外）の総称で，タンパク質や脂質が含まれる．タンパク質は，20種類のアミノ酸が鎖状に連結した高分子化合物で，水を除けば体の約2/3を構成する物質である．アミノ酸は…（途中省略）…原子からなる．酸素原子は，8個の電子と8個の陽子および8個の中性子からなる．さらに，陽子および中性子は，それぞれ3個のクォークからできている．

このように，どんな物質でもその素となるのは，**素粒子**，すなわち6種類の**クォーク**（quark）と6種類の**レプトン**（lepton）である（表1-1）．クォークは互いに強い力で結合する性質をもっていて，自然界に単独で存在しない．一方，**電子**（electron）を代表とするレプトンは強い力で結合せず，単独で存在できる．これらの素粒子は表1-1に示したように，質量をもち，電気的特性が異なる．本書を学ぶ下地がある読者ならば，電気的な性質は，正と負の**電荷**（electric charge）として表せることはご存知だろう．原子を構成する電子は負の，陽子は正の電気的性質をもっていて，それぞれの電荷は$-e$，$e$である．

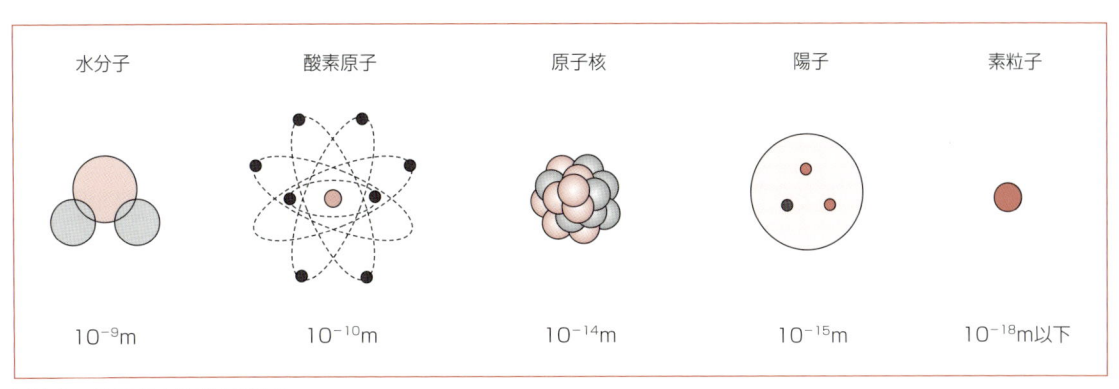

| 水分子 | 酸素原子 | 原子核 | 陽子 | 素粒子 |
|---|---|---|---|---|
| $10^{-9}$m | $10^{-10}$m | $10^{-14}$m | $10^{-15}$m | $10^{-18}$m以下 |

図1-1 分子から素粒子まで

表1-1 クォークとレプトン

| 素粒子 | 電荷 | 第1世代 | 質量値 [MeV] | 第2世代 | 質量値 [MeV] | 第3世代 | 質量値 [MeV] |
|---|---|---|---|---|---|---|---|
| クォーク | 2/3 e | アップ | 1.7〜3.3 | チャーム | 1300 | トップ | 172000 |
| | −1/3 e | ダウン | 4.1〜5.8 | ストレンジ | 80〜130 | ボトム | 4200 |
| レプトン | 0 | 電子ニュートリノ | $<2.5\times10^{-6}$ | ミューニュートリノ | $<170\times10^{-3}$ | タウニュートリノ | <18 |
| | −e | 電子 | 0.5 | ミューオン | 106 | タウオン | 1777 |

表1-2 4つの力

| 4つの力 | 電磁気力 | 重力 | 強い力 | 弱い力 |
|---|---|---|---|---|
| ゲージ粒子 | フォトン | グラビトン | グルーオン | ウィークボソン |
| 力のおよぶ範囲 | 無限 | 無限 | $10^{-35}$ m | $10^{-18}$ m |
| 力の強さ (重力を1) | $10^{38}$ | 1 | $10^{40}$ | $10^{15}$ |
| 力の例 | 日常の重力以外の力 | 万有引力 | 原子核内 | ベータ崩壊 |

$$e = 1.6022 \times 10^{-19} \fallingdotseq 1.6 \times 10^{-19} \text{C} \quad \cdots\cdots(1\text{-}1)$$

陽子はアップクォーク2つとダウンクォーク1つから，中性子はアップクォーク1つとダウンクォーク2つからなる．なるほど，中性子は内部で正負電荷の帳尻があっているから電気的に中性なのだとわかる．これら粒子には，電荷が反対の符号だが，同じ質量の反粒子が存在する．例えば，電子の反粒子である**陽電子**はPET（陽電子放射断層撮影：positron emission tomography）に応用されている．ちなみに，ニュートリノは電荷をもたない非常に軽い素粒子である．

これらの素粒子間には**4つの力**（相互作用）が働く．さらに，この4つの力にも，その力を伝える役割をもつ粒子（ゲージボソン）が存在している（**表1-2**）．これらの力は，直接接触しない物質間に働く**近接作用の力**である．ゲージボソンの受け渡しによって物質が力を受けるというのが分かりにくければ，重力場や電場（電界）と考えてもよい．この場合，空間が質量や電荷の影響を受けて場を生じて，それを他の物質が感じると考えることができる．

奇妙に思うかもしれないが，私たちを取り巻く世界でみられる物質，物体間の相互作用は，すべてこの4つの力で説明がつく．さらに驚くことに，身近にみられる力のうち重力以外はすべて**電磁気力**（electromagnetic interaction）が関与している．

## 2. 電磁気力

電磁気力は，電荷をもつ粒子に対して働く力で，**フォトン**（photon：光子）によって相互作用が伝達される．例えば，原子核（正電荷）と電

---

**TOPICS**
**4つの力と統一理論**
4つの力を統一しようとする理論がいくつか登場している．例えば，電磁気力と弱い力を統一する電弱統一理論や，4つを1つにまとめる可能性がある超ひも（弦）理論などがある．

子（負電荷）を結びつかせる力として知られている．ちなみに，原子核を構成する陽子同士が反発してバラバラにならないのは，ゲージボソンのグルーオンをやりとりすることによって強い力が生じ，にわかに結合するためである．

静電気や磁石が電磁気の力というのは納得できるが，化学反応や生命活動も電磁気力による相互作用だといわれるとチンプンカンプンかもしれない．燃焼などの化学反応は，電子の移動によって原子間結合の切断や生成が起き，異なる物質となる現象であるが，これは電磁気力の相互作用の結果に他ならない．さらに，生体のエネルギー通貨といわれるATPの合成から，呼吸，消化といった化学反応を伴う生命現象は，電磁気力が関与しているといえる．

本書で取り上げる電磁気学は，医療機器の原理を理解するためだけにとどまらず，臨床工学の基礎知識として重要であることがわかっていただけたと思う．

## 3. 電気素量と帯電

陽子は正の電荷$e$を，電子は負の電荷$-e$をもっている．この$e$を**電気素量**（elementary charge）といい，電気量の最小単位となる定数である．

物質内部に負の電荷よりも正の電荷が多く存在すると，物質の外部からは正負電荷の差だけの電気量をもつ物質のようにみえる．このように，物質が電荷をもった状態を**帯電**という．

例えば塩は，ナトリウム原子の11個の陽子，11個の電子と，塩素原子の17個の陽子，17個の電子からなる．このNaCl分子は，正および負の電荷の数が等量であるから，外部からみて電気を帯びているようにみえない．すなわち電気的に中性である．

これを水に溶かすと，$Na^+$と$Cl^-$に電離（イオン化）するが，このとき$Na^+$イオンは電気量$e$だけ正に帯電し，$Cl^-$イオンは$-e$だけ負に帯電していると考えることができる（図1-2）．

> 電荷をもつ粒子としてダウンクォークの電気量が最小である．しかし，通常クォークは単体で存在しないため，電子の電荷を最小単位として用いている．

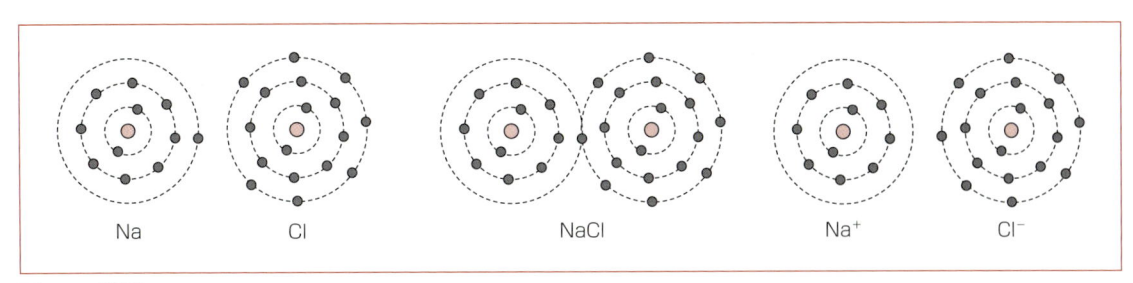

**図1-2　帯電**

## 4. 粒子と波

　光が波であることを示す有名な実験に，ヤングの実験がある．図1-3 (a) に示したように，ヤングは細いスリットから出た光を2つに分け，それらが干渉することを示した．これにより，光は波としての性質があることがわかる．光ではなく，電子銃から電子を1発ずつ発射して，同じようにスリットを通過させてみると，図1-3 (b) のようなドット模様が観察される．この模様が光と同様の干渉縞を示すことから，粒子として発射された電子が，スリットを通過する際に波としての性質を示したのだと思われる．これらの実験から，電子は粒子的な性質と，波動的な性質の両方を合わせもつことがわかる．光もまた，粒子と波の性質をもつことが知られている．

　光は質量がないにもかかわらず，粒子（フォトン）としての運動エネルギーをもつ．フォトンの運動エネルギー$E$は，振動数$\nu$に比例する（$\lambda$：波長，$c$：光速）．

$$E = h\nu = h\frac{c}{\lambda} \quad \cdots\cdots\cdots(1\text{-}2)$$

比例定数$h$を**プランク定数**（Planck's constant）といい，

$$h = 6.626 \times 10^{-34}\,\text{J}\cdot\text{s} \quad \cdots\cdots\cdots(1\text{-}3)$$

である．

　電子のような質量のある粒子の場合において，一般的に運動量$p$[N・s]（momentum）は質量$m$と速度$v$の積によって定義される．

$$p = mv \quad \cdots\cdots\cdots(1\text{-}4)$$

この粒子の運動は，次の式で示される波長$\lambda$ [m] の波とみなすことができる．

$$\lambda = \frac{h}{mv} = \frac{h}{p} \quad \cdots\cdots\cdots(1\text{-}5)$$

これらの式によって，**粒子性**と**波動性**は結びつけて考えることができる．

> 式 (1-5) から，粒子の質量が大きかったり速度が遅かったりすると，波長が非常に短くなるため，身近な現象としては波動性が観察されることはない．

(a) 光は波としての性質により干渉縞ができる　　(b) 電子（粒子）がスリットを通過すると干渉縞ができる

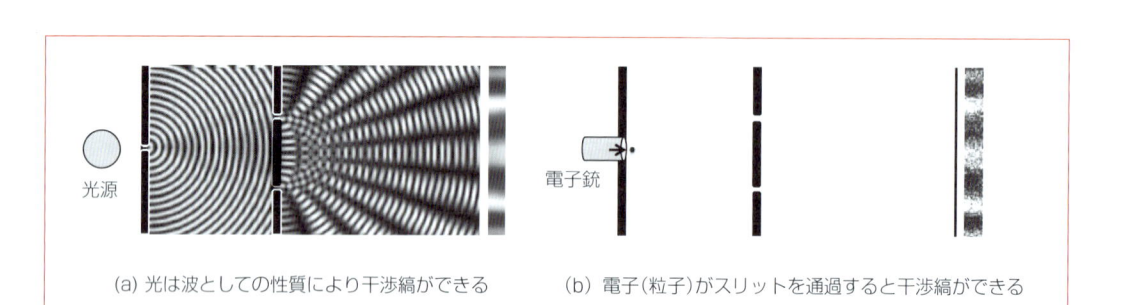

**図1-3　2重スリット実験**

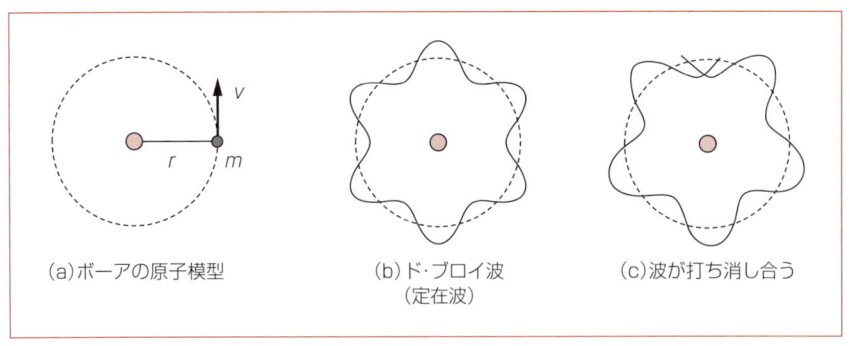

(a) ボーアの原子模型　　(b) ド・ブロイ波（定在波）　　(c) 波が打ち消し合う

**図1-4　原子モデルによる粒子と波の関係**

## 5. 量子性

一般的な原子モデルとして，図1-4(a)に示したような原子核の周りを電子が周回するボーアの原子模型が用いられている．このモデルでは，地球と人工衛星のように，電子の回転による遠心力と，電子と陽子が引き合う電気的な力が釣り合う必要がある．ボーアはこのモデルを用いて，次式の条件を満たす円軌道であれば，電子はエネルギーのやりとりなく半径$r$の等速円運動ができると仮定した．

$$2\pi mvr = nh \quad (n = 1, 2, 3, \cdots) \quad \cdots\cdots(1\text{-}6)$$

$n$を主量子数とよび，自然数が入るため左辺は離散的な値となる．これは，電子は量子化（quantize）された軌道を回転しており，その条件ごとに決まったエネルギー（エネルギー準位）をもつことを意味する（**量子性**）．

さて，電子は粒子と波動の性質をもつことは先に説明した．電子が安定した波として原子内に存在するためには，定在波となる必要がある．例えば図1-4(c)のように，軌道の円周と波長の自然数倍が一致しないと，電子は回転しながら波としての振幅を失うことになる．図1-4(b)に示したように，定在波となる条件において，電子は波としての性質を維持できることがわかる．式(1-5)と式(1-6)を組み合わせてみると，この定在波の考え方が補足される．

$$2\pi r = \frac{nh}{mv} = n\lambda \quad \cdots\cdots(1\text{-}7)$$

これらの粒子の波としての性質と，弦や音などの媒質の振動現象とを結びつけた波動方程式を，**シュレーディンガー方程式**（Schrödinger equation）という．

## 6. 原子内の電子配置

これまで説明したように，原子内の電子は量子的な軌道上に存在している．この電子のエネルギーの状態は次の4つの量子数によって決まる．

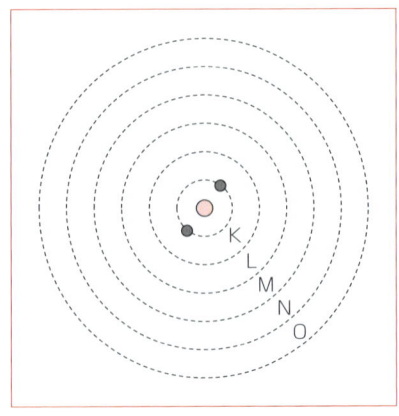

図1-5 電子殻

表1-3 量子数と電子軌道の関係

| 殻 | 主量子数 $n$ | 軌道量子数 $l$ | 磁気量子数 $m_l$ | スピン量子数 $m_s$ | 軌道名 | 収容可能電子数 |
|---|---|---|---|---|---|---|
| K殻 | 1 | 0 | 0 | ±1/2 | 1s (sharp) | 2 |
| L殻 | 2 | 0 | 0 | ±1/2 | 2s | 2 |
| | 2 | 1 | 0, ±1 | ±1/2 | 2p (principal) | 6 |
| M殻 | 3 | 0 | 0 | ±1/2 | 3s | 2 |
| | 3 | 1 | 0, ±1 | ±1/2 | 3p | 6 |
| | 3 | 2 | 0, ±1, ±2 | ±1/2 | 3d (diffuse) | 10 |
| N殻 | 4 | 0 | 0 | ±1/2 | 3s | 2 |
| | 4 | 1 | 0, ±1 | ±1/2 | 3p | 6 |
| | 4 | 2 | 0, ±1, ±2 | ±1/2 | 3d | 10 |
| | 4 | 3 | 0, ±1, ±2, ±3 | ±1/2 | 4f (fundamental) | 14 |
| O殻 | 5 | 0 | 0 | ±1/2 | 5s, p, d, f, g | 2 |
| | 5 | 1 | 0, ±1 | ±1/2 | 5p | 6 |
| | 5 | 2 | 0, ±1, ±2 | ±1/2 | 5d | 10 |
| | 5 | 3 | 0, ±1, ±2, ±3 | ±1/2 | 5f | 14 |
| | 5 | 4 | 0, ±1, ±2, ±3, ±4 | ±1/2 | 5g | 18 |

①**主量子数** $n$（principal quantum number）

$n = 1, 2, 3, \cdots$

②**方位量子数** $l$（azimuthal quantum number）

$l = 0, 1, \cdots, n-1$

③**磁気量子数** $m_l$（magnetic quantum number）

$m_l = 0, \pm 1 \cdots \pm (l-1), \pm l$

④**スピン量子数** $m_s$（spin quantum number）

$m_s = -1/2, 1/2$

表1-3に，これらの量子数が満たす軌道の条件を示した．**パウリの排他原理**によれば，これら4つの量子数で決まる1つの量子状態には，ただ1つの電子しか入ることができない．$n$, $l$, $m_l$の量子数によって軌道が決まり，その軌道には，電子が最大2個収容できるが，2個入る場合は$m_s$の量子数が異なる必要がある（図1-5）．

表1-4に原子の**電子配置**を示した．各元素の物理的・化学的な性質は，主に外側の軌道にどのように電子が収容されているかで決まる．例えば，HeやNeはきわめて不活性な希ガスとして知られているが，最外殻が電子で満たされていることがわかる．

表1-4 原子の電子配置

| 族 | 元素 | 原子 | K | L | | M | | | N | | | |
|---|---|---|---|---|---|---|---|---|---|---|---|---|
| 最大電子数 | | | 2 | 2 | 6 | 2 | 6 | 10 | 2 | 6 | 10 | 14 |
| 軌道名 | | | 1s | 2s | 2p | 3s | 3p | 3d | 4s | 4p | 4d | 4f |
| 1 | H | 1 | 1 | | | | | | | | | |
| 18 | He | 2 | 2 | | | | | | | | | |
| 1 | Li | 3 | 2 | 1 | | | | | | | | |
| 2 | Be | 4 | 2 | 2 | | | | | | | | |
| 13 | B | 5 | 2 | 2 | 1 | | | | | | | |
| 14 | C | 6 | 2 | 2 | 2 | | | | | | | |
| 15 | N | 7 | 2 | 2 | 3 | | | | | | | |
| 16 | O | 8 | 2 | 2 | 4 | | | | | | | |
| 17 | F | 9 | 2 | 2 | 5 | | | | | | | |
| 18 | Ne | 10 | 2 | 2 | 6 | | | | | | | |
| 1 | Na | 11 | \ 10 ネオン核 | | | 1 | | | | | | |
| 2 | Mg | 12 | | | | 2 | | | | | | |
| 13 | Al | 13 | | | | 2 | 1 | | | | | |
| 14 | Si | 14 | | | | 2 | 2 | | | | | |
| 15 | P | 15 | | | | 2 | 3 | | | | | |
| 16 | S | 16 | | | | 2 | 4 | | | | | |
| 17 | Cl | 17 | | | | 2 | 5 | | | | | |
| 18 | Ar | 18 | | | | 2 | 6 | | | | | |
| 1 | K | 19 | \ 18 アルゴン核 | | | | | | 1 | | | |
| 2 | Ca | 20 | | | | | | | 2 | | | |
| 3 | Sc | 21 | | | | | | 1 | 2 | | | |
| 4 | Ti | 22 | | | | | | 2 | 2 | | | |
| 5 | V | 23 | | | | | | 3 | 2 | | | |
| 6 | Cr | 24 | | | | | | 5 | 1 | | | |
| 7 | Mn | 25 | | | | | | 5 | 2 | | | |
| 8 | Fe | 26 | | | | | | 6 | 2 | | | |
| 9 | Co | 27 | | | | | | 7 | 2 | | | |
| 10 | Ni | 28 | | | | | | 8 | 2 | | | |
| 11 | Cu | 29 | | | | | | 10 | 1 | | | |
| 12 | Zn | 30 | | | | | | 10 | 2 | | | |
| 13 | Ga | 31 | | | | | | 10 | 2 | 1 | | |
| 14 | Ge | 32 | | | | | | 10 | 2 | 2 | | |
| 15 | As | 33 | | | | | | 10 | 2 | 3 | | |
| 16 | Se | 34 | | | | | | 10 | 2 | 4 | | |
| 17 | Br | 35 | | | | | | 10 | 2 | 5 | | |
| 18 | Kr | 36 | | | | | | 10 | 2 | 6 | | |

物質の電気的性質

以上のことは，電磁気学のみでなく，電子工学，化学などを学ぶうえでも必要な知識である．

## 2　電磁場

### 1. 電場

地球と月のように，質量のある物体間では重力が働く．重力という遠隔に働く力を考えるとき「ある空間が質量の影響を受けて場を生じ，それを他の質量のある物体が感じることができる」といった重力場の存在を考えることができる．

電荷も，質量と同様に電気的な場を生じさせ，その場のなかに他の電荷があれば，そこには力が働くと考えることができる．

この電気的な場のことを，**電場**（electric field）あるいは電界とよぶ．図1-6に，単独の電荷の周辺に生じる電場のイメージを示した．正の電荷は外向きの場として，負の電荷は内向きの場として表現する．

### 2. 磁場

電場と同じように，磁気的に力を及ぼす場を**磁場**とよぶ．図1-7（a）は，永久磁石によって生じる磁場の様子である．磁場はN極からS極に向けた場として表現する．図1-7（b）は，電流によって生じる磁場の様子を示している．

### 3. 電気と磁気

電気と磁気はそれぞれ連動しており，切り離せる現象ではない．

例えば，電子の電気的な特性は負の電荷$-e$をもっていること，陽子の電気的な特性は正の電荷$e$をもっていることである．図1-8に示したように，2つの電荷を離して置いてみると，吸引力，または反発力が働く（第2章2 クーロンの法則）．これは，一方の電荷が作り出した電場によってもう一方の電荷に力が働くという現象が，互いに起こるためである．このように，電荷が静止している（または巨視的に動きを無視できる）ときの，電気的な現象を静電気とよぶ．この段階では，電気と磁気の関係はみえてこない．

では，電荷が動くとどうなるのであろうか．図1-9に示したように，電流が流れると磁場が発生する（第8章アンペールの法則，107頁）のとは逆に，図1-10に示したように，磁場が変化すると電流が流れる（第9章ファラデーの電磁誘導の法則，119頁）ことも知られている．

微視的なところでも，電気と磁気は切り離せない．ふつう原子は，陽

> 電流は，単位時間当たりに正電荷が流れる量と定義されているため，電子のような負の電荷の運動方向とは逆向きとなる．

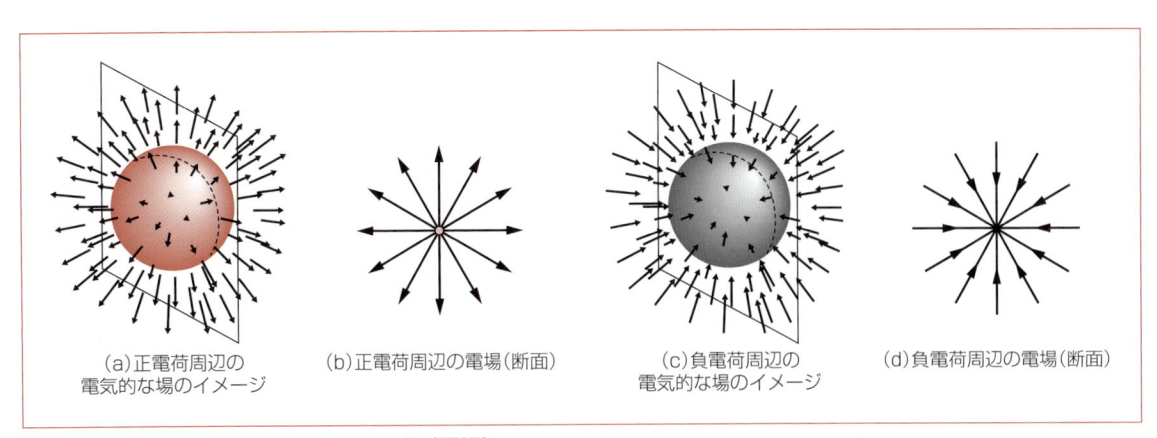

(a) 正電荷周辺の電気的な場のイメージ
(b) 正電荷周辺の電場（断面）
(c) 負電荷周辺の電気的な場のイメージ
(d) 負電荷周辺の電場（断面）

**図1-6　点電荷によって生じる電気的な場（電場）**

(a) 永久磁石によって生じる磁場
(b) 電流によって生じる磁場

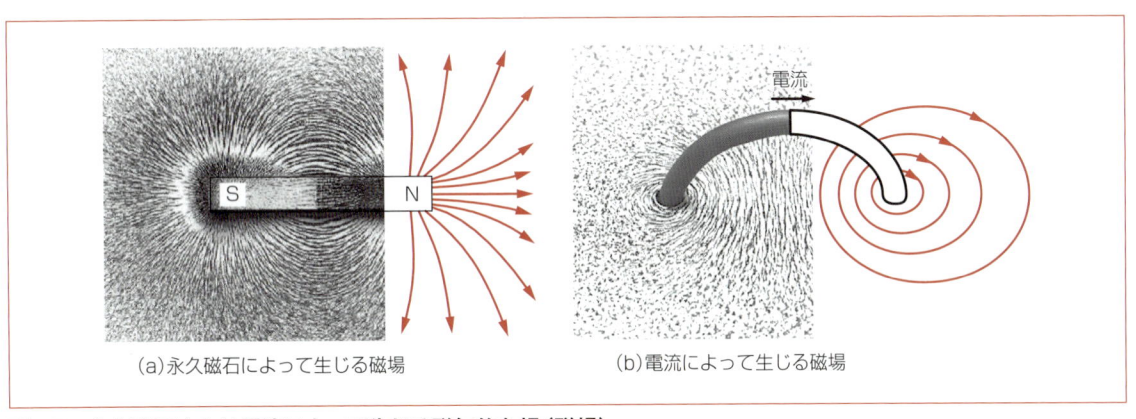

**図1-7　永久磁石または電流によって生じる磁気的な場（磁場）**

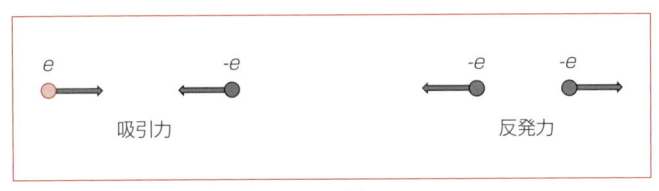

吸引力　　反発力

**図1-8　電荷間に働く力（クーロン力）**

子と電子を同じ数だけもっていて，電気的に中性になっている．この原子が電子をつなぎ止めておこうとする力は，正負の電荷間に働く引力による．そして，電子は図1-11（a）に示したように，原子核の周りを周回している．この電子の**軌道角運動**，すなわち電流によって磁場が発生する．さらに，電子自身も，図1-11（b）に示したように，自転（**スピン角運動**）しているような**磁気モーメント**をもつことが知られている．ちなみに，原子核もスピンにより磁気モーメントをもつ．こうなると，すべての物体が永久磁石にみえてくるが，そうはならない．これは，例えば電子のスピンには図1-11（b）のように上向きと下向きのスピンが

電子スピンといっても，実際に電子が回転しているわけではない．

電磁場　9

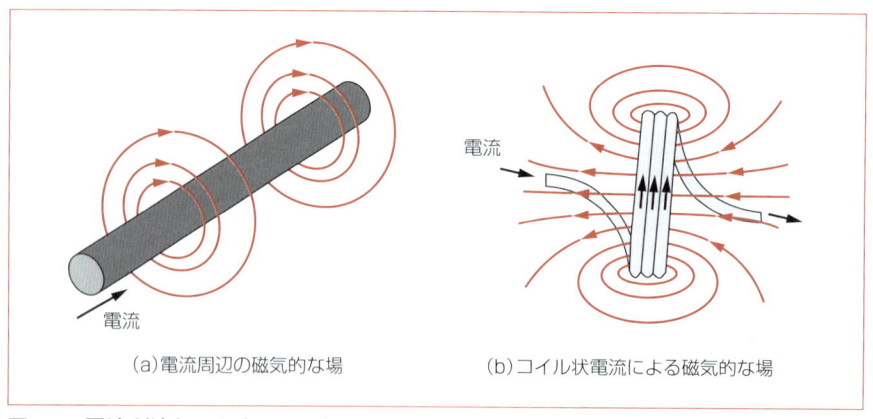

**図1-9　電流が流れると生じる磁気的な場**

(a)電流周辺の磁気的な場　　(b)コイル状電流による磁気的な場

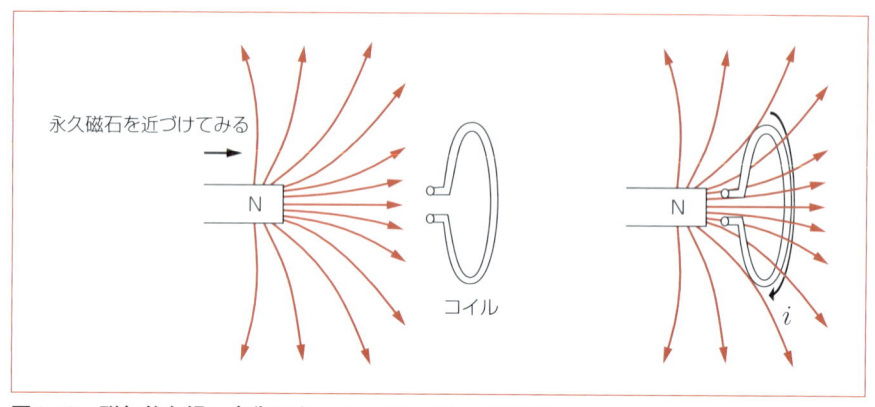

**図1-10　磁気的な場の変化によってコイルに流れる電流**
コイル内の磁気的な場の強さが変化するとき，その変化に比例した電流が流れる．

あり，これらが対になってバランスよく原子内に分布するためである（スピン量子数$m_s$のこと）．一方で**磁化**を帯びやすいFeは，表1-4の電子配置をみてみると，本来電子を10個収容できる3d軌道に電子が6個で，その外側の4s軌道に2個の電子をもっている．3d軌道の10個の電子配置は，5つの電子対が入る余地があるということで，ここに6個の電子を収納すると，1つの**電子対**と4個の独立した電子（**不電子対**）となる．Feは，この3d軌道の不電子対が同じ向きの電子スピンであるため，スピン磁気モーメントが生じ，強い**磁性**が現れる．

陽子と中性子の数がともに偶数の場合には，核磁気モーメントはゼロとなる．

## 4. 電磁波

図1-12（a）に示したような回路をモデルに，**電磁波**の発生について考えてみる．上下の導線はつながっていないが，**キャパシタ**（第6章キャパシタ（コンデンサ））とみなせるので，交流電流を流すことができる．簡単化のため，図には正負の電荷を1つずつと，それらから生じる電場を1本の線で示してある．電流が流れると正負の電荷は相対的に動くと

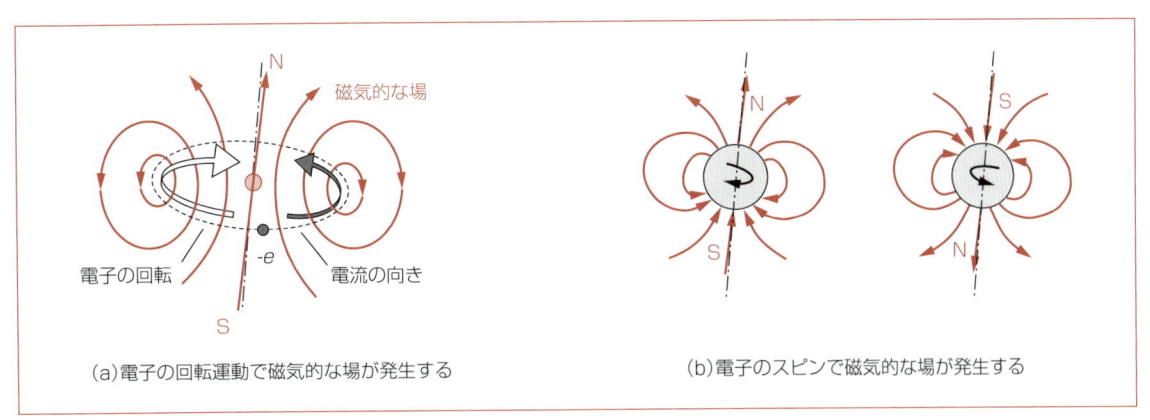

**図1-11　電子の運動によって発生する磁気的な場**

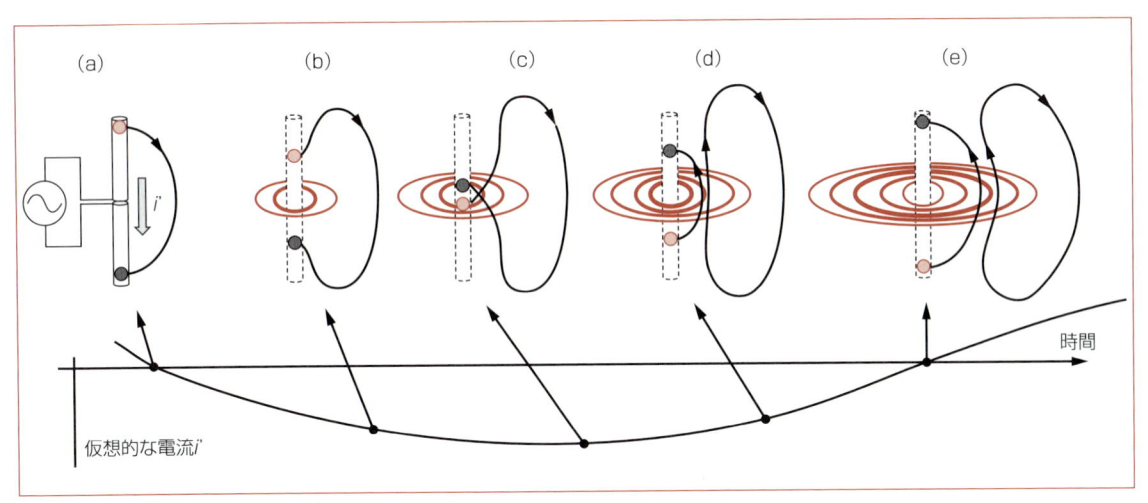

(a) 電子の回転運動で磁気的な場が発生する
(b) 電子のスピンで磁気的な場が発生する

**図1-12　電磁波発生のイメージ**

仮定すると，上下の導線は仮想的につながっているようにみえ，電荷が上下に移動し中央で交差する．この回路に周波数の高い高周波電流を流せば，電荷の速い上下運動が観察できる．

さて，図1-12（a）の状態から下向きの電流が増加し，図1-12（b）となったとき，電場は空間に飛び出した形となる．このとき，増加した電流に応じて電流の周囲に発生する磁場も強くなる．さらに，電流が最大値付近になると，図1-12（c）のように電荷が交差し，それまであった電場は外側でループを作り，押し出される．このとき，電流付近には大きな磁場が発生している．下向きの電流はまだ流れており，図1-12（d）の状態を経て，図1-12（e）のように図1-12（a）とは電荷が反転した状態となる．今度は，電流が上向きに流れはじめて同様の現象が生じ，次の電場が外に押し出される．

この繰り返しによって，図1-13に示したように，電場と磁場が直交した電磁波が空間を伝搬していく．

電磁場　11

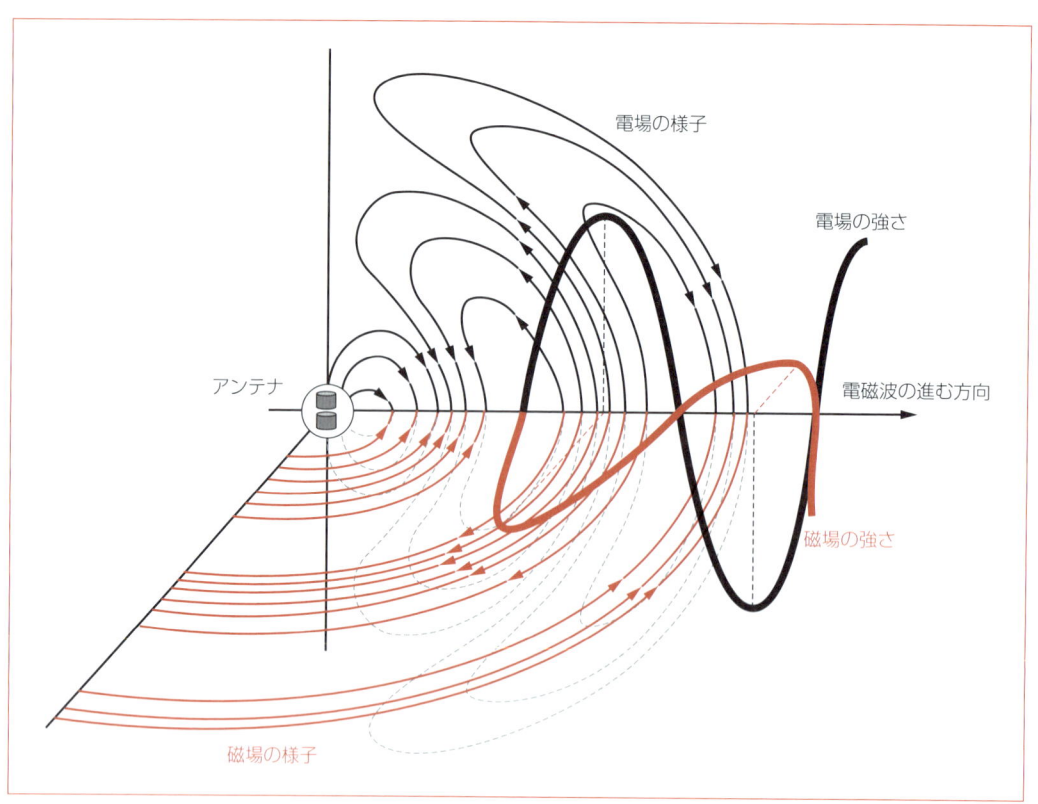

図1-13 電磁波の伝搬の様子

表1-5 電気・磁気の記号と単位

| 電気 | | | 磁気 | | |
| --- | --- | --- | --- | --- | --- |
| 名称 | 記号 | 単位 | 名称 | 記号 | 単位 |
| 電荷 | $Q$ | C | 磁荷 | $M$ | Wb |
| 電束 | $\phi$ | C | 磁束 | $\phi$ | Wb |
| 電界 | $E$ | V/m, N/C | 磁界 | $H$ | A/m, N/Wb |
| 電束密度 | $D=\varepsilon E$ | C/m$^2$ | 磁束密度 | $B=\mu H$ | T, Wb/m$^2$ |
| 電圧 | $V$ | V | 電流 | $I$ | A |
| 誘電率 | $\varepsilon$ | F/m | 透磁率 | $\mu$ | H/m |
| キャパシタンス | $C=Q/V$ | F | インダクタンス | $L=\phi/I$ | H |

## 5. 記号と単位

　本書に出てくる電気と磁気に関する記号と単位を表1-5に比較して示した．電場と磁場は物理学的な日本語表現で，工学的には電界，磁界と表現されることが多い．本書でも，次章以降は電界，磁界を用いていく．
　磁気の**磁荷**は，電気の電荷に対応づけた仮想的なもので，実世界には単独で存在しないと考えられている．

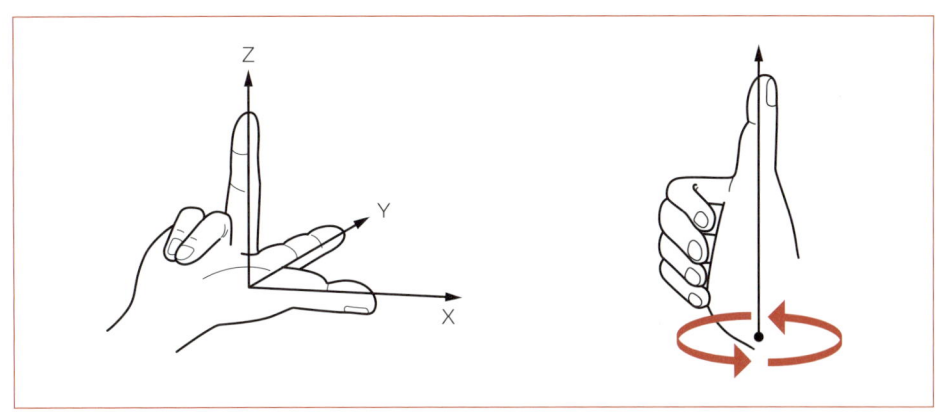

図1-14 右手系の座標と回転

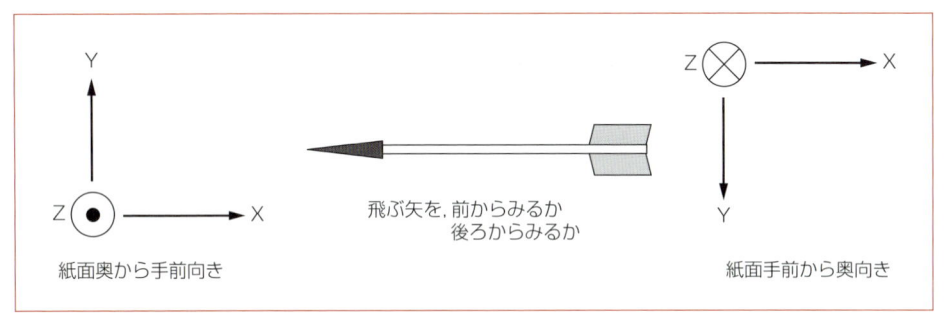

図1-15 3次元座標を2次元紙面に図示する記号

## 6. 3次元空間と回転

　図1-13に示した電磁波のように，電気と磁気は3次元座標において，大きさと向きをもったベクトルで考えなければならない．

　3次元空間の座標の取り方には，**右手系**と左手系がある．本書では主に図1-14に示したように，右手系直交座標系で説明をすることにする．右手系は，X, Y, Zを右手の親指，人差し指，中指の順で対応したものである．

　また電磁気では，電流の周りに円状の磁場ができるように，3次元空間における回転を考えなければならないことが多い．回転にも右手，左手があり，図1-14のように，立てた親指を軸として，その他の指が回転の方向を示す．電磁気では，右手回転をとくに**右ネジ**として表現する．

　3次元座標を紙面のような平面図に示すとき，紙面に垂直な成分を表す記号として，ドットまたはクロスの記号が用いられる．例えば，右手系のXY平面上にZ軸を示す場合は，図1-15のように書く．

# 3 電磁気学

電磁気学の基本法則をまとめた重要な式が,**マクスウェルの方程式**（Maxwell's equations）である．マクスウェルの方程式は，電磁場のふるまいを表す連立方程式で，4つの意味をもつ偏微分方程式からなる．

$$\text{div } \boldsymbol{D} = \rho \quad \cdots\cdots\cdots\cdots\cdots\cdots\cdots\cdots\cdots\cdots\cdots\cdots\cdots\cdots\cdots\cdots\cdots\cdots\cdots (1\text{-}8)$$

$$\text{div } \boldsymbol{B} = 0 \quad \cdots\cdots\cdots\cdots\cdots\cdots\cdots\cdots\cdots\cdots\cdots\cdots\cdots\cdots\cdots\cdots\cdots\cdots\cdots (1\text{-}9)$$

$$\text{rot } \boldsymbol{E} + \frac{\partial \boldsymbol{B}}{\partial t} = 0 \quad \cdots\cdots\cdots\cdots\cdots\cdots\cdots\cdots\cdots\cdots\cdots\cdots\cdots\cdots (1\text{-}10)$$

$$\text{rot } \boldsymbol{H} - \frac{\partial \boldsymbol{D}}{\partial t} = j \quad \cdots\cdots\cdots\cdots\cdots\cdots\cdots\cdots\cdots\cdots\cdots\cdots\cdots\cdots (1\text{-}11)$$

まずは，マクスウェルの方程式に出てくる物理量と数学記号の説明をしておく．

### 1) **D**と**E**

図1-16 (a) に示したように，正電荷 +Q からは Q だけ電束が湧き出す．したがって，電束が垂直に貫く面の**電束密度D** [C/m²] は，その面の電場そのものの性質を表す仮想的な量といえる．**E** [V/m] は**電界**といって，真空中または水中などの媒質空間の影響を含めて，実際に観察される電場の強さである．場が生じる空間の状態を**誘電率**$\varepsilon$ という定数で表せば，電束密度と電界の関係は，

$$\boldsymbol{E} = \frac{\boldsymbol{D}}{\varepsilon} \quad \cdots\cdots\cdots\cdots\cdots\cdots\cdots\cdots\cdots\cdots\cdots\cdots\cdots\cdots\cdots\cdots\cdots\cdots\cdots (1\text{-}12)$$

となる．

### 2) **H**と**B**

一方で，磁場の場合，**磁界H** [A/m] が，磁場そのものの性質を表す仮想的な量だと考えられる．これは図1-16 (b) のように，アンペールの法則（第8章）からもわかる．すなわち，電流が作り出す磁界**H**は，空間の媒質にかかわらず同じ量となることを意味する．また，**磁束密度B** [T] は，電界と同様に空間の媒質の影響を含めて，実際に観察される磁場の強さである．したがって，場が生じる空間の状態を**透磁率**$\mu$ という定数で表せば，磁界と磁束密度の関係は，

$$\boldsymbol{B} = \mu \boldsymbol{H} \quad \cdots\cdots\cdots\cdots\cdots\cdots\cdots\cdots\cdots\cdots\cdots\cdots\cdots\cdots\cdots\cdots\cdots\cdots (1\text{-}13)$$

となる．

ここで，言葉の対称性とは関係なく，電束密度**D**と磁界**H**，電界**E**と磁束密度**B**が対応していることに注意が必要である．**E**と**B**は，実際にそ

電荷Qからは
Φ＝Qの電束が湧き出す

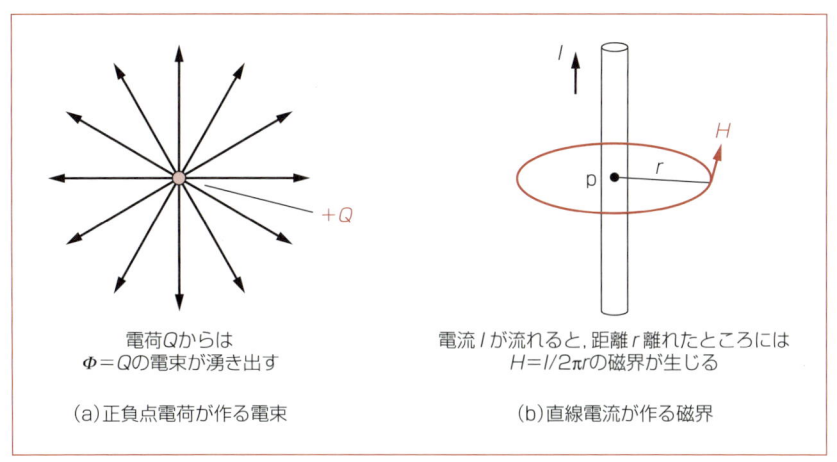

電流Iが流れると，距離r離れたところには
H＝I/2πrの磁界が生じる

(a)正負点電荷が作る電束

(b)直線電流が作る磁界

図1-16　電束と磁界

の場で電気的，磁気的な力を発生させる能力を示す本質的な場の性質で，**D**と**H**はそこから導かれた仮想的な場の性質である．

### 3) ρとj

また，$\rho$ [C/m$^3$] は**電荷密度**といって，単位体積当たりの電気量を表す．$j$ [A/m$^2$] は**電流密度**といって，単位面積の断面当たりに垂直に流れる電流の大きさを表す．

電荷の量を電気量ということがある．

### 4) divとrot

式に出てくるdiv（divergence）は，3次元ベクトル**D**または**B**の発散を求めるという数学的意味で，微小な直方体に出入りするベクトルの，みかけの増減（湧き出し，吸い込み）を求めることと同じである．したがって，ベクトルの発散を求めるとスカラーとなる．

また，rot（rotation）は，3次元ベクトル**E**や**H**などのベクトルの回転を求めるという数学的意味である．微小な面を仮定し，その辺に沿った回転成分があるとき，その面と垂直方向の回転ベクトルとして表現する方法である．図1-16（b）の点pにおいてrot**H**を求めると，上向きで大きさが$j$（電流を導線の断面積で割ったもの）の回転ベクトルを求めることができる．

①div **D**＝ρ（第2章ガウスの法則）

式（1-8）は，ある場に置かれた微小な直方体の各面の電束密度から，直方体を出入りする電束の増減をみてみると，増減した分は内部の電荷密度に相当すると説明している．すなわち**電束**は，正電荷から湧き出て，負電荷に入り終わる．さらに，途中で切れたり，電荷のないところから発生したりしないことを意味している（図1-17（a））．

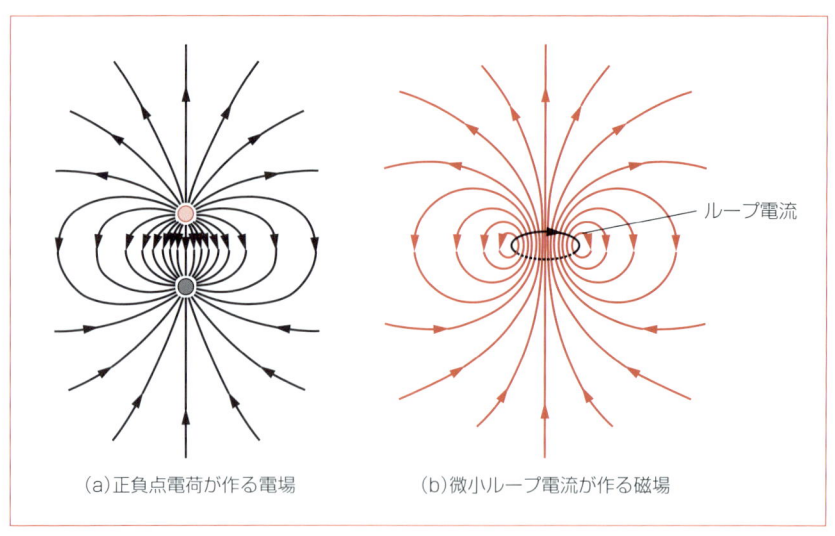

(a)正負点電荷が作る電場　　(b)微小ループ電流が作る磁場

**図1-17　電場と磁場のでき方**

② **div B = 0**

式（1-9）は，ある場に置かれた微小な直方体の各面の磁束密度から，直方体を出入りする磁束の増減をみてみると，そこには増減はないと説明している．すなわち**磁束**は，起点も終点もなくループしていることを意味している（図1-17（b））．

## Tips　単位と定数

世の中の法則を式などでまとめるためには，単位の統一が必須である．SI単位系は，MKSA，いわゆる距離 [m]，質量 [kg]，時間 [s]，電流 [A] を拡張したものである．

さて，1 Aの大きさを決めたいが，導線の断面を通過する電子を1個1個数えるのは困難である．そこで，2本の直線電流の間に働く力（第11章 3 電流力）を測定して1 Aを決めることにしている．簡単に定義を書くと次の通りである（実際は下記の定義より精度のよい方法で代用している）．

- 真空中に，無限に細く無限に長い2本の直線導体を1 mの間隔で平行に置き，同じ大きさの電流を流す．
- このとき，導体の長さ1 mあたりに発生する力が $2 \times 10^{-7}$ N となるような電流を1 Aとする．

この定義を式（11-5）に代入すると，

$$2 \times 10^{-7} \text{N/m} = \frac{\mu_0 \times 1\text{A} \times 1\text{A}}{2\pi \times 1\text{m}}$$

となって，真空の透磁率が $\mu_0 = 4\pi \times 10^{-7}$ N/A² (H/m) と決まる．

さらに，マクスウェルの方程式から真空中の光速，すなわち電磁波の伝搬速度は一定（= 299,792,458 m/s）で，次式で表せることから，

$$c = \frac{1}{\sqrt{\varepsilon_0 \mu_0}}$$

真空の誘電率 $\varepsilon_0$ は，

$$\varepsilon_0 = \frac{1}{c^2 \mu_0} \approx 8.854 \times 10^{-12} \text{F/m}$$

となる．

国ごとに通貨があって，価値が同じものでも値段が異なるように，物理でも単位系が変われば定数の値も変化する．したがって，定数の値そのものに本質的意味はなく，単位系のなかで辻褄をあわせるための数値だと思えば，勉強していく過程で無駄な疑問を残さずにすむ．

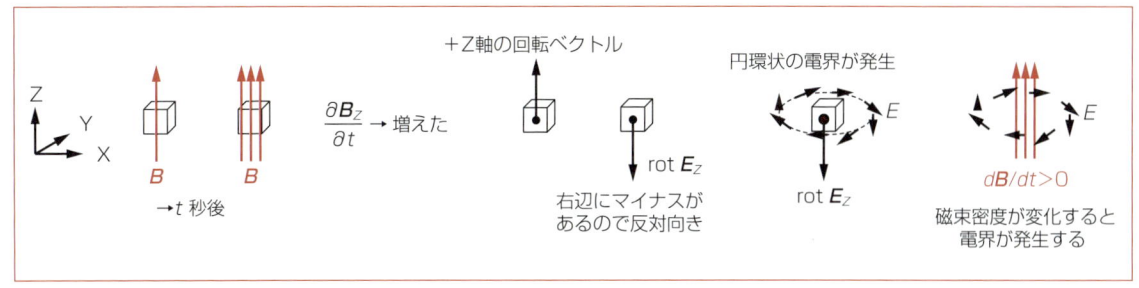

**図1-18 磁場の変化で発生する電場**

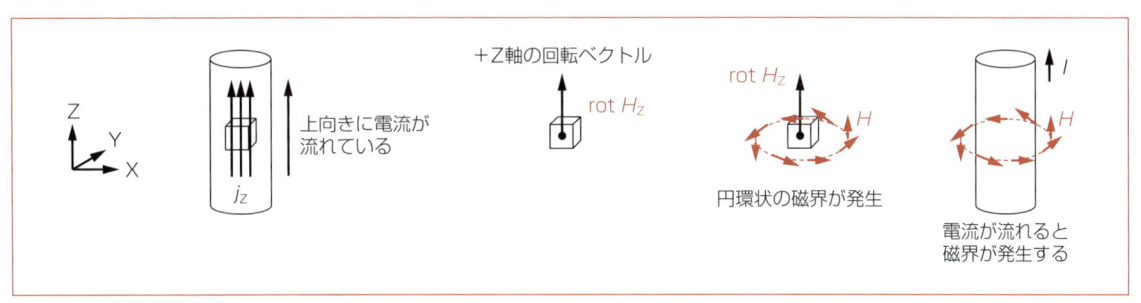

**図1-19 電流によって発生する磁場**

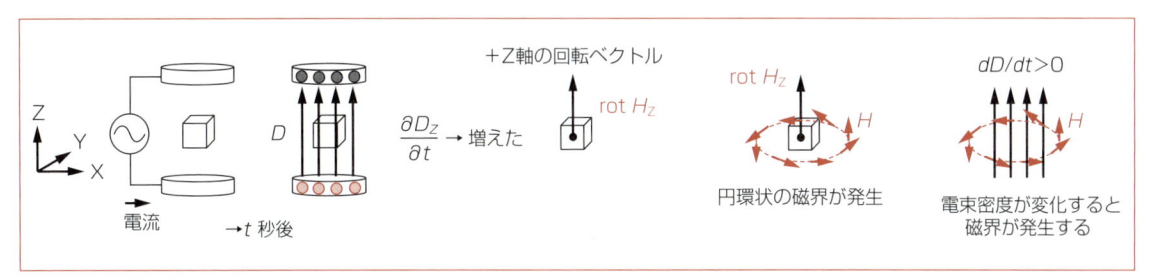

**図1-20 電束密度の変化によって生じる磁場**

③ $\text{rot } \boldsymbol{E} + \dfrac{\partial \boldsymbol{B}}{\partial t} = 0$（第9章ファラデーの電磁誘導の法則）

 $\text{rot } \boldsymbol{E} = -\dfrac{\partial \boldsymbol{B}}{\partial t}$ と書き換えて，図1-18を用いて説明する．まず，磁束密度が変化する．このとき，$\boldsymbol{B}$ の変化の方向に対応した回転ベクトルを与え，右辺のマイナスを反映させて回転ベクトルを反転させ，これに左辺の rot$\boldsymbol{E}$ を当てはめる．すると，磁束の周囲を回転するような電界 $\boldsymbol{E}$ を描くことができる．すなわち式（1-10）は，磁束密度が変化するとその周囲に円環状の電界が発生することを表している．

④ $\text{rot } \boldsymbol{H} - \dfrac{\partial \boldsymbol{D}}{\partial t} = \boldsymbol{j}$（第8章アンペールの法則の拡張）

 $\text{rot } \boldsymbol{H} = \boldsymbol{j} + \dfrac{\partial \boldsymbol{D}}{\partial t}$ と書き換えて考えてみる．まず，右辺第2項を無視すると，図1-19に示したように電流の周囲に円環状の磁界が発生することを表した式だとわかる．

電磁気学　17

次に，右辺の$j = 0$（電流が流れていない）の場合を考えてみる．図1-20のようなキャパシタに交流電流が流れるとき，キャパシタの電極間には直接電流は流れていない．しかしこのとき，電極に電荷が集まり，電極間に電束が生じている（第4章静電誘導）．右辺第2項は，この電束密度の時間変化に応じて，磁界が発生することを意味している．

したがって式（1-11）は，電流および電束密度の時間変化によって，その周囲に円環状の磁界が発生することを表している．

次章からは，マクスウェルの方程式の基になる，現象，法則について説明してゆく．物理や電気が嫌い，難しいという読者もいると思うが，マクスウェルの方程式が「なぜそうなるのか？」と質問されても，観察したらそうなったからとしか答えられない．リンゴが木から落ちるのが，重力によって引力が働いたから，としかいえないのと同じである．なぜ重力なんて力がこの世に存在するのかは誰もわからない．ということで，電気と磁気が，そんなふうに観察されるのかと，ある意味気楽に電磁気現象の理解に努めてほしい．

# 第2章 電荷と電界

## 1 電荷

### 1. 電荷の発見

古代ギリシャの学者は，琥珀をこすると羽毛が吸い付けられることをすでに知っていたそうである．この力の源は，今は誰もが知っている静電気である．電子を意味するelectronの語源はギリシャ語の琥珀だといわれている．

その後，ベンジャミン・フランクリンによって，静電気には2つの状態があることが突き止められ，それらを正（positive）と負（negative）に区別した．

19世紀末に，ジョセフ・ジョン・トムソンが行った陰極線の研究によって，粒子としての電子が発見された．電子は後に，ルイ・ド・ブロイによって波動でもあることが発見され，現在では粒子性と波動性を合わせもつことが知られている（第1章，4頁）．

電荷（electric charge）は，質量と並んで素粒子がもつ性質の一つで，電子は$-e$，陽子は$e$の電荷をもっている（式1-1）．

$$e = 1.6022 \times 10^{-19}$$
$$\approx 1.6 \times 10^{-19} \text{C}$$

### 2. クーロンの法則

大きさが無視できる点状の電荷を**点電荷**という．

図2-1に示したように，2つの点電荷$Q_1$と$Q_2$が距離$r$離れて静止しているとき，一方の電荷$Q_1$によって生じる電気的な場によって$Q_2$に電気的な力$\boldsymbol{F}_2$が働き，もう一方の$Q_2$によって生じる電気的な場によって$Q_1$に電気的な力$\boldsymbol{F}_1$が働く．

このように，電荷間に力が働くことを**クーロンの法則**（Coulomb's law）という．また，この力のことを**静電気力**または**クーロン力**とよぶ．

$$F_1 = k\frac{Q_1 Q_2}{r^2}, \quad F_2 = k\frac{Q_1 Q_2}{r^2} \quad \cdots\cdots\cdots (2\text{-}1)$$

同符号の電荷間には斥力（反発力）が，異符号の電荷間には引力が働くのはご存知のとおりである．$\boldsymbol{F}_1$と$\boldsymbol{F}_2$が反対向きで同じ大きさになるの

本書では，ベクトル量を示すとき，太字の記号を使うことにする．

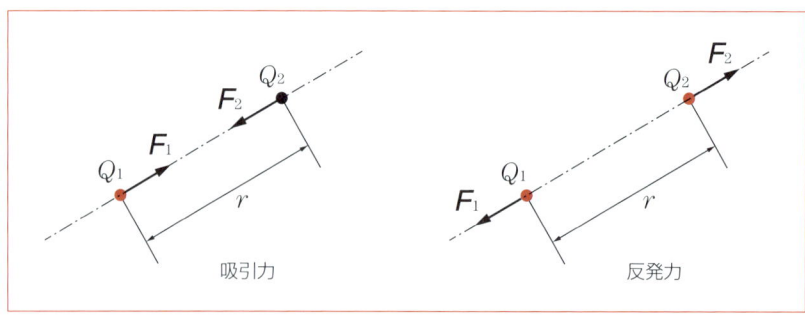

**図2-1　クーロンの法則**

は，作用反作用の法則が成り立つことを意味している．式 (2-1) は静電気力の大きさを示しており，$Q_1$ と $Q_2$ の積が正ならば斥力，負ならば引力と考えればよい．

SI単位系（$F$ [N]，$r$ [m]，$Q$ [C]）では，$k$ は約 $9 \times 10^9$ となる．

$$k = 8.988 \times 10^9 \fallingdotseq 9 \times 10^9 \quad \text{N·m}^2/\text{C}^2 \quad \cdots\cdots(2\text{-}2)$$

式 (2-1) と式 (2-2) は，さらに次のように書き換えることができる．

$$F = \frac{1}{4\pi\varepsilon_0} \cdot \frac{Q_1 \cdot Q_2}{r^2} = \frac{Q_1 \cdot Q_2}{4\pi\varepsilon_0 r^2} \quad \cdots\cdots(2\text{-}3)$$

$\varepsilon_0$ は**真空の誘電率**（permittivity of vacuum）といい，電荷がおかれている場の定数である．

$$\varepsilon_0 = 8.854 \times 10^{-12} \quad \text{C}^2/\text{Nm}^2 \quad \cdots\cdots(2\text{-}4)$$

$k$ はそもそも定数であるのに，式 (2-3) で分母にわざわざ $4\pi$ が出されているのは，他の電磁気学の法則と関連づけたときに，式が簡単になるためである．

ただし，分母に $4\pi r^2$ があることは，直感的に納得することができる．図2-2のように，点電荷からは全方位に向けて電気的な場が広がっていくと考えられる（電磁力を担うフォトンの分布と考えてもよい）．点電荷がもつ場をつくる能力を $Q$ とすれば，中心から距離 $r$ 離れた地点では，能力が半径 $r$ の球の表面積だけ分散（$Q/4\pi r^2$）されたと考えることができる．

クーロンの法則と同じような形をした式は，他の現象でもみることができる．例えば万有引力では，質量 $M_1$ [kg] と $M_2$ [kg] の2つの物体が，距離 $r$ [m] 離れている場合に発生する力を次式で表す．$G$ は万有引力定数で，約 $6.7 \times 10^{-11}$ である．

$$F = G\frac{M_1 \cdot M_2}{r^2} \quad \cdots\cdots(2\text{-}5)$$

> クーロンの法則のように，距離の2乗に逆比例する力を表す法則を逆2乗の法則という．

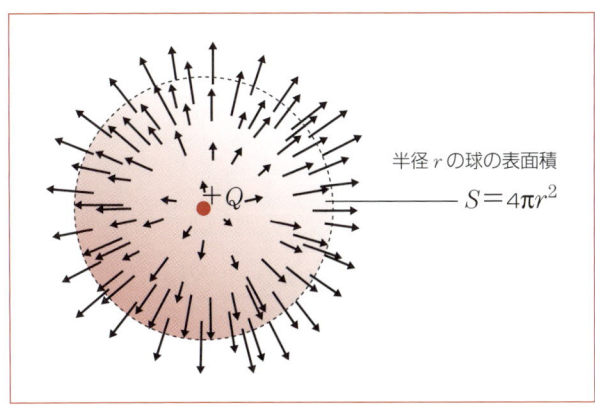

図2-2 点電荷による電気的な場のイメージ

### 演習1
真空中において，電荷量の等しい正負点電荷を1 m離して静置した．電荷間に働く静電気力が，質量1 kgの物体を手のひらに載せたときの力と同じとなるときの電荷量を求めよ．

解答
1 kgの質量に加わる重力は，重力加速度$g$を9.8 m/s$^2$とすると9.8 Nである．
$$F = mg = 1 \times 9.8 = 9.8 \text{ N}$$
クーロンの法則より電荷量は約33 $\mu$Cとなる．
$$Q = \sqrt{\frac{Fr^2}{k}} \fallingdotseq 33 \times 10^{-6} \text{ C}$$
33 $\mu$Cというと，市販されているキャパシタ（詳細は第6章キャパシタ（コンデンサ））の容量である．33 $\mu$Cというと値が小さく思えるかもしれないが，距離を1 mmまで短縮してみると，その点電荷間に働いている力はおよそ$9.8 \times 10^6$ Nである．
$$F = 9 \times 10^9 \times \frac{(33 \times 10^{-6})^2}{0.001^2} \fallingdotseq 9.8 \times 10^6 \text{ N}$$
これは，1000トンの重さの物体をもちあげていることに等しい．

## 3. 重ね合わせの原理（重ねの理）

電荷が3個以上となったときには，力はどのように働くであろうか．図2-3（a）に示したように，正三角形の頂点に3個の電荷をおいてみる．電荷$Q_1$に働く力を知りたい場合，まず図2-3（b）のように電荷$Q_3$をその場から取り去り，$Q_1$と$Q_2$に対してクーロンの法則を適用する．このとき$Q_1$に働く力をベクトル$\boldsymbol{F}_{12}$とする．今度は電荷$Q_2$を取り去り，$Q_1$と$Q_3$に対してクーロンの法則を適用して，$Q_1$に働く力$F_{13}$を求める．図2-3（c）に示したように，力のベクトル$\boldsymbol{F}_{12}$と$\boldsymbol{F}_{13}$を合成することによっ

電荷

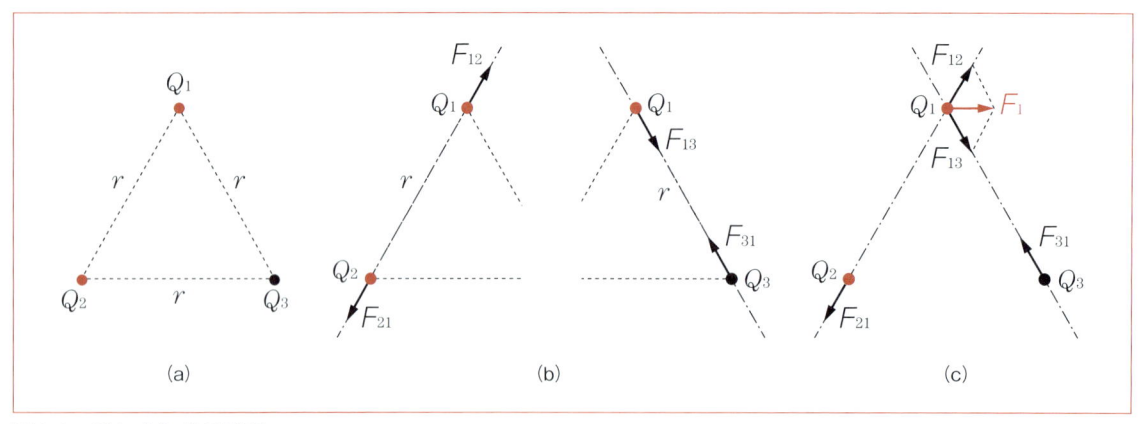

**図2-3　重ね合わせの原理**
単位正電荷 $Q_2$ と単位負電荷 $Q_3$ によって単位正電荷 $Q_1$ に働く力.

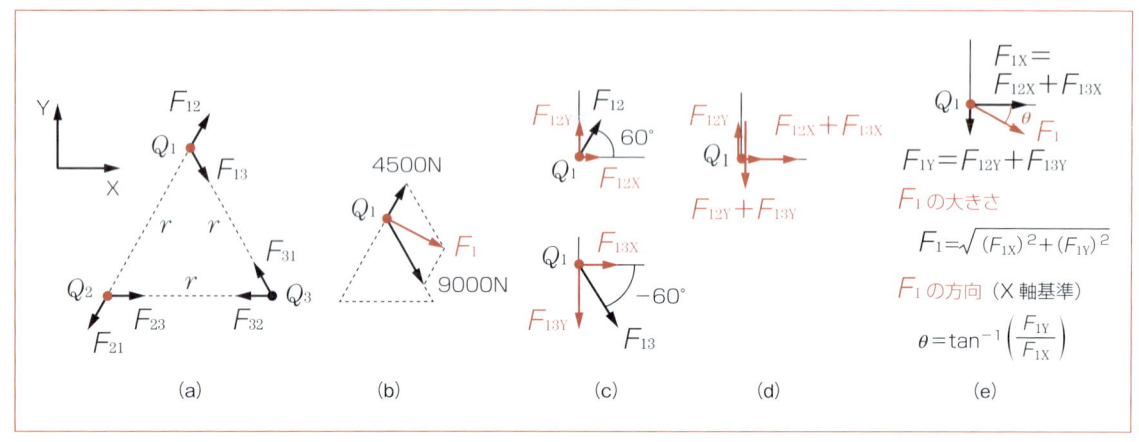

**図2-4　ベクトルの合成（大きさと角度の求め方）**

## TOPICS

### 相乗効果

身の回りには，重ね合わせの原理が成り立たないこともある.
相乗効果がその一例である．うま味物質は，単独で使うよりもアミノ酸であるグルタミン酸と核酸系うま味物質（イノシン酸やグアニル酸）を組み合わせることで，飛躍的にうま味が強くなることが知られている．なるほど，日本のだしは，昆布(グルタミン酸)と，鰹節（イノシン酸）が使われている．

て，$Q_1$ に働くみかけの（私たちが観察できる）力 $\boldsymbol{F}_1$ を求めることができる．

$$\boldsymbol{F}_1 = \boldsymbol{F}_{12} + \boldsymbol{F}_{13} \quad \cdots\cdots\cdots\cdots\cdots\cdots\cdots\cdots\cdots\cdots\cdots\cdots\cdots\cdots\cdots(2\text{-}6)$$

このように，独立した原因・結果を単純に足し合わせたものが全体の結果となる性質を，**重ね合わせの原理**（principle of superposition）という．電磁気学では，多くの現象において重ね合わせの原理が成り立つ．

演習2

真空中において，図2-4（a）のように1辺が$r=10$ mmの正三角形の頂点に，$Q_1=5\,\mu$C，$Q_2=10\,\mu$C，$Q_3=-20\,\mu$Cの点電荷を静置した．電荷$Q_1$に働く力を求めよ．ただし，ベクトルの方向を示す場合の基準角度は，X軸の正の方向とする．

解答

$Q_1$と$Q_2$の対において，$Q_1$には4500 Nの反発力が働く．

$$F_{12} = k\frac{Q_1 Q_2}{r^2} \fallingdotseq 9\times 10^9 \times \frac{5\times 10^{-6} \times 10\times 10^{-6}}{0.01^2} = 4500\text{ N}$$

同様に，$Q_1$と$Q_3$の対において，$Q_1$には9000 Nの吸引力が働く．

$$F_{13} = k\frac{Q_1 Q_3}{r^2} \fallingdotseq 9\times 10^9 \times \frac{5\times 10^{-6} \times (-20\times 10^{-6})}{0.01^2} = -9000\text{ N}$$

$\boldsymbol{F}_{12}$と$\boldsymbol{F}_{13}$の合成ベクトルは，図2-4（b）のように図示することができる．

ここまでがクーロンの法則の問題で，この後は工学（数学）の問題となる．工学的には，図に赤い矢印を引くだけでなく，ベクトル$F_1$の大きさと向きが知りたい．XY平面上のベクトル$\boldsymbol{F}_{12}$と$\boldsymbol{F}_{13}$は，それぞれXとY成分からなる（図2-4（c））．

$\boldsymbol{F}_{12} = (F_{12X},\ F_{12Y})$

$\boldsymbol{F}_{13} = (F_{13X},\ F_{13Y})$

したがって式（2-6）は，次のように成分ごとに書き直すことができる（図2-4（d））．

$\boldsymbol{F}_1 = \boldsymbol{F}_{12} + \boldsymbol{F}_{13} \rightarrow (F_{1X},\ F_{1Y}) = (F_{12X} + F_{13X},\ F_{12Y} + F_{13Y})$

よって，ベクトル$\boldsymbol{F}_1$の大きさは次式で求められる．

$$F_1 = \sqrt{(F_{1X})^2 + (F_{1Y})^2} \quad \cdots\cdots\cdots\cdots\cdots\cdots\cdots\cdots\cdots\cdots\cdots\cdots\cdots(2\text{-}7)$$

また，X軸を基準とした$F_1$の角度$\theta$は，逆三角関数の$\tan^{-1}$（arctanと書くこともある）を用いて求めることができる．

$$\theta = \tan^{-1}\left(\frac{F_{1Y}}{F_{1X}}\right) \quad \cdots\cdots\cdots\cdots\cdots\cdots\cdots\cdots\cdots\cdots\cdots\cdots\cdots(2\text{-}8)$$

実際に値を代入してみると，

$\boldsymbol{F}_{12} = (F_{12X},\ F_{12Y}) = (\boldsymbol{F}_{12}\cos(60°),\ \boldsymbol{F}_{12}\sin(60°)) = (2250,\ 2250\sqrt{3})$

$\boldsymbol{F}_{13} = (F_{13X},\ F_{13Y}) = (\boldsymbol{F}_{13}\cos(-60°),\ \boldsymbol{F}_{13}\sin(-60°)) = (4500,\ -4500\sqrt{3})$

$\boldsymbol{F}_1 = (F_{12X}+F_{13X},\ F_{12Y}+F_{13Y}) = (6750,\ -2250\sqrt{3})$

よって，ベクトル$F_1$の大きさと角度は，

$$F_1 = \sqrt{(6750)^2 + (-2250\sqrt{3})^2} \fallingdotseq 7794\text{ N}$$

$$\theta = \tan^{-1}\left(\frac{-2250\sqrt{3}}{6750}\right) = -30°$$

となる．

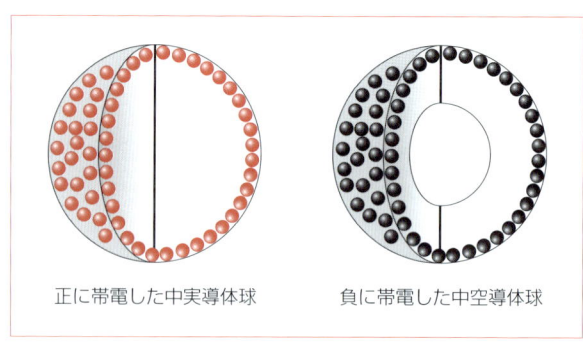

正に帯電した中実導体球　　　負に帯電した中空導体球

**図2-5　帯電した導体内部の電荷の分布**

### 4. 帯電した導体内部の電荷の分布

　金属などの**導体**は，最外殻の電子の束縛が弱く，電子の移動がさかんな物質である．原子そのものが動かなくても，電子を失った原子は正電荷となるため，導体は正負電荷が移動しやすい物質であるといえる．

　この導体に，外部から電子を与えたり，電子を奪ったりすると帯電させることができる．このとき，導体中の電荷はどのような振る舞いをするであろうか．

　電荷は自由に動くことができ，そしてクーロンの法則により互いに力を及ぼし合う．したがって，同符号の電荷同士に働く反発力によって，電荷は互いに距離をとろうと移動し，導体の表面に行き着く．すなわち，図2-5のように，帯電した電荷は導体の表面に分布し，導体内部には存在できない．といっても，内部には無数の電子と陽子が存在しているのだが，それらは正負同量でバランスがとれているため，我々には電荷があるようにみえない．

# 2　電界

## 1. 1個の点電荷がつくる電界

　クーロンの法則では，2個の電荷があってはじめて力が働く．

$$F = \frac{Q_1 \cdot Q_2}{4\pi\varepsilon_0 r^2}$$

　この式からは，空間に電荷が単独で存在しているときに何が起こるのかは定まらない．電荷間に力が働くのは，一方の電荷から生じた電気的な場を，もう一方の電荷が感じるためと考えることができる．この電気的な場を**電界**（electric filed）といい，とくに時間的に変動しない電界のことを**静電界**（electrostatic filed）という．

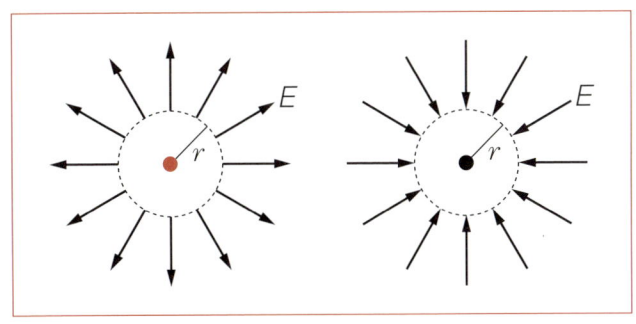

図2-6 点電荷による電界

クーロンの法則から，電気的な場を意味する部分を切り分けてみれば，それが点電荷$Q_1$によって生じる電界$E_1$となる．

$$\boldsymbol{F}_2 = Q_2 \boldsymbol{E}_1 \quad \cdots\cdots\cdots\cdots\cdots\cdots\cdots\cdots\cdots\cdots\cdots\cdots\cdots\cdots (2\text{-}9)$$

この式は，$Q_2$に力が働くのは，$Q_1$による電界$\boldsymbol{E}_1$が$Q_2$のおかれた場に生じているからという意味である．$Q_2$はスカラーなので，$\boldsymbol{E}_1$がベクトルとして，クーロンの法則による力の方向を示している．したがって，点電荷$Q_1$によって，距離$r$離れた場所に生じる電界$\boldsymbol{E}_1$の強さは次式のように表すことができる．

$$E_1 = \frac{Q_1}{4\pi\varepsilon_0 r^2} \quad \cdots\cdots\cdots\cdots\cdots\cdots\cdots\cdots\cdots\cdots\cdots\cdots (2\text{-}10)$$

図2-6に示したように，電界$E_1$の値が正（電界を正電荷が発生させた）ならば電界の向きは電荷に対して外向き，値が負ならば内向きとなる．

電界の単位は，単位電荷当たりにどれだけの力を働かせるかという意味の [N/C] か，1 m 当たりの電位差を意味する [V/m] が用いられる．どちらも単位変換すれば同じ次元である．

---

演習3

真空中に，2つの点電荷$Q_1 = 5\text{nC}$および$Q_2 = -3\text{nC}$を，$r = 1$ cm 離して静置した．最初に式(2-10)で電界を求めてから，式(2-9)を用いて各電荷に働く力を計算せよ．

解答

まず，一方の電荷によって，もう一方の電荷の位置に生じる電界の強さを求める．

$$E_1 = k\frac{Q_1}{r^2} = 9 \times 10^9 \times \frac{5 \times 10^{-9}}{0.01^2} = 450 \times 10^3 \text{ V/m}$$

$$E_2 = k\frac{Q_2}{r^2} = 9 \times 10^9 \times \frac{-3 \times 10^{-9}}{0.01^2} = -270 \times 10^3 \text{ V/m}$$

次に電界中におかれた電荷に働く静電気力の大きさを求める．

$F_1 = Q_1 E_2 = 5 \times 10^{-9} \times -270 \times 10^3 = -1.35 \times 10^{-3}$ N

$F_2 = Q_2 E_1 = -3 \times 10^{-9} \times 450 \times 10^3 = -1.35 \times 10^{-3}$ N

したがって，$Q_1$と$Q_2$には1.35 mNの引力が働く．もちろん，ここで求められた静電気力は，式 (2-1) を使って計算した場合と同じである．

## 2. 複数の電荷がつくる電界

クーロンの法則同様に，電界も重ね合わせの原理が成り立つ．図2-7 は，正三角形の2つの頂点に点電荷$Q_1$と$Q_2$があり，残り1つの頂点に点pをおいたとき，点pに生じている電界について示したものである．図2-3のクーロンの法則の重ね合わせの原理と見比べてほしい．点pの電界ベクトルは，その点に単位正電荷をおいたときに生じる静電気力のベクトルと同じである．

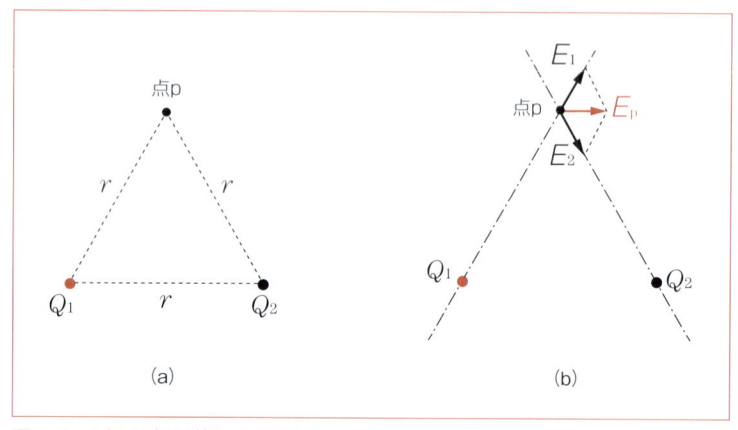

**図2-7　2個の点電荷による電界**
単位正電荷$Q_1$と単位負電荷$Q_2$から等距離はなれた点pに生じる電界の様子．

---

**演習4**

真空中において，図2-7のように1辺が$r = 10$ mmの正三角形の頂点に，$Q_1 = 10\ \mu$Cおよび$Q_2 = -20\ \mu$Cの点電荷を静置した．残る頂点を点pとしたとき，点pの電界を求めよ．

**解答**

まず，点pにおける，$Q_1$による電界の強さ$E_1$および$Q_2$による電界の強さ$E_2$を求める．

$E_1 = k\dfrac{Q_1}{r^2} = 9 \times 10^9 \times \dfrac{10 \times 10^{-6}}{0.01^2} = 0.9 \times 10^9$ V/m

$E_2 = k\dfrac{Q_2}{r^2} = 9 \times 10^9 \times \dfrac{-20 \times 10^{-6}}{0.01^2} = 1.8 \times 10^9$ V/m

次に，演習2と同じ方法でベクトル**E**$_1$と**E**$_2$を合成すると，その大きさは$E \fallingdotseq 1.56 \times 10^9$ V/m，右向きを基準とした角度は$\theta = -30°$となる．

なるほど，点pに$5\ \mu$Cの正電荷をおくと，その正電荷に働く力は演習2で求めた結果と同じになる．

演習5

真空中に，太さを無視できる無限に長い直線状の帯電体が静置されている．帯電体周囲にできる電界の強さはどのようになるか．帯電体の長さ当たりの電荷密度を λ [C/m] とし，帯電体から $x$ [m] 離れた点pの電界を求めよ．

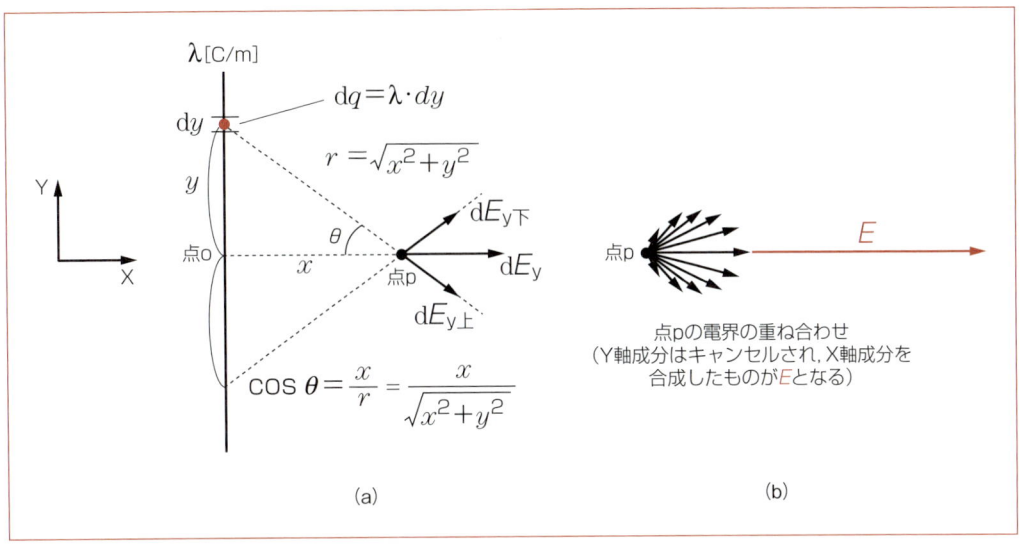

**図2-8　線状帯電体周辺の電界**

解答

まず，説明しやすくするために，図2-8のようにXY平面上のY軸に平行に帯電体をおき，点pと垂直な線上の点を点oとする．次に，線状の帯電体の見方を変えて，長さ方向を微小区間 $dy$ に区切って，線の上に均等に点電荷 $dq$ が並んでいるとする．

$$dq = \lambda \cdot dy$$

このように考えれば，式(2-10)で電界を計算できる．点oから上側に $y$ だけ離れた位置にある $dq$ によって点pに生じる電界は次式で求めることができる．

$$dE_{y上} = \frac{dq}{4\pi\varepsilon_0 r^2}$$

同様に，点oから下側に $y$ だけ離れた位置にある点電荷によって点pに生じる電界 $dE_{y下}$ は，線opをはさんで $dE_{y上}$ と対称となるはずである．この2つの電界を合成すると，Y軸成分は打ち消され，X軸成分が2倍となることがわかる．これは，図2-8（b）に示したように，点oを中心にしてどの距離でも成り立つ．

以上から方針を立てると，帯電体を点oから上側の無限遠まで微小区間 $dy$ に区切り，点電荷 $dq$ が並んでいるとおき直し，それらの $dq$ から $r$ だけ離れた点pの電界 $d\boldsymbol{E}$ のX軸成分（$d\boldsymbol{E}\cos\theta$）を求めて合成（積分）し，帯電体の下側を考慮して2倍すれば求められそうである．$dq$ と $r$，および $\theta$ は $y$ の関数なので，次のような積分方程式になる．

$$E = 2\int_0^\infty \frac{\lambda}{4\pi\varepsilon_0(\sqrt{x^2+y^2})^2} \cdot \frac{x}{\sqrt{x^2+y^2}} \cdot dy \quad\cdots\cdots(2\text{-}11)$$

ここまでが電磁気の問題で，あとは数学のテクニックである．まず，$y = x\tan\theta$ と置き換えて，積分変数を $y$ から $\theta$ に変える．

$$dy = \frac{x}{(\cos\theta)^2} \cdot d\theta$$

$$r = \sqrt{x^2 + y^2} = \frac{x}{\cos\theta}$$

$y$の0から∞までの積分は，$\theta$なら0から$\pi/2$[rad]まで積分することに相当する．したがって式(2-11)の解は，

$$E = 2\int_0^{\frac{\pi}{2}} \frac{\lambda}{4\pi\varepsilon_0 \left(\frac{x}{\cos\theta}\right)^2} \cdot \frac{x}{\left(\frac{x}{\cos\theta}\right)} \cdot \frac{x}{(\cos\theta)^2} d\theta$$

$$= \frac{\lambda}{2\pi\varepsilon_0 x}\int_0^{\frac{\pi}{2}} \cos\theta \, d\theta = \frac{\lambda}{2\pi\varepsilon_0 x} \quad \cdots\cdots\cdots\cdots\cdots\cdots\cdots\cdots\cdots\cdots\cdots\cdots\cdots(2\text{-}12)$$

（意外に）シンプルなものとなる．

# 3 電気力線と電束

## 1. 電気力線

　正の点電荷と負の点電荷が距離$r$離れて静止しているとき，その周囲の電界の雰囲気は図2-9（a）の赤色矢印のようになる．次に，正電荷から負電荷に向けて，電界の方向を接線とする線でつないでみると図2-9（b）のようになる．このようにすると，非常にわかりやすく電気的な場を図示することができる．この線を**電気力線**（electric line of force）という．ただし，図2-9（b）では，電気的な場に電荷をおいたときに働く静電気力の方向はわかるが，力の大きさは不明である．そこで，図2-10に示したように，電界の強さを電気力線の密度で表すと決めれば，電気力線によって電界の状態を明確に示すことができる．

　電気力線のルールは以下のとおりである．
　①正電荷から出て負電荷に入る．または無限遠まで延びている．
　②途中で消滅したり，湧き出たりしない．
　③電気力線の接線方向＝電界の方向
　④電気力線と垂直な面における電気力線密度＝電界の強さ
　⑤真空において点電荷$Q$から出る電気力線の本数$n = Q/\varepsilon_0$
　　（負電荷の場合$n$本入ると考える）

　図2-11に電気力線の例を示した．この図のように，実際は場の雰囲気が伝わる程度に電気力線の本数を減らして描く．本数を間引きしたり，本来3次元のものを平面的に描いたりしても，電界の方向と，密度の差による電界の強弱は十分に伝えることができる．

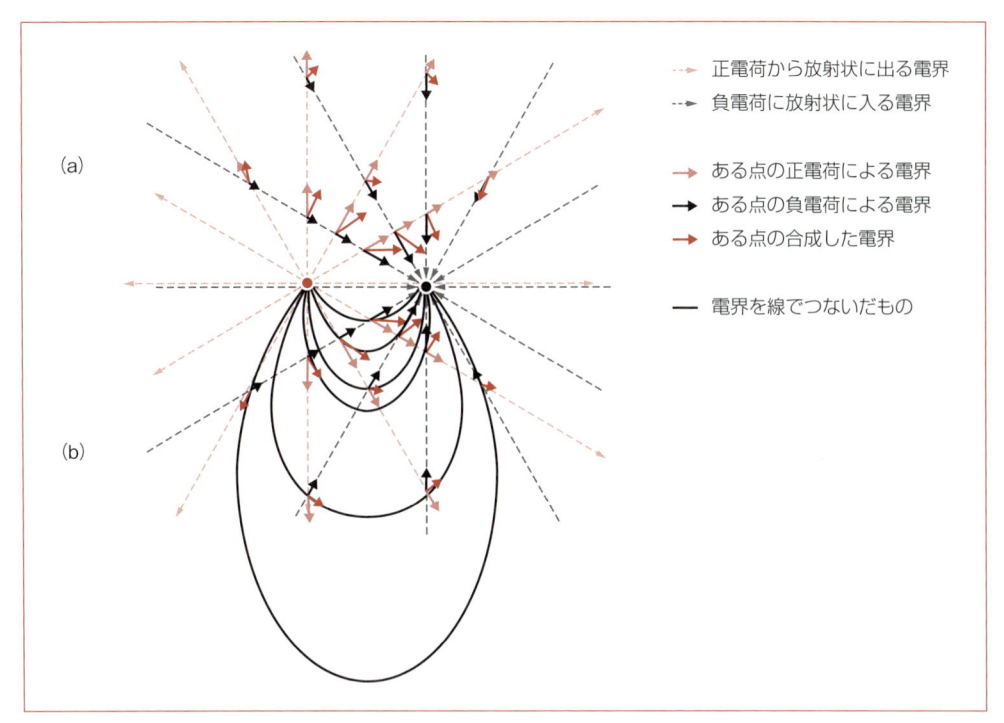

**図2-9　電気力線**
電界の方向が接線となるようにつないだ線.

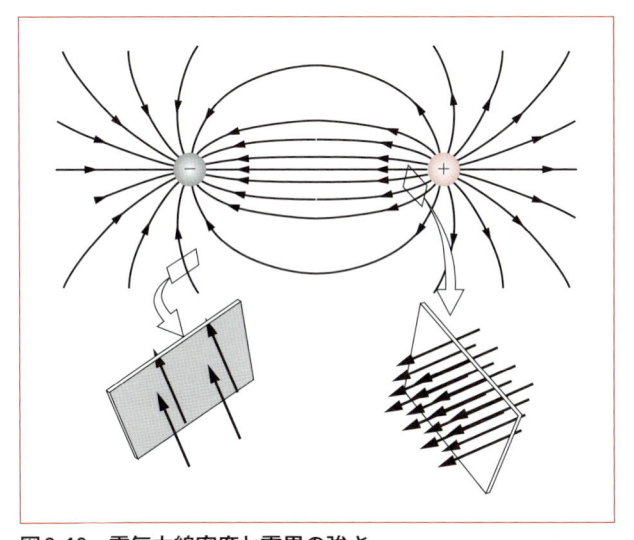

**図2-10　電気力線密度と電界の強さ**

## 2. 電束

　**電束**とは，電気力線と同様に電気的な場を表現するための仮想的な線（束）である．電界が生じる空間の特性（誘電率）に関係なく，電荷 $Q$ からは $Q$ 本の電束が発生すると定義している．このことから，電束の単位は電荷の単位と同じ［C］が用いられる．

(a) 正の点電荷による電気力線

(b) 負の点電荷による電気力線

(c) 正電荷と負電荷による電気力線

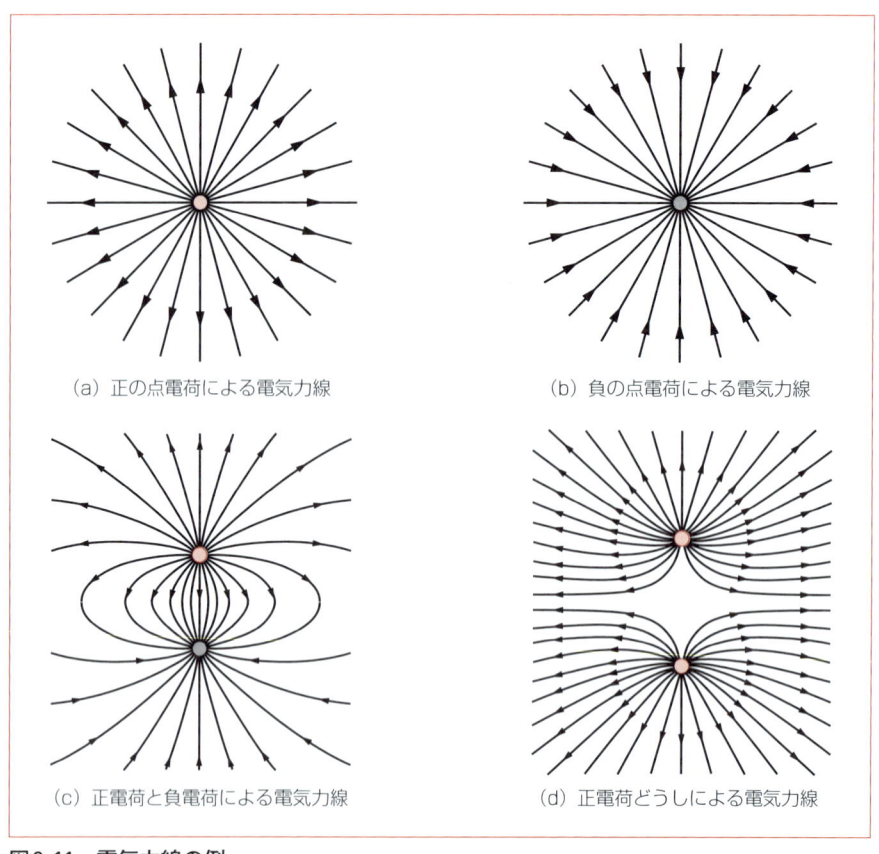

(d) 正電荷どうしによる電気力線

**図2-11 電気力線の例**

真空中での電界と**電束密度 $D$** $[\mathrm{C/m^2}]$ は，式 (2-13) の関係にある．

$$\boldsymbol{E} = \frac{\boldsymbol{D}}{\varepsilon_0} \quad \cdots\cdots\cdots\cdots\cdots\cdots\cdots\cdots\cdots\cdots\cdots\cdots\cdots\cdots\cdots\cdots (2\text{-}13)$$

# 4 ガウスの法則

## 1. ガウスの法則

第1章で説明したマクスウェルの法則は，4つの連立方程式からなっていた．そのうち式 (1-8) は，電気的な場に対する**ガウスの法則** (Gauss' law) を微分方程式で表したものである（第1章，14頁を参照のこと）．

式 (1-8) をあらためて電界で表すと次式となる．

$$\mathrm{div}\,\boldsymbol{E} = \frac{\rho}{\varepsilon_0} \quad \cdots\cdots\cdots\cdots\cdots\cdots\cdots\cdots\cdots\cdots\cdots\cdots\cdots\cdots\cdots (2\text{-}14)$$

式 (2-14) の微分方程式は，電荷と電界に関する電気現象が，微小な

(a) 箱の中に正の点電荷があるとき　　(b) 箱の中に電荷がないとき

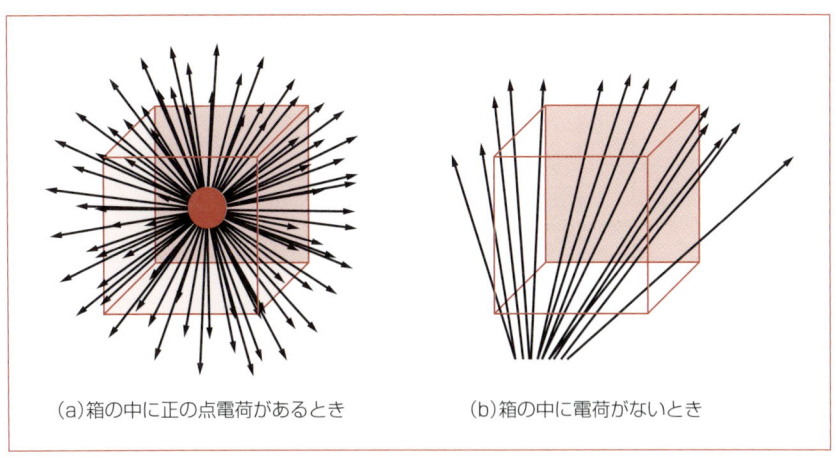

図2-12　電気的な場を囲む箱

箱の内外でも成り立つことを示したものである.

　本章では観点を変えて, ガウスの法則を積分方程式で説明してゆく. 積分の形にすると, 任意の電気的な場を大きく面で取り囲んで, その内部と外部の関係を示したものとなる. 小さな現象を積み重ねれば大きな現象となり, 大きな現象を細かく分割していくと小さな現象がみえてくるように, 微分も積分も, 双方向に変換が可能である.

　図2-12 (a) のように, 正の点電荷の周囲を箱で囲むことをイメージしてみる. 電荷$Q$からは全方位に電気力線が$n$本出ており, そのすべてが箱を貫いている. 積分的な考え方で式を立てると, 箱は6面体なので, 各面に番号 ($S1$〜$S6$) を振り, 各面から出る電気力線を合計すれば, 箱から出る電気力線の総数となる. そして, 電気力線の総数がわかれば, 箱の中の電荷がわかる.

$$Q = \varepsilon_0 \cdot n = \varepsilon_0(n_{S1} + n_{S2} + n_{S3} + n_{S4} + n_{S5} + n_{S6})$$

　各面から出る電気力線の本数を関数$n(S)$として表せば, 次のような積分方程式が書ける.

$$Q = \varepsilon_0 \int_1^6 n(S)\,\mathrm{d}S$$

　もし, 図2-12 (a) の電気力線の向きが反対で箱の中に入るならば, $n$と$Q$は負となり, 箱の中の電荷が負電荷だとわかる. 図2-12 (b) のように, 電荷がない空間に箱をずらすと, 箱に入る電気力線の本数と, 箱から出る電気力線が同数になり, 箱を貫くみかけの電気力線数は0本となる. また, 箱の中に同じ量の正電荷と負電荷があるときも, 箱を貫くみかけの電気力線数は0本となる. これは, 箱の外からは内部に電荷がないようにみえる, という意味である. 箱の中に電荷が存在するにもかかわらず, みかけの電荷をゼロとすることを不思議に感じるかもしれないが, 原子が陽子と電子を同数もっているときは外部に対して電気的

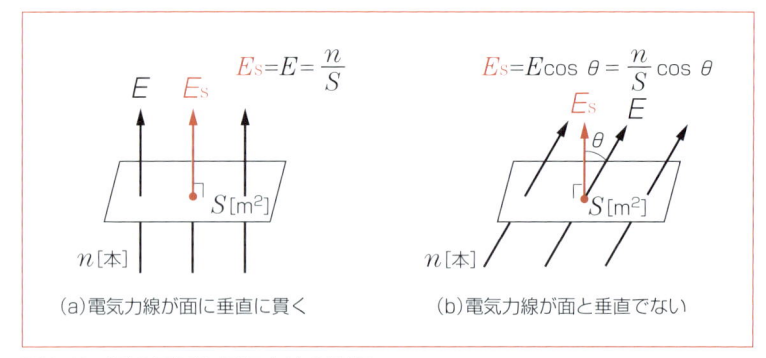

図2-13 面の電界と電気力線の関係

な性質を示さないことを思い出すと納得できる.

このように,大きく囲った面を貫く電気力線数を調べれば,内部のみかけの電荷を知ることができる.またその逆に,閉じた面内の電荷の合計がわかっているならば,面を貫くみかけの電気力線数がわかる.これらのことをガウスの法則という.

電界の強さは,電気力線に対して垂直な面における電気力線密度である.大きく囲った面を微小な面dSに区切り直し,面dSに対して垂直な電界を関数$E(S)$としたならば,ガウスの法則を次式で表すことができる.

$$\oint E(S) \, dS = \frac{Q}{\varepsilon_0} \quad \cdots\cdots\cdots\cdots\cdots\cdots\cdots\cdots\cdots\cdots\cdots\cdots\cdots(2\text{-}15)$$

式(2-15)に出てくる$\oint$は面積分の意味である.

繰り返しになるが,このとき面に対して垂直に貫く電気力線密度が,その面の電界の強さであることに注意が必要である.図2-13(b)のように,電気力線が面に対して斜めに貫通するならば,その垂直成分を求めて積分する必要がある.

### 2. ガウスの法則の応用

ここまで,電気的な場を囲う面として箱(6面体)を用いて説明してきたが,とくに決まりがあるわけではなく,閉曲面であればどんな形でもガウスの法則は成り立つ.とはいえ,ガウスの法則を賢く用いる秘訣は,電気力線と垂直となる面で場を囲うことである.このような閉曲面を描けたならば,「電気力線密度=電界の強さ」という関係を単純に使用できる.

早速,ガウスの法則を使って,真空中にある負の点電荷$Q = -1$ pCから$r = 10$ mm離れた点pにおける電界を求めてみる.答えが式(2-10)で求められることはすでに知っている.

図2-14に示したように,点電荷の周辺に電気力線と垂直となる閉曲面を考えると,それは球となる.まず,点電荷を中心に半径$r$の球を描き,

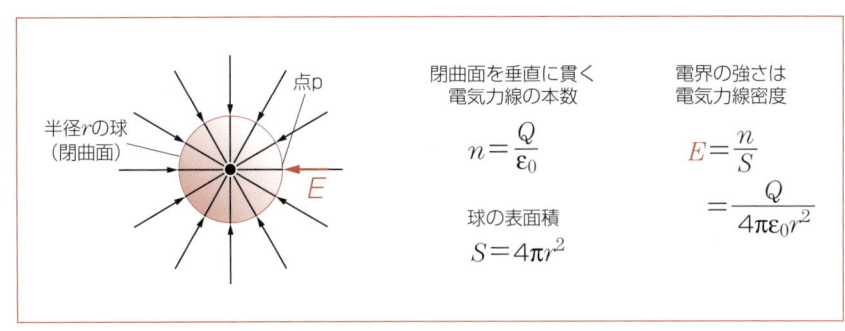

**図2-14 負の点電荷に対するガウスの法則**

その閉曲面を貫く電気力線の本数$n$を求める．

$$n = \frac{Q}{\varepsilon_0}$$

次に，$n$を閉曲面の面積$S = 4\pi r^2$（球の面積）で割って電気力線密度，すなわち電界の強さ$E$を求める．

$$E = \frac{n}{S} = \frac{Q}{4\pi\varepsilon_0 r^2}$$

値を代入すると$-90$ V/mとなる．

$$E = k\frac{Q}{r^2} = 9 \times 10^9 \times \frac{-1 \times 10^{-12}}{0.01^2} / = -90 \text{ V/m}$$

負の値は，「閉曲面に対して垂直外向きの電界ベクトル」の反対向きという意味である．以上からp点の電界は，図2-14に示したように閉曲面に対して内向きで，強さが90 V/mとなる．

---

**演習6**

真空中に，無限に長い直線状の帯電体が静置されている．帯電体周囲にできる電界の強さはどのようになるか．帯電体の電荷密度を$\lambda$ [C/m]とし，帯電体から$x$ [m]離れた点pの電界を，ガウスの法則を用いて求めよ．

**解答**

演習5と同じ問題をガウスの法則を使って解いてみる．まず，直線状の帯電体周辺の電気的な場がどのようになっているか想像できなければ，有用な閉曲面を描くことができない．演習5と同じように，線状帯電体を微小区間に区切って点電荷が並んでいると仮定する．各点電荷からは図2-15（a）のような電気力線が出ており，それらを重ね合わせの原理によって合成すると，みかけの電気力線は図2-15(b)，図2-15（c）のようになる．次に，この電気力線が垂直に貫く閉曲面を考えると，図2-16のような円筒となる．

半径$x$，長さ$y$の円筒内部にある電荷量は$Q = \lambda y$ [C]である．この電荷から出るすべての電気力線が，定義した円筒を垂直に貫く．したがって，p点の電界は次式となる．

ガウスの法則　33

$$E = \frac{n}{S} = \frac{\lambda y}{2\pi xy\varepsilon_0} = \frac{\lambda}{2\pi\varepsilon_0 x}$$

ガウスの法則を使ったことで，演習5と同じ結果を比較的簡単に導出できた．ちなみに，閉曲面上のどこでも同じ電界である．

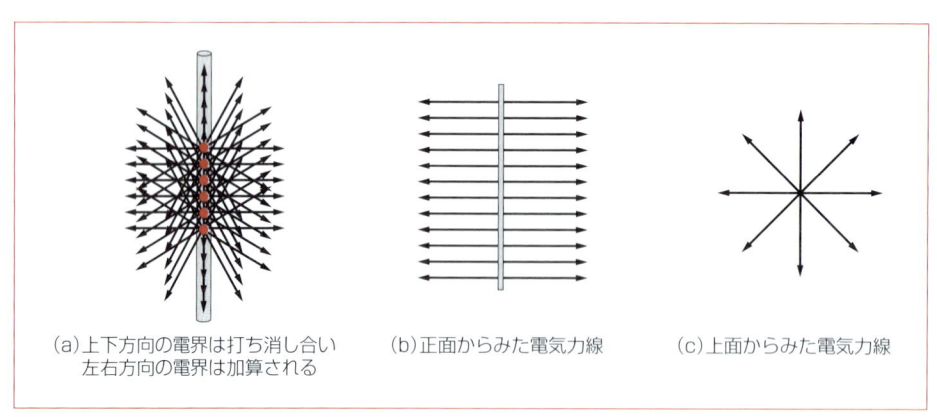

(a) 上下方向の電界は打ち消し合い 左右方向の電界は加算される
(b) 正面からみた電気力線
(c) 上面からみた電気力線

**図2-15　直線状の帯電体周囲の電気力線**

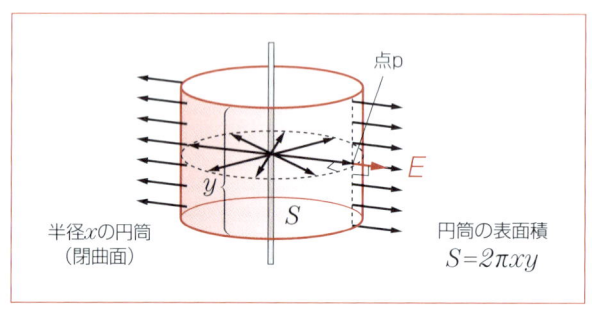

**図2-16　直線状の帯電体に対するガウスの法則**

## 3. 帯電した導体内部の電界

　電荷があると電界が発生する．電界中に自由に動ける電荷をおくと静電気力が働き，電流が流れる．では，導体を帯電させたとき，電流は流れるのだろうか．

　例えば，電気的に中性だった導体球に正電荷を与えたとする．電荷を与えた瞬間は，各電荷の反発力によって電荷の移動，すなわち電流が流れる．しかし次の瞬間には，図2-17のように，すべての帯電電荷が導体表面に分布する．これは，反発し合って落ち着いた場所であると同時に，各電荷が導体内部に向けて生じる電界が打ち消し合って，導体内のみかけの電界がゼロとなる位置でもある．もし，導体を帯電させただけで導体内部に継続的に電界が発生するならば，永久的に電流が流れ続けることになる．直感的に，それはない，と思うだろう．

　図2-17（b）のように，導体内部にガウスの法則を適用しても，閉曲

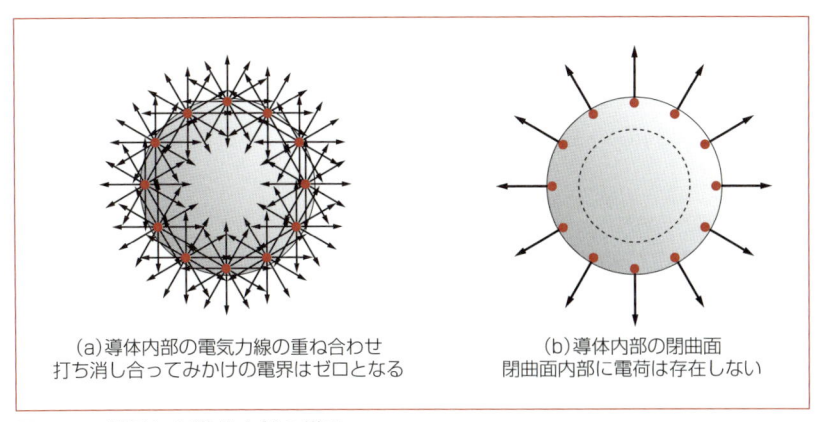

(a) 導体内部の電気力線の重ね合わせ
打ち消し合ってみかけの電界はゼロとなる

(b) 導体内部の閉曲面
閉曲面内部に電荷は存在しない

**図2-17　帯電した導体内部の様子**

面内には電荷が存在しないため，帯電した導体内部の電界はゼロであることがわかる．

### 章末問題（解答は201頁）

**問題1** 真空中で1Cと−0.5Cの2つの点電荷が10mの距離で存在している．電荷間に働く静電気力を求めよ．

**問題2** 真空のある位置に1mCの点電荷をおいたところ，その電荷に18Nの静電気力が働いた．点電荷の位置の電界の強さを求めよ．

**問題3** 真空中において，100 $\mu$C の点電荷から10m離れた点の電界の強さを求めよ．

**問題4** 真空中において，10 $\mu$C の点電荷から $10^{-1}$, $10^{0}$, $10^{1}$ m 離れた点の電気力線密度を求めよ．

**問題5** 真空中に，−5nCの点電荷と+5nCの点電荷が0.6m離れた点A，点Bに静置している．図のように，ABの中点と交わる垂線上の点Pの電界の強さを求めよ．さらに，点Pに−5nCの点電荷をおいたときに働く静電気力を求めよ．

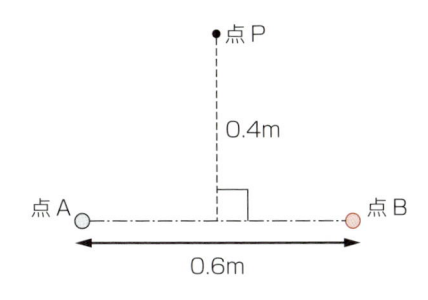

**問題6** 真空中に中心が同じ導体球A（半径5 cm）と，中空導体球B（内半径7 cm，外半径9 cm）がある．導体球Aには2μCの正電荷，導体球Bには－5μCの負電荷が帯電しているとき，次の問いに答えよ．

(1) 導体球Aの表面電荷密度
(2) 導体球Bの内側表面電荷密度および外側表面電荷密度
(3) 中心から4 cm，6 cm，8 cm，10 cmの各点における電界

**問題7** 真空中にある無限に長い半径$a$ [m]の円柱状導体が電荷密度$\sigma$ [C/m$^2$]で帯電しているとき，導体の中心から$r$ [m]離れた点の電界の式をたてよ．

# 第3章 電圧と電位

## 1 仕事

　図3-1に示したように，**仕事**$W$といってもさまざまで，力学では$W = Fx$（力×距離），重力では$W = mgx$（質量×重力加速度×距離）であったりする．電気回路では，電流が流れると発生するジュール熱$W = RI^2t$（抵抗×電流$^2$×時間）や，電力量$W = VIt$（電圧×電流×時間）が仕事に該当する．これらの単位はすべてジュールである．

　また，第2章で学んだように，電界中の電荷には静電気力が働く．電界によって電荷が$x$移動したならば，電界は仕事$W = QEx$（電荷×電界×距離）をしたことになる．

　電気回路の仕事と電界による仕事を式変換してみると，電圧の式を導くことができる．

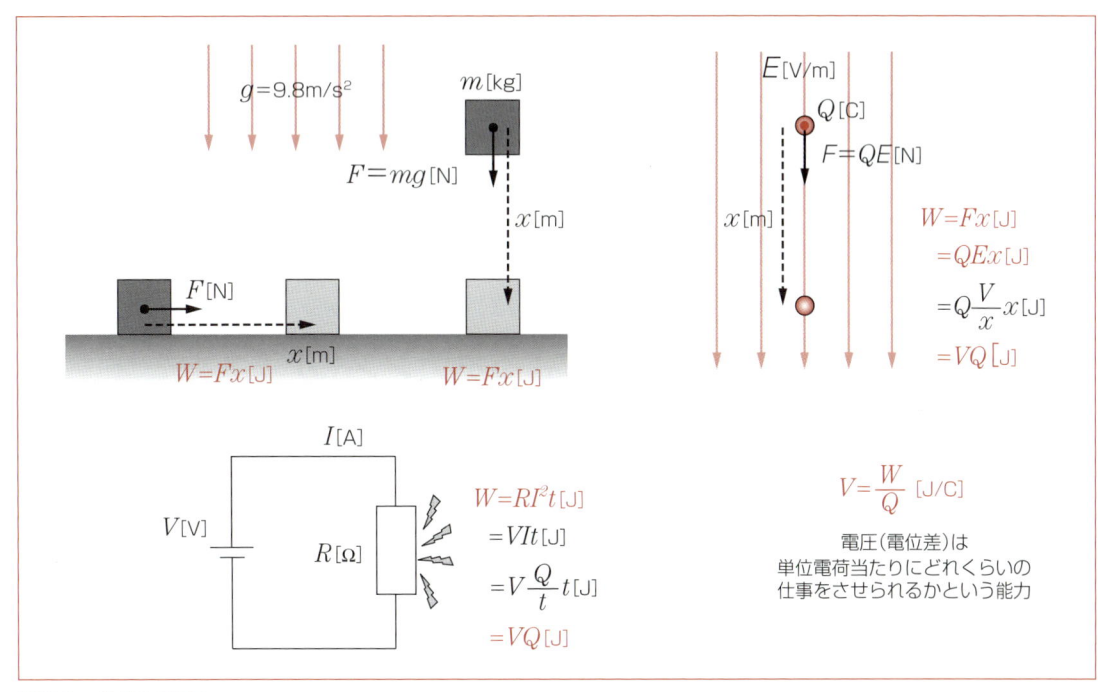

**図3-1　仕事と電圧**

仕事　37

$$V = \frac{W}{Q} \ [\text{J/C}] \quad \cdots\cdots\cdots\cdots\cdots\cdots\cdots\cdots\cdots\cdots\cdots\cdots\cdots\cdots (3\text{-}1)$$

式（3-1）によると，電圧（電位差）とは単位電荷当たりにどれだけ仕事をさせられるかという能力を示す指標のようである．本章では，電気的な場による仕事，またはポテンシャルエネルギーについて考えてみる．

## 2　ポテンシャルエネルギー

### 1. 重力によるポテンシャルエネルギー

さまざまな法則や定理は，エネルギーが保存されるということが前提である．あなたが机の上から教科書をもちあげたとき，あなたが物体にした仕事（エネルギー）が保存されなければならない．私たちは，これを位置エネルギー（**ポテンシャルエネルギー**）に変換されたことにして辻褄を合わせている．

力学を例にポテンシャルエネルギーを考えてみる．高さ $h$ [m] の位置におかれた物体が，重力によって落下したとき，重力がした仕事は $W = mgh$ である．これは，落下前の物体が位置エネルギー（ポテンシャルエネルギー）$U = W$ をもっていたと言い換えることができる．

図3-2（a）に示したように，あなたが基準面（点a）におかれた物体を点bまでゆっくりともちあげたとする．あなたが重力に逆らってする仕事 $W$ は，

$$W = -\int_a^b (-mg)\,ds \quad \cdots\cdots\cdots\cdots\cdots\cdots\cdots\cdots\cdots\cdots\cdots\cdots (3\text{-}2)$$

である．このとき，あなたが $W$ という仕事をして物体を高い位置に移動させたことによって，物体に位置エネルギー $U = W$ を与えたことになる．

### 2. 静電気力によるポテンシャルエネルギー

重力と同じように，静電気力によるポテンシャルエネルギーを考えてみる．図3-2（b）のように，今度は私が，正電荷 $Q$ を一様な電界 $\boldsymbol{E}$ に逆らって点aから点bまでゆっくりと移動させてみる．このとき私がする仕事 $W$ は，

$$W = -Q\int_a^b \boldsymbol{E}\,ds \quad \cdots\cdots\cdots\cdots\cdots\cdots\cdots\cdots\cdots\cdots\cdots\cdots (3\text{-}3)$$

となる．電荷からみれば，私がした仕事によって，電気的なポテンシャルエネルギー $U$ を得たことになる．

---

式（3-2）は，重力場が一定として，重力加速度を定数（スカラー）とした場合の式である．

式（3-3）は，電界をベクトルとして扱っている．例えば図3-2ならば，点aから点bに向けての積分において，電界は常に反対方向であるから，$-|\boldsymbol{E}|$ とおきかえることができる．このとき，$W$ も $U$ も正の値となる．

$$W=\int_a^b -F\,\mathrm{d}s$$
$$=-\int_a^b mg\,\mathrm{d}s$$
$$=-\int_a^b (-mg)\,\mathrm{d}s$$
$$=U[\mathrm{J}]$$

$$W=\int_a^b -F\,\mathrm{d}s$$
$$=-\int_a^b QE\,\mathrm{d}s$$
$$=-Q\int_a^b E\,\mathrm{d}s$$
$$=U[\mathrm{J}]$$

(a) 重力によるポテンシャルエネルギー　　(b) 静電気力によるポテンシャルエネルギー

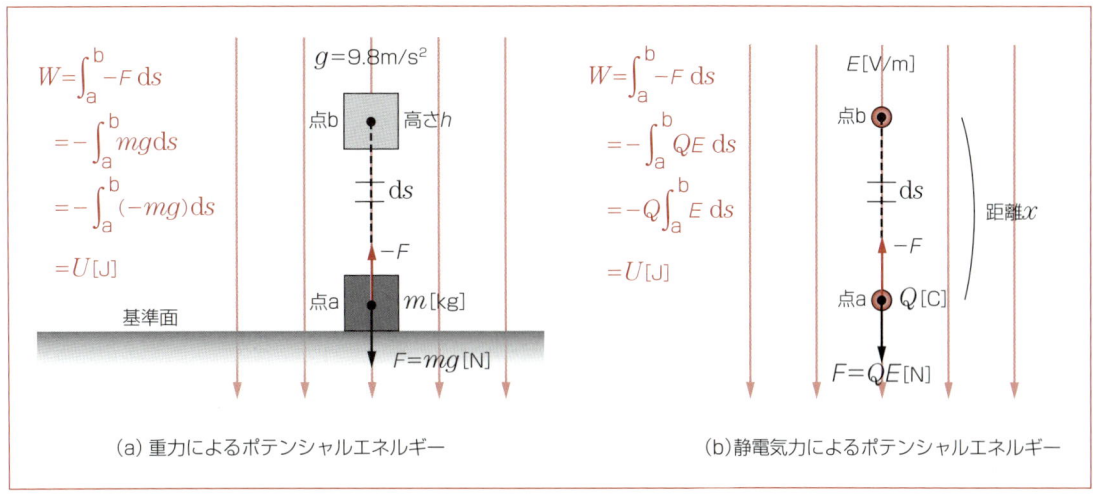

**図3-2　ポテンシャルエネルギー**

ここで，あなたには点aに立って点bを観察してもらおう．先ほど，私が電荷を点bまで移動させたので，点bにいる電荷は点aまで戻るだけのポテンシャルエネルギーをもっているようにみえる．ここで電荷を取り去ってみる．点bには何もみあたらない．しかし，もし点bに電荷をふたたびおいたなら，ただちに電荷は点aまで移動するためのポテンシャルエネルギーを得たようにみえる．このように，点bに電気的なエネルギーを与える能力があると考えることができる．これが電圧である．

## 3. ポテンシャルエネルギーと経路

図3-2（a）の物体を点aから点bまで移動させるときに，ジグザグにもちあげたとしても，一度点bよりも高い位置までもちあげてから下げたとしても，点bにたどりついたときには物体の位置エネルギーに変わりはない．

質量のある2つの物体間に働く万有引力も，電荷のある2つの物体間に働く静電気力も，保存力という．保存力によって一方の物体が移動したとき，その力による仕事は経路とは無関係に一定となる．

---

**演習1**

図3-3のように，真空中に生じた一様な電界$E = 10000$ V/mの中に点電荷$Q = 1\ \mu$Cが静置されている．この電荷を電界に逆らって，電気力線と平行に距離$x = 10$ mm離れた点pまでゆっくりと移動させたときの仕事を計算して，ポテンシャルエネルギーを求めよ．ただし，図3-3(a)は最短距離の経路，図3-3（b）は直角二等辺三角形の辺（点a→点c→点b）を経路とする．

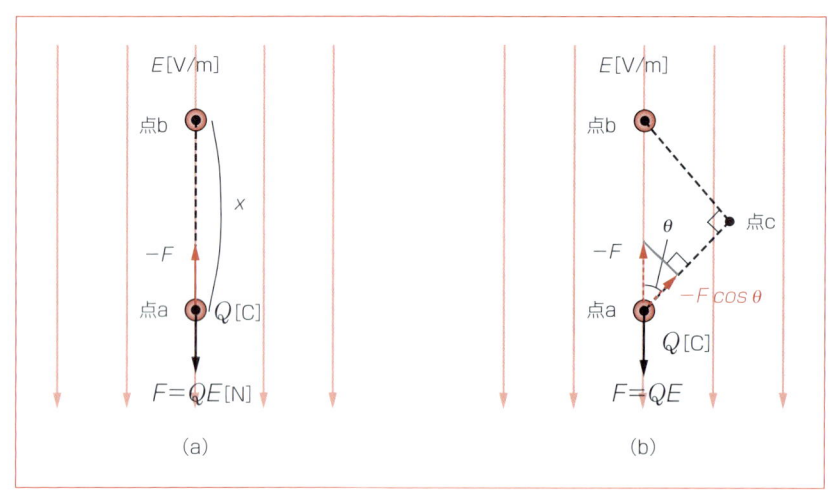

図3-3　電荷を移動させる経路とポテンシャルエネルギー

解答
　この問題は、電界が一様であるから、わざわざ経路を微小区間に区切る意味がなく、積分で式をたてる必要がない．

①図3-3（a）の経路
　点aから点bまでの直線経路において、電荷に働く静電気力は10 mNである．
　　$F = QE = 1 \times 10^{-6} \times 10000 = 10 \times 10^{-3}$ N
この静電気力と同じ力を加えながら、ゆっくりと点bに向けて0.01 m移動させたときの仕事は100 μJである．
　　$W = Fx = 10 \times 10^{-3} \times 0.01 = 100 \times 10^{-6}$ J
したがって、ポテンシャルエネルギーは100 μJである．

②図3-3（b）の経路
　点a-cと点c-bの経路を分けて考える．点a-cの経路は電界に対して45°傾いている．この経路の接線方向の力の成分は$F \cos 45° = 5\sqrt{2} \times 10^{-3}$である．この力をかけながら、点a-c間を移動させたときの仕事は50 μJである．
　　$W = F \cos\theta \times \dfrac{x}{\sqrt{2}} = 50 \times 10^{-6}$ J
　点c-bの経路も同様の仕事であるので、ポテンシャルエネルギーは図3-3（a）の経路と同じ100 μJとなる．

# 3 電圧と電位

## 1. 電圧と電位

ある基準点aからみたとき,「単位正電荷当たりに電気的なポテンシャルエネルギーをどれだけ与えられるか」という点bの場の能力を,**電圧** $V$ または**電位差**という.点a-b間の電界を位置の関数 $E(s)$ としたならば,電圧は次式で表すことができる.

$$V = -\int_a^b E(s)\, ds \quad \cdots\cdots\cdots\cdots\cdots\cdots\cdots\cdots\cdots\cdots (3\text{-}4)$$

基準点を無限遠にとり,ある点bの電気的なポテンシャルエネルギーを示したものを**電位**または**静電ポテンシャル** $\phi$ という.

$$\phi = -\int_\infty^b E(s)\, ds \quad \cdots\cdots\cdots\cdots\cdots\cdots\cdots\cdots\cdots\cdots (3\text{-}5)$$

電圧とは2点間の電位差なので,その関係は次式のように表すことができる.

$$V = \phi_b - \phi_a = -\int_\infty^b E(s)\, ds + \int_\infty^a E(s)\, ds = -\int_a^b E(s)\, ds \quad \cdot\cdot(3\text{-}6)$$

## 2. 点電荷周囲の電位

真空中に静置した正の点電荷 $Q$ 周辺の電位について考えてみる.点電荷周囲の電気的な場は,図2-11(a)(30頁)の電気力線からイメージできる.また,電界の強さは点電荷からの距離 $r$ の関数となるので,式(2-10)(25頁)から,

$$E(r) = \frac{Q}{4\pi\varepsilon_0 r^2}$$

となる.電界ベクトル **E** は,電荷を中心に放射状に外側を向いている.

図3-4のように,無限遠を基準点a,電荷からの距離がA [m] の地点を点bとして,電荷 $Q$ に向かって直線的に単位正電荷を移動させたと

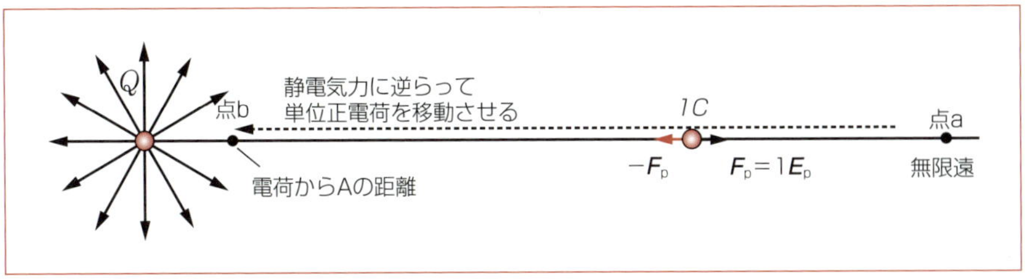

**図3-4 点電荷周囲の電位**

きの仕事を求めれば，それが点bの電位となる．

$$\phi = -\frac{Q}{4\pi\varepsilon_0}\int_\infty^A \frac{1}{r^2}\,dr = \frac{Q}{4\pi\varepsilon_0 A} \quad \cdots\cdots\cdots\cdots\cdots\cdots\cdots(3\text{-}7)$$

**演習2**

$Q = 1$ nCの点電荷から10 cm離れた点aの電位を求めよ．また，点aと，電荷から20 cm離れた点bとの電位差を求めよ．

**解答**

式（3-7）を使って点aの電位を求めると90 Vとなる．

$$\phi_a = \frac{Q}{4\pi\varepsilon_0 A} \risingdotseq 9\times 10^9 \times \frac{1\times 10^{-9}}{0.1} = 90 \text{ V}$$

また，点aと点bの電位差は$-45$ Vとなる．

$$V = -\frac{Q}{4\pi\varepsilon_0}\int_{0.1}^{0.2}\frac{1}{r^2}\,dr = -45 \text{ V}$$

この値は，点aよりも点bの電位は45 V低いという意味である．なお，次式のように計算してもよい．

$$V = \phi_b - \phi_a = 45 - 90 = -45 \text{ V}$$

図3-5に，1 nCの点電荷から1 mの範囲の電界と電位のグラフを示した．

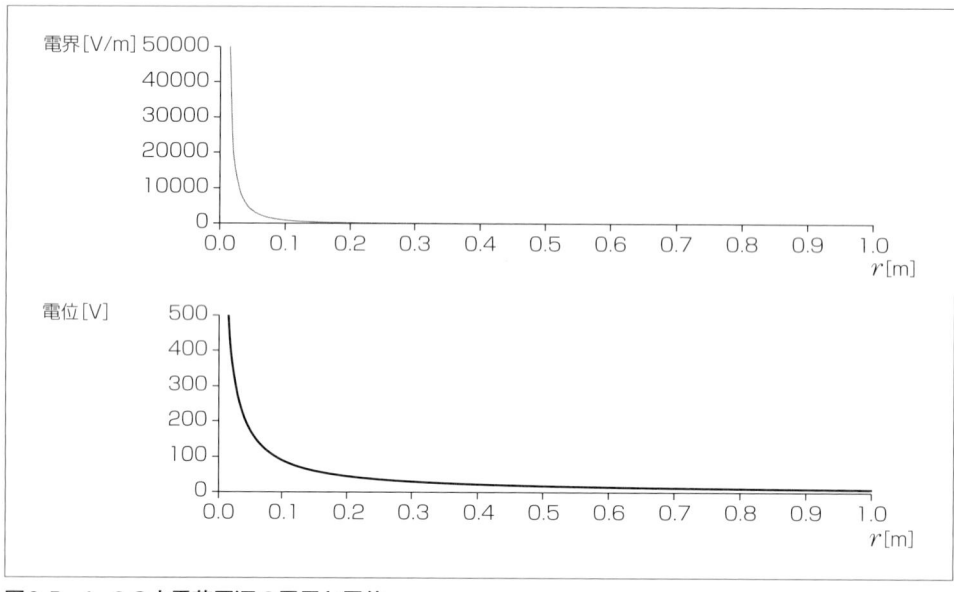

**図3-5　1 nCの点電荷周辺の電界と電位**

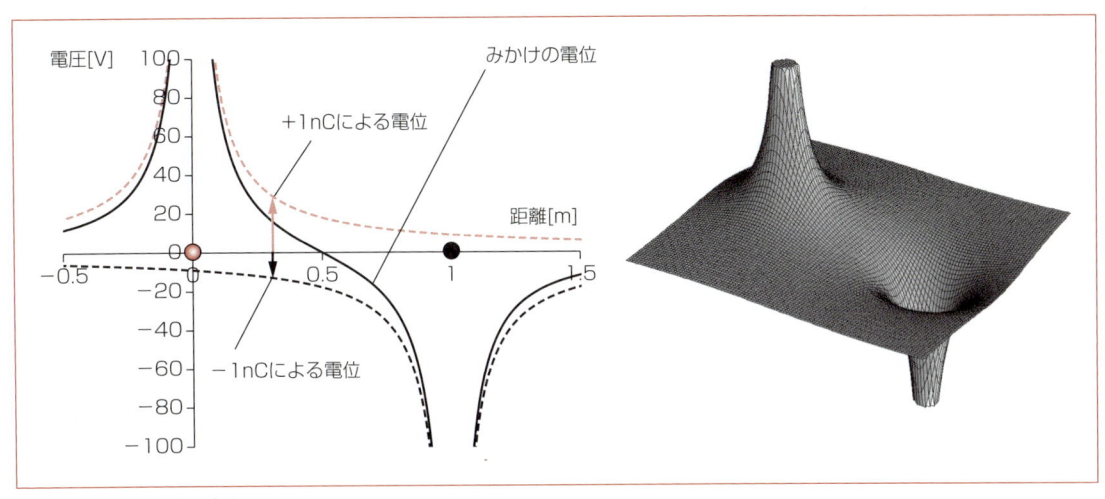

図3-6 電位の重ね合わせ

## 3. 電位の重ね合わせ

　静電気力や電界と同様に，電位も重ね合わせの原理が成り立つ．電位はスカラー量である．したがって，電荷が複数存在する空間におけるある点の電位は，各電荷によって生じる電位を単純に足し合わせたものとなる．図3-6に，真空中に±1 nCの点電荷が1 m離れて静止している空間の電位を示した．電位の高低を立体的に示すと，起伏のある土地のようにもみえる．

---

演習3

　真空中に，$Q_1 = 1$ nCの点電荷と$Q_2 = -1$ nCの点電荷を1 m離して静置した．電荷を結ぶ線上において，$Q_1$から10 cm離れた点aの電位を求めよ．

解答

　$Q_1$による点aの電位はすでに演習2で求めたように90 Vである．
　$Q_2$による点aの電位は$-10$ Vである．

$$\phi_2 \fallingdotseq 9 \times 10^9 \times \frac{-1 \times 10^{-9}}{0.9} = -10 \text{ V}$$

　以上を重ね合わせると，点aの電位は80 Vとなる．

---

## 4. 等電位面

　正の点電荷がつくる電気的な場において，電位が等しい点をつなぐとどうなるのだろうか．式 (3-7) から，点電荷から$r$ [m] 離れた点と電位が等しくなるのは，半径$r$の球面となる．この面を**等電位面**（equipo-

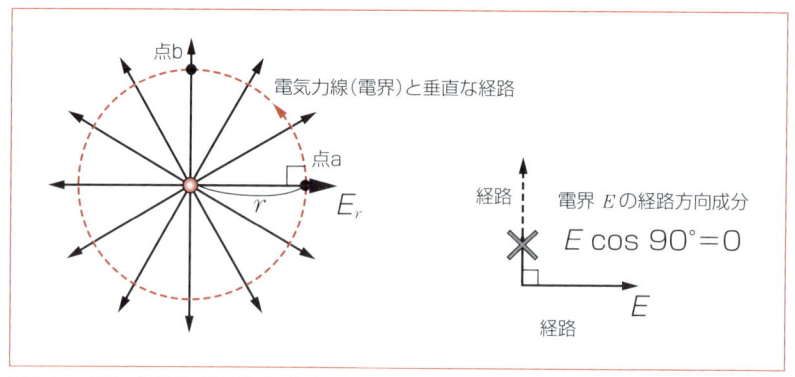

**図3-7 電気力線と垂直な経路をとったときの仕事**

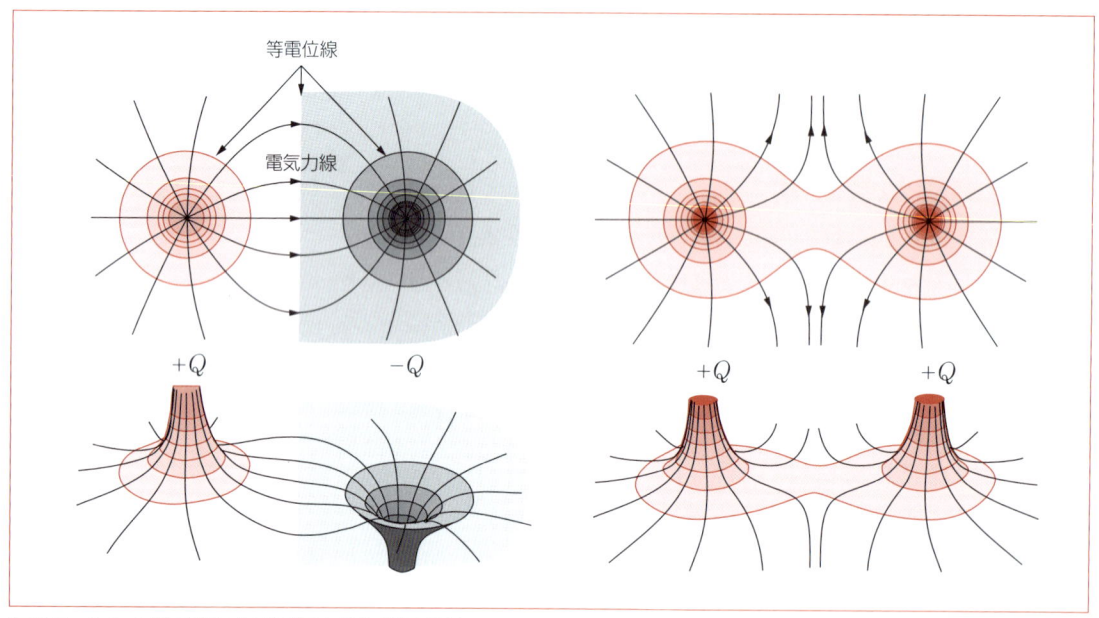

**図3-8 2つの点電荷による電気力線と等電位線**

tential surfaces）という．

図3-7に示したように，電界と垂直な方向を経路として，点aから点bまで単位正電荷を移動させても，経路方向の電界成分が常にゼロであるので，力も仕事も必要ないことがわかる．

力学的に，物体を同じ高さの滑らかな平面上でゆっくり横移動させようと思っても，物体を動かすための力を必要としないので仕事にはならず，高さが変わらないので物体の位置エネルギーも変わらないことと同じである．

このように，電気力線と等電位線は必ず直角に交わる．また，等電位線の間隔が狭いところは，距離当たりの電位差 [V/m]，すなわち電界が強く，間隔が広いところは電界が弱い．図3-8に，電荷量の等しい2つの点電荷による電気力線と等電位線を示した．

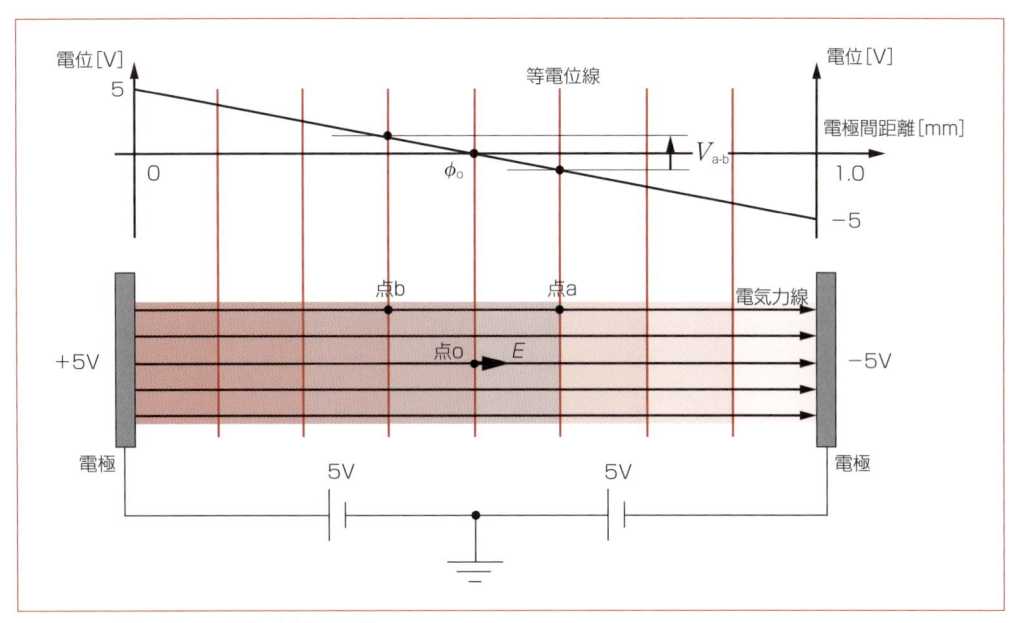

図3-9　一様な電界の電気力線と電位

## 5. 一様な電界と電位の傾き

図3-9のように，間隔が1 mmの大きな平行平板電極がある．この電極に5 Vの直流電源を2個直列に接続し，電源の間の導線を接地した．紙面の都合で図は横長に描いてある．このとき，電極の端では，電界が外側に膨らむ（端部効果）が，電極間の中央付近では一様な電界と近似できる．電界が一様であるなしに関係なく，電気力線と等電位線は直角に交わるが，一様な電界においては，それぞれ均等間隔の平行な線となる．

図3-9に示したように，電位は電界の方向に向けて負の傾きをもつ．言い換えると，等電位線と垂直で，電位の下がる方向が電界の向きである．一様な電界 $E$ 中に点aをおけば，電界に逆らって距離 $r$ 離れた点bとの電位差 $V_{a-b}$ は次式となる．

$$V_{a-b} = -\boldsymbol{E} \cdot r \quad \cdots\cdots\cdots\cdots\cdots\cdots\cdots\cdots\cdots\cdots\cdots\cdots\cdots\cdots\cdots\cdots (3\text{-}8)$$

図3-9を解説すると，左の電極電位は5 V，右の電極電位は−5 V，電極間電圧は10 Vである．また，電極間中央の点oの電位は $\phi_o = 0$ Vである．さらに，点a-b間の電圧は $V_{a-b} = 2.5$ Vとなる．電極間の電界はどこでも右向きで $E = 10000$ V/mである．

## 6. 導体の電位

「帯電した導体内部の電界はゼロ（第2章，35頁）なので，電位もゼロ」は誤りである．これが，「帯電した導体内部の電位差もゼロ」であれば正しい説明となる．すなわち，導体内部の電位はどこも一定で，その大

きさは導体表面の電位と等しい．

例えば，図3-9のように，導体電極に外部から電源がつながると，電極の電位が電源電位と同じになる．

また，図3-9において電源電圧が不明であったとしても，導体周辺の電界と電位がわかれば，導体の電位を求めることができる．いま，電界 $E$ を右向き10000 V/m，点oの電位 $\phi_o$ を0 Vとすると，点aから左側に0.5 mm離れた電極表面との電位差は5 Vとなる．

$$V = -\int_0^{0.5 \times 10^{-3}} E \, dr = 10000 \times 0.5 \times 10^{-3} = 5 \text{ V}$$

したがって，左側の電極電位は5 Vとなる．

---

演習4

真空中にある半径 $r_s = 10$ mm の導体球を $Q = 1$ nC で帯電させたとき，導体球内外の電界および電位を求めよ．

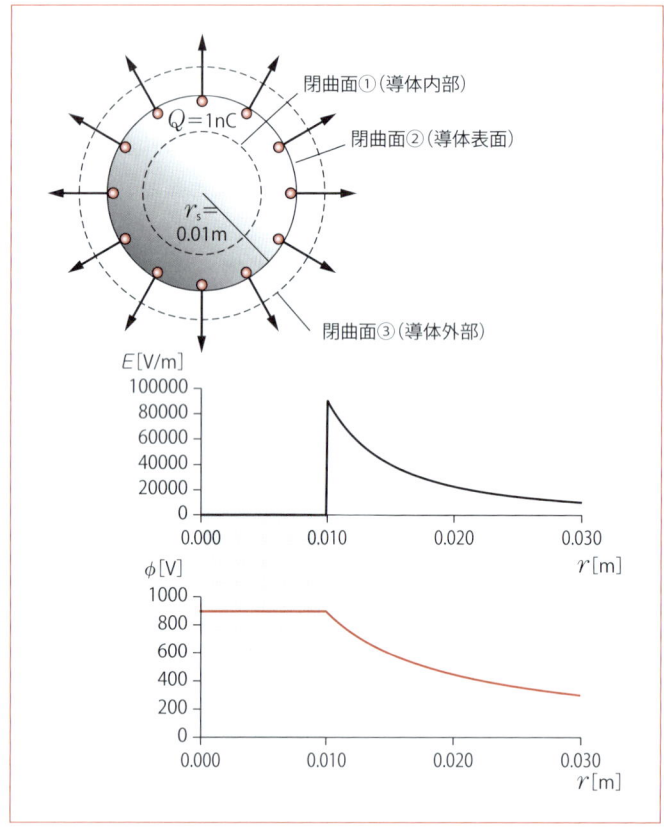

図3-10 導体球の電界と電位

解答
　導体球を帯電させると，図3-10のように電荷は導体表面に分布する．このとき，点電荷による電界の重ね合わせを考慮すると，電気力線は導体球から放射状に出ると予想できる．この電気力線に対して，球状の閉極面を使ってガウスの法則を適用する．
　導体内部の閉曲面①では，内部に電荷はないので電界はゼロである．導体表面（$r = r_s$）の閉曲面②では，内部の電荷は$Q$である．したがって，電気力線密度（電界）は90000 V/mとなる．

$$E_② = k\frac{1 \times 10^{-9}}{0.01^2} = 90 \times 10^3$$

　導体表面の閉曲面③（$r > r_s$）の電気力線密度について式をたてると，中心に点電荷$Q$があるときと同じ式になることがわかる．

$$E_③ = k\frac{Q}{r^2}$$

　以上から電界は，導体内部は0，導体の表面から外側は，帯電した電荷$Q$を点電荷として球の中心に静置させたときと同じになる．
　導体表面の電位は，単位正電荷を無限遠から中心から0.01 mの点まで移動させるときの仕事に等しい．

$$\phi = -k \cdot Q \int_\infty^{0.01} \frac{1}{r^2} dr = 900$$

　よって導体表面の電位は900 Vとなる．なお，式（3-7）を使ってもよい．これらの結果をグラフにすると図3-10のようになる．

> [!TIP]
> ### 接地
>
> なぜME機器は接地しなければならないのか？
> 　地球は大きな導体である．例え，局所的に雷が落ちたとしても，地球全体の電位変動はわずかで，大地はどこでも安定した等電位面とみることができる．式（3-5）では，電位の基準点として電荷が存在しない無限遠を想定したが，これは現実的ではないため，地球を実用上の電位基準（0 V）として扱うことが多い．電気機器の回路や筐体と大地を導線でつなぐことを接地（アース，グランド）という．接地した機器は，大地と等電位となり，例え機器が故障して筐体に電源電圧が加わったとしても，人が触れて感電することがなくなる．
> 　心臓カテーテル室などの医用室では，等電位接地（EPRシステム）を設けなければならない．これは，ME機器やベッドなどの金属露出部を0.1 Ω以下の導線で1点（医用室の基準電位）に接続して，かつそれらの間の電位差が10 mV以内になるようにする安全対策である．この条件では，もし人がこれら金属部の2点に触れたとしても，人体（仮想的に1 kΩ）には10 μA以下の電流しか流れなくなり，ミクロショックによる心室細動を防ぐことができる．

### 章末問題（解答は202頁）

**問題1** $2\,\mu C$ の点電荷を，電位が $5\,V$ の点から $10\,V$ の点までゆっくり動かすために必要となる仕事を求めよ．

**問題2** $-2\,\mu C$ の点電荷を，点Aから点Bまでゆっくり動かすのに $20\,\mu J$ の仕事が必要であった．点Aの電位が $10\,V$ であるとき，点Bの電位を求めよ．

**問題3** 図のように，真空中の一様な電界 $E = 1000\,V/m$ において，点aに置いた電荷 $Q\,[C]$ をゆっくりと点a-b-cの経路を移動させたときの仕事を求めて，点aを基準としたときの点cの電位差を求めよ．また，点a-cの経路も同様に求め比較せよ．

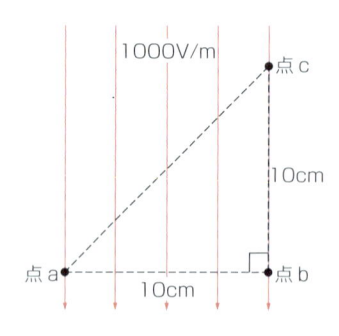

**問題4** 真空中に $\pm 10\,pC$ の点電荷が $9\,mm$ 離れて静置している．$k = 1/4\pi\varepsilon_0 = 9 \times 10^9$ として次の問いに答えよ．
(1) 図のように，正負電荷間を $1.5\,mm$ 間隔で区切ったときの各点の電位を求めよ．
(2) 図の点Aから点Eまで単位正電荷をゆっくりと移動させた．電荷を点Aから点Bまで移動させるために必要な仕事を求めよ．また，点B-C，点C-D，点D-Eについても同様に求めよ．
(3) 電荷を点Aから直線的に点Eに移動させるために必要な仕事を求めよ．

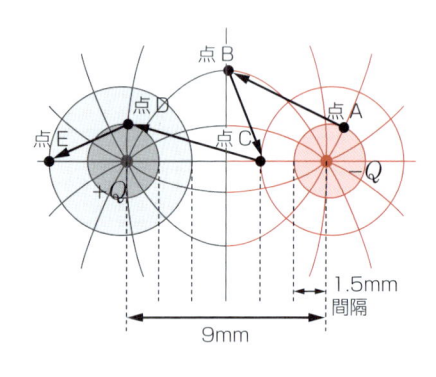

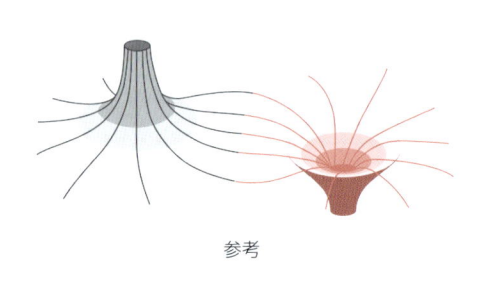

**問題 5** 真空中に置かれた半径 10 mm の導体球の表面電界が 5 kV/m であった．導体の電位を求めよ．

**問題 6** 図に x 軸上の電位 $\phi$ [V] を示した．電界が x 軸に対して平行で一様な大きさであるとき，x 軸方向の電界のグラフを求めよ．

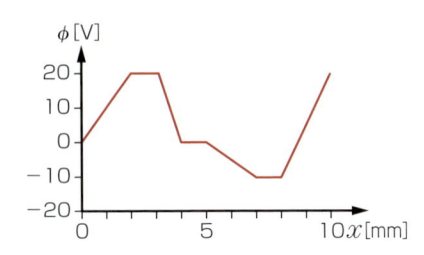

# 第4章 静電界の性質

## 1 導体, 絶縁体, 真空

　金属のように電気を通しやすい物質を**導体**（conductor），ガラスなどの電気を通しにくい物質を**絶縁体**（insulator）または**不導体**という．
　導体の内部には自由電子が豊富（金属でおよそ$10^{23}$個/cm³）に存在しており，これが移動可能な電荷となる．一方，絶縁体には移動可能な電荷がない．ただし絶縁体でも，原子核による電子の束縛を超える力（強電界）が加われば，電荷の移動が起こる．**真空**も電気を通しにくく絶縁体に分類されるが，電荷そのものが存在していないため特殊である．
　本章では，導体，絶縁体，真空における静電界の性質を述べる．

> プラスチック製の下敷きを摩擦すると帯電して，紙などを引き寄せる．しかし硬貨（金属）を摩擦しても帯電しない．この経験から，金属は帯電しない，と思うのは尚早である．素手などの導電性のよいものが触れた状態で金属を摩擦しても，発生した電気が逃げてしまうため帯電しないだけである．金属も，電荷が逃げないように絶縁すれば帯電させることができる．

## 2 導体と静電界

### 1. 静電誘導

　導体に電荷を与えると，内部の電界がゼロとなるように導体表面に分布する（第2章 帯電した導体内部の電界，34頁）．また，導体内の電界がゼロということは，導体内は等電位を意味する（第3章 導体の電位，45頁）．
　2つの導体球AとBを使って，導体中の電荷の振る舞いを考えてみる．まず，真空中に帯電していない導体球Aを静置する．次に，図4-1のように，導体球Bを正に帯電させ，導体球Aに向けてゆっくりと近づけてみる．すると，導体球A内の自由電子が帯電体Bの正電荷に引き寄せられ，導体球Aの表面に負電荷が現れる．このとき，導体球A内部の電子を失った正電荷もまた，帯電体Bの正電荷と反発して，導体表面に現れる．
　このように，外部の電荷の影響を受けて，導体表面に電荷が現れる現象を**静電誘導**（electrostatic induction）という．
　静電誘導が起きても，導体内の電界はゼロのままである．一方で，誘

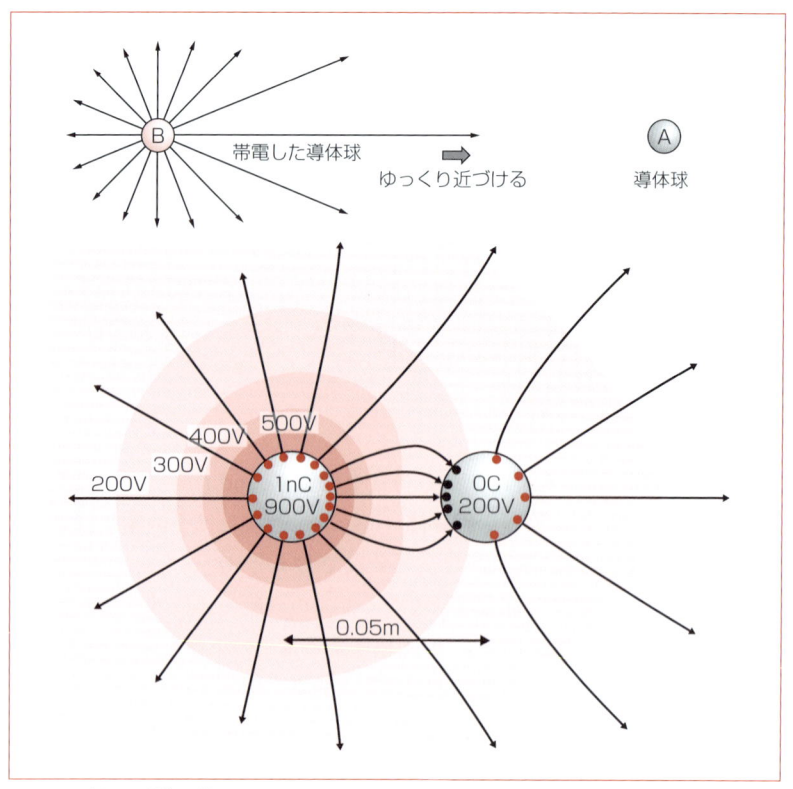

**図4-1 静電誘導の様子**
図中の数値は参考で，電気力線や等電位面が厳密に描かれているわけではない．

導される電荷量と導体の電位は外部電荷の影響を受ける．

静電誘導で導体表面に現れる電荷は，正と負同量であり，外部電荷を遠ざけて影響がなくなると，ふたたび結合して消滅する．

## 2. 電界中の導体

図4-2のように，電界の中に導体をおくと，導体表面に電荷が誘導される．この電荷は，導体内部を横切る外部電界を打ち消すように分布するので，やはり導体内部の電界はゼロとなる．

図4-2（b）に示したように，導体に電荷が誘導されると同時に，空間の電界と電位がゆがむ．電気力線は，導体表面に誘導された電荷でいったん終端し，反対側の電荷から導体外部に湧き出る．導体内部に電気力線は貫通しない（電界がゼロ）．

導体は等電位面（図の赤線）であるため，電気力線は導体表面と直角に出入りする．

## 3. 静電誘導と重ね合わせの原理

2枚の平行導体板を例にして，重ね合わせの原理を使って帯電および

(a) 一様な電界中に導体をおく　　　(b) 導体表面に電荷が現れる

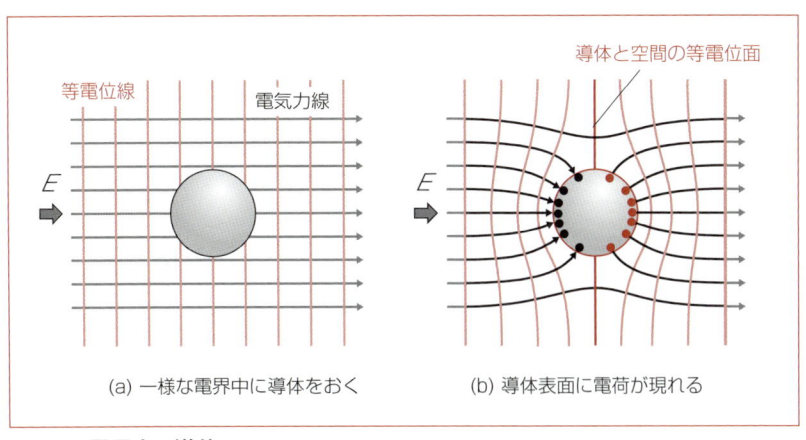

**図4-2　電界中の導体**

各電荷の電気力線を重ね合わせると様子がわかる
導体内部：反対向きなので打ち消し合う
導体外部：同じ向きなので加算
すべての電気力線が導体板の表面から外向きに出ているようにみえる

(a) 帯電した導体板　　　(b) 帯電した導体板を近づける　　　(c) 平行平板の電荷の分布

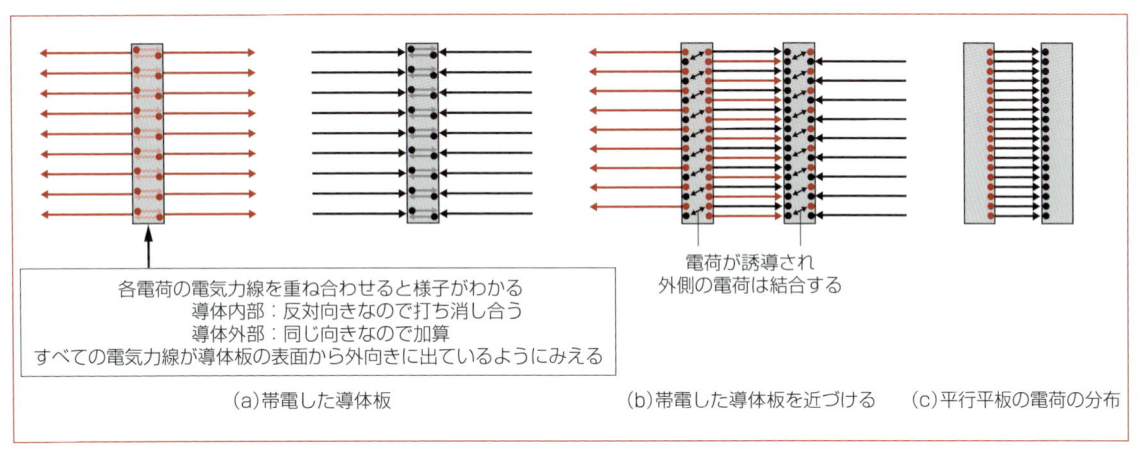

**図4-3　平行導体板の帯電の様子**

電荷の誘導の様子を考えてみる.

まず図4-3 (a) のように，単独の導体板を帯電させると，板の両側面に電荷が現れる（ここでは端部効果を無視する）．本質的には，導体内外に関係なく電荷から全方位に電気力線が出ているはずだが，重ね合わせの原理によって導体内部は打ち消し合い，導体外部は加算し合う．したがって，図のように帯電電荷によるすべての電気力線が導体板両外側に向けて出ているようにみえる．

次に，図4-3 (b) のように，正に帯電した導体板と負に帯電した導体板を近づけてみる．すると，導体板間の電気力線は導体板1枚のときの2倍（赤黒の同じ方向の矢印が加算される）となる．この増加した電気力線によって，導体板に静電誘導が起こる．向き合う導体板の背中側に誘導された電荷は，もともと帯電していた電荷と異符号なので，結合してみえなくなる．したがって，同じ電荷量を帯電した平行導体板の電荷分布は図4-3 (c) のようになる．

導体と静電界　　53

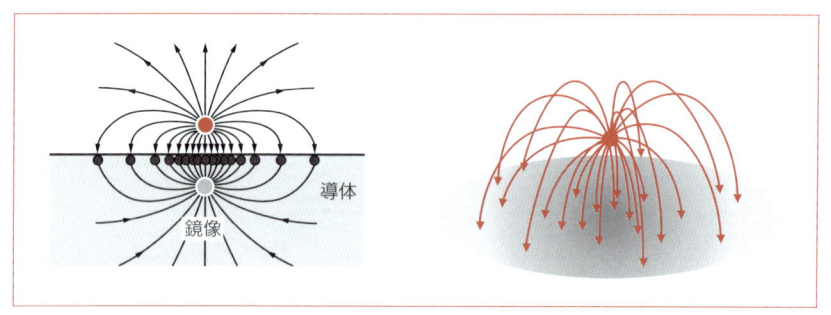

**図4-4　導体表面近くにおかれた点電荷による電界**

　もちろん，導体は電荷の移動が容易な物質なので，電荷が直接動いたと考えてもよい．

## 4. 導体表面近くにおかれた点電荷

　導体の表面近くに点電荷 $Q$ があるとき，導体表面が等電位面となるように（電気力線が導体面に対して垂直になるように）静電誘導が起きる．この条件を満たすような電気的な場は，図4-4に示したように，導体表面を鏡面に見立てて，導体内部に点電荷 $-Q$ があるとしたときと同じになる（**鏡像法**）．したがって，導体内部の電界はゼロ，導体外部の電界は正負点電荷 $\pm Q$ による電界と同じになる．

## 5. 避雷針

　落雷による被害を軽減するために，高いビルなどに設置するのが**避雷針**である．

　図4-5のように，雷雲の地表側には負の電荷が豊富に存在している．雷雲近傍では，落雷の経路を探すための先駆放電が起きていて，鉄塔など電気が流れるところをみつけると放電路が形成されて大電流が流れる．そこで，接地した避雷針によって落雷を誘導することによって，安全に地面に放電させている．避雷針の先端には，雷雲の負の電荷によって正電荷が静電誘導される．地面から正電荷が豊富に供給されるので，避雷針からもお迎え放電が起こり，空中で放電路が形成されると落雷が起きる．

## 6. 静電シールド

　電子回路を外部の電磁気的な影響から保護したり，電気機器が発生するノイズを外部に漏らさないようにしたりするものを**シールド**という．静電気・静電界を遮断する静電シールド，磁気を遮断する磁気シールド，電磁波を遮断する電磁シールドなど，用途によってシールドの方法が異なる．ここでは静電シールドを紹介する．

　シールドとしてまず思いつくのが，金属などの導体で囲むことである．

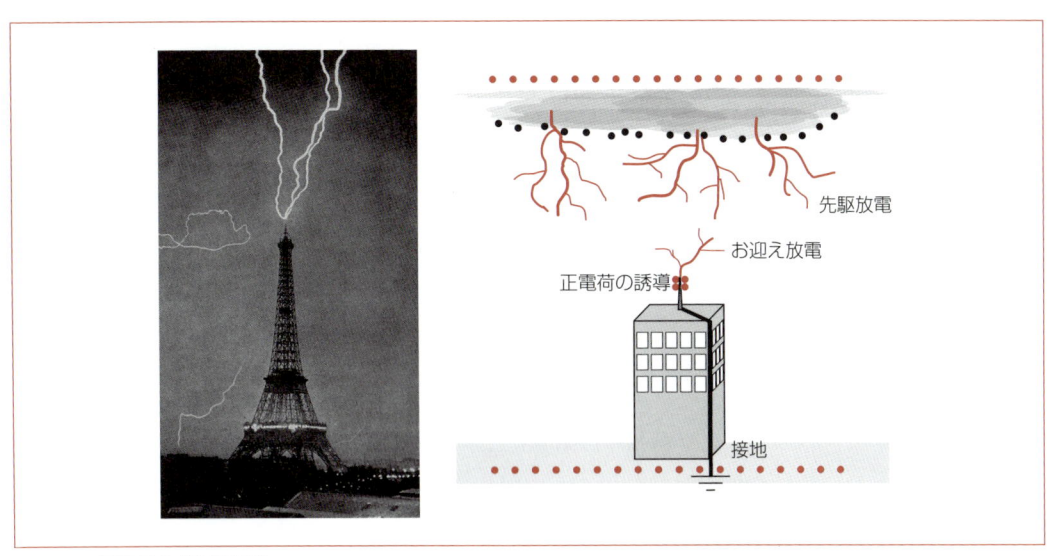

**図4-5　避雷針と静電誘導**

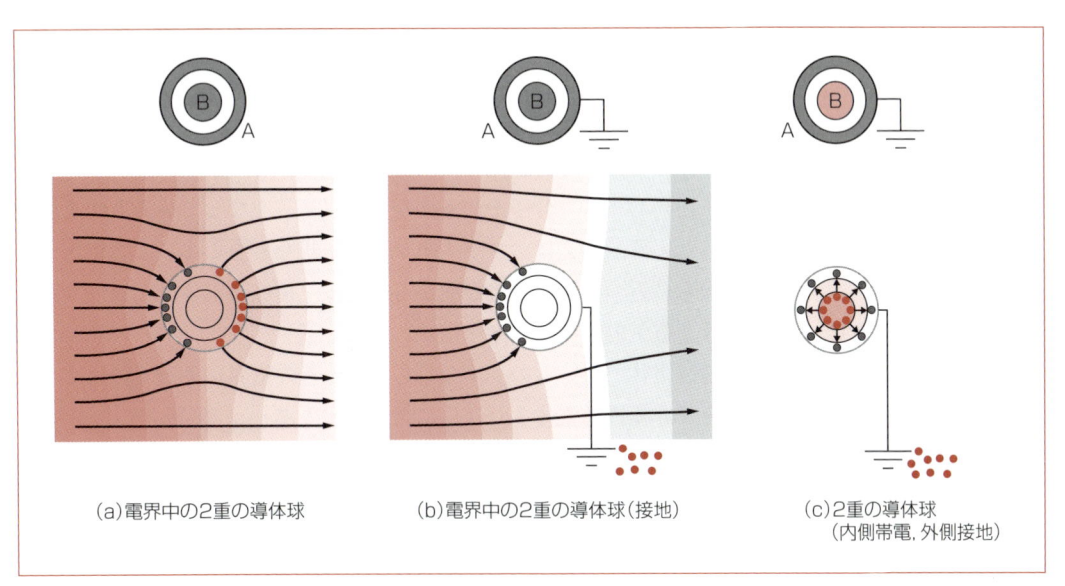

**図4-6　静電シールド**

(a) 電界中の2重の導体球
(b) 電界中の2重の導体球（接地）
(c) 2重の導体球（内側帯電, 外側接地）

　図4-6（a）のように，導体Bを中空導体Aで囲んだものに外部から電界をかけると，導体A表面に電荷が誘導され，内部に電気力線は入り込まない．このとき，導体A内部の電界はゼロとなるため，導体Bの電界もゼロとなる．ただし，導体Aも導体Bも外部の電位の影響を受ける．そこで，導体Aを接地すると，導体内部の電位をグランドに固定することができる．このように，接地した導体で囲むと，内部と外部の静電的な影響を遮断することができる．この方法は，図4-6（c）に示したように帯電体Bの影響を外部に漏らさないようにするシールドにもなる．

導体と静電界　55

# 3 誘電体と静電界

絶縁体は電気を通さない物質である．だから「電界中におかれても電流は流れないし，とくに何も起こらない」のだろうか．

## 1. 分極

絶縁体を構成する原子は電子の束縛が強く，よほど大きな電荷を近くにもっていかないかぎり電子を奪うことはできない．しかし，電子が固定されているわけではないので，図4-7のように外部電荷によって電子の周回軌道を偏らせることができる．これを**分極**（polarization）という．

## 2. 誘電体

絶縁体を，分極する材料としてとらえたとき，それを**誘電体**（dielectrics）とよぶ．誘電体には，**極性誘電体**と**非極性誘電体**がある．

極性誘電体の代表は水分子である．図4-8のように，水分子は酸素を中心に水素2個が約104°開いて結合している．このように，外部電界の有無にかかわらず，分子そのものが電気双極子をなしているものを極性誘電体という．例えば，プラスチックの定規などをこすって帯電させ，水道の水に近づけると水流が曲がるように，極性誘電体は，極性の配向が揃うと電気的な特性が顔を出す．

極性誘電体でないもの，すなわち外部からの電界によって分極する絶縁体を，非極性誘電体または単に誘電体とよぶ．

プラスチックなどの固体の絶縁体に電界を加えると，物体全体に配向が揃った分極が起きる．図4-9に示したように，このとき我々には誘電体表面の分極電荷だけがみえる．

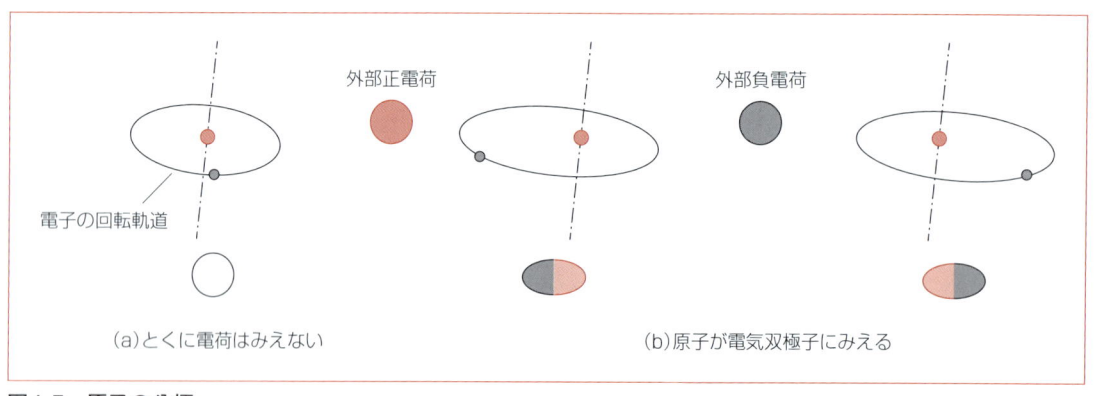

図4-7 原子の分極

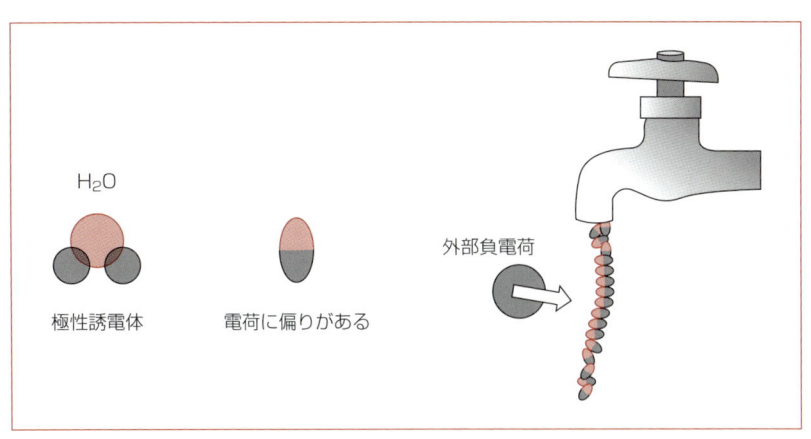

図4-8　極性誘電体（$H_2O$）

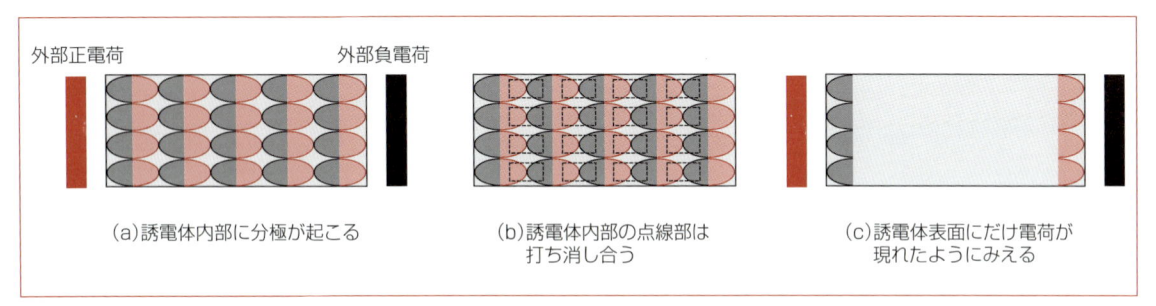

図4-9　固体誘電体の分極

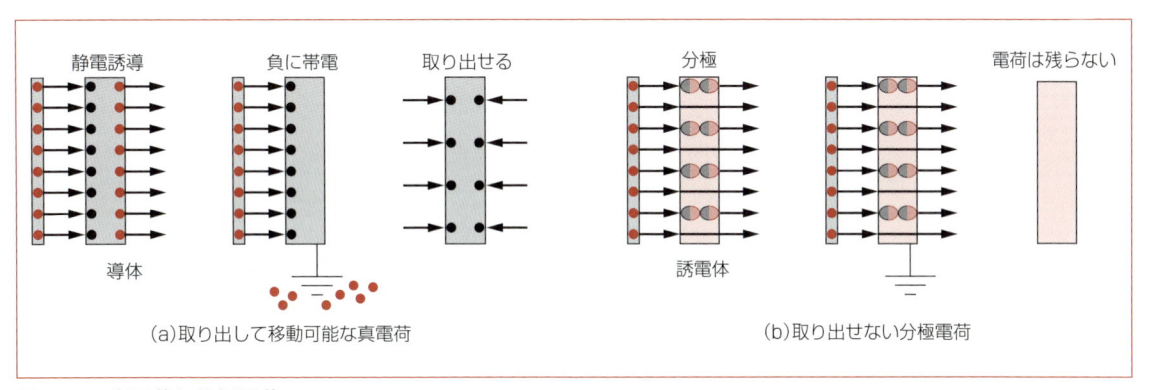

図4-10　真電荷と分極電荷

## 3. 真電荷と分極電荷

　図4-10（a）のように，導体では静電誘導で表面に現れた電荷を取り出すことができる．一方で，図4-10（b）のように，誘電体では分極によって表面に現れた電荷を取り出すことはできない．

　取り出せない**分極電荷**（polarization charge）に対して，前者の移動可能な電荷のことを**真電荷**（true charge）とよび区別する必要がある．

誘電体と静電界　57

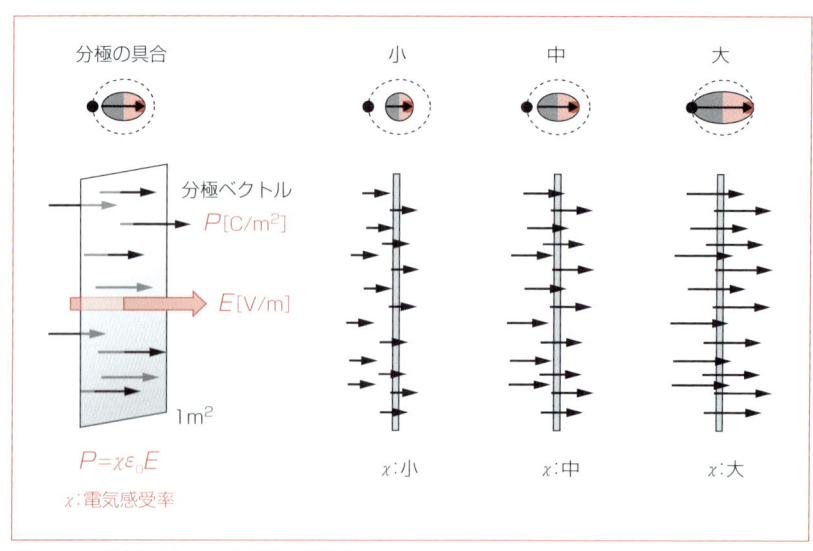

図4-11 分極ベクトルと電気感受率

## 4. 分極ベクトルと電束密度

分極の具合は，物質固有の特性$\chi$（**電気感受率**：electric susceptibility）と物質内部の電界**E**によって決まる．分極すると，電子からみた原子核の相対位置が遠ざかり，正電荷が移動したようにみえる．図4-11のように，分極による正電荷の単位面積当たりの移動を表したものを，**分極ベクトルP** $[C/m^2]$ とよぶ．

$$\boldsymbol{P} = \chi\varepsilon_0\boldsymbol{E} \quad \cdots\cdots(4\text{-}1)$$

分極の向きは電界の向きで決まるので，分極ベクトル**P**は誘電体内の電界**E**と同じ向きとなる．また，単位をみてわかるように，分極ベクトル**P**は，分極電荷による電束密度を表している．

電束とは，電荷$\pm Q$から$Q$本出入りすると定義した仮想的な線である．電束密度と電界との関係は式（2-13）（30頁）に示したとおりである．

誘電体内を通過するみかけの電束密度$D$は，分極によるものと，内部電界によるものとを加算したものとなる．

$$\boldsymbol{D} = \varepsilon_0\boldsymbol{E} + \boldsymbol{P} = (1+\chi)\varepsilon_0\boldsymbol{E} \quad \cdots\cdots(4\text{-}2)$$

## 5. 誘電率と比誘電率

式（4-2）の右辺の定数を$\varepsilon$で置き換えると，真空の式（2-13）と同じように電界と電束密度の関係を示すことができる．

$$\varepsilon = (1+\chi)\varepsilon_0 \quad \cdots\cdots(4\text{-}3)$$

$$\boldsymbol{E} = \frac{\boldsymbol{D}}{\varepsilon} \quad \cdots\cdots(4\text{-}4)$$

$\varepsilon$を誘電体の**誘電率**（permittivity）といい，$\chi>0$なので，真空の誘

**表4-1 誘電体の比誘電率**

| 物質 | 比誘電率 | 誘電破壊強さ [kV/mm] |
|---|---|---|
| 空気 | 1.00054 | 3 |
| 紙 | 2.0～3.0 | |
| 変圧器油 | 2.2 | |
| ポリエチレン，シリコーン，ポリカーボネート，パラフィン | 2.3～3.0 | |
| 天然ゴム | 2.4 | 25 |
| アクリル樹脂 | 2.7～4.5 | |
| 酢酸セルロース | 3.2～7.0 | |
| 石英 | 3.8 | |
| 雲母 | 4.5～7.5 | |
| ダイヤモンド | 5.7 | |
| 耐熱ガラス | 7.0 | 14 |
| アルミナセラミックス | 8.5 | 12 |
| エチルアルコール | 24 | |
| 水 (20℃) | 80 | |
| チタン酸バリウム | 1,200～5,000 | |

電率 $\varepsilon_0$ よりも大きな値となる．

また，真空の誘電率を1として，$\varepsilon$ の比をとったものを**比誘電率** $\varepsilon_s$ といい，表4-1に示したように物質の定数として利用されている．

$$\varepsilon_s = \frac{\varepsilon}{\varepsilon_0} \quad \cdots\cdots\cdots\cdots\cdots\cdots\cdots\cdots\cdots\cdots\cdots\cdots\cdots\cdots\cdots\cdots (4\text{-}5)$$

---

**演習1**

電気感受率 $\chi=1$ である液体中に，2つの点電荷 $Q_1=5$ nC および $Q_2=-3$ nC を距離 $r=1$ cm 離れて静置した．電荷 $Q_1$ に働く静電気力を求めよ．

**解答**

電荷 $Q_2$ による $Q_1$ の位置の電束密度 $D_2$ は次式となる．

$$D_2 = \frac{Q_2}{4\pi r^2}$$

式（4-4）より液体中の電界 $E_2$ を求めれば，式（2-9）で静電気力が求められる．

$$E_2 = \frac{D_2}{(1+\chi)\varepsilon_0} = \frac{D_2}{\varepsilon}$$

$$F_1 = Q_1 E_2 = \frac{Q_1 \cdot Q_2}{4\pi\varepsilon r^2}$$
$$\fallingdotseq -6.74 \times 10^{-4} = -674 \ \mu\text{N}$$

電荷$Q_1$と電荷$Q_2$には約674 $\mu$Nの引力が働く.

なお，電気感受率が真空の誘電率と等しいということは，誘電率$\varepsilon = 2\varepsilon_0$(式(4-3))，比誘電率$\varepsilon_s = 2$(式(4-5))と同じ意味である．真空の誘電率$\varepsilon_0$を物質の誘電率$\varepsilon$で置き換えれば，式(2-3)で静電気力を求めることができる．

電荷と距離が同じ条件ならば，静電気力は真空中で1.35 mN，$\varepsilon_s = 2$の物質中では真空の1/2（674 $\mu$N），$\varepsilon_s = 10$の物質中では真空の1/10（135 $\mu$N）となる．これは，誘電体に電界が加わると分極が起こり，その分極によって誘電体内部の電界が$1/\varepsilon_s$となるため，静電気力が真空と比べて$1/\varepsilon_s$となったといえる．

# 4 真空と静電界

真空は，原子が存在しない特別な状態である．したがって，電荷の誘導も分極も起きない．真空中の静電界の性質は，第2章，第3章で説明してきたとおりである．

# 5 静電界の性質

電気的な場が生じる媒質として，真空，導体および誘電体について学んできた．これら媒質の特徴は次のようにまとめられる．

①真空：電界を妨げるものが何もない空間．

②導体：電界が導体表面に達すると電荷が誘導される．外部からきた電気力線は導体表面の誘導電荷で終端し，反対表面の誘導電荷から湧き出す．導体内部に貫通する電気力線はなく，導体内部の電界はゼロである．

③誘電体：電界が誘電体に加わると分極が起こる．外部からきた電気力線の一部は分極電荷で終端し，一部は誘電体内部を通過する．誘電体内部には，真空中よりも小さな電界が生じる．

図4-12(a)に，各媒質（電界方向の距離$d$，電界と垂直な面の面積$S$）を真空の一様な電界中に静置したときの電気的な性質を示した．なお，$d$よりも$S$が十分に大きいとして，端部効果を無視してある．図中**P**は

分極ベクトルで,大きいほど分極しやすい誘電体を示している.

真空,誘電体（$\varepsilon_s = 2$ および $\varepsilon_s = 10$）,導体中の電界をそれぞれ **E**$_0$,**E**$_{d1}$,**E**$_{d2}$,**E**$_c$ としたならば,それらの強さの関係は次のとおりである.

$$E_0 > E_{d1}\left(=\frac{E_0}{2}\right) > E_{d2}\left(=\frac{E_0}{10}\right) > E_c(=0)$$

次に,これらの媒質の両端に電極を取り付け,直流電圧 $V$ [V] を加えたときの性質を図4-12（b）に示した.式（3-7）で示したように,各媒質の電位差 $V$ と電界の強さ $E$ の関係は,媒質の幅 $d$ のみで決まる.

$$E = -\frac{V}{d} \quad \cdots\cdots\cdots\cdots\cdots\cdots\cdots\cdots\cdots\cdots\cdots\cdots\cdots\cdots\cdots\cdots(4\text{-}6)$$

したがって,各媒質内部の **E** は等しくなる.

電極間が真空の場合,電極表面には空間の電界に応じて $\pm q$ の電荷が誘導される.

電極間が誘電体の場合,内部電界によって分極が起こり,この分極電荷によって電極に電荷が誘導される.このため,電極表面に現れる電荷は,真空と分極電荷による誘導電荷が加算されたものとなる.

真空,誘電体 $\varepsilon_s = 2$ および誘電体 $\varepsilon_s = 10$ における電荷をそれぞれ $q_0$,$q_1$,$q_2$ としたならば,それらの大きさの関係は次のとおりである.

$$q_0 < q_1(= 2\,q_0) < q_2(= 10\,q_0)$$

なお,導体に電源電圧を加えると,導体内の電界がゼロになるように

## Tips 誘電加温と電子レンジ

平行平板電極の間に純水（水道水は電気が流れるが純水は絶縁体）を満たし,電圧を加えてみる.本文で説明したように,水分子は極性誘電体（電気双極子）であるから,電界の方向に合わせて誘電分極する.ここで電圧（電界）の向きを逆転させると,水分子は回転して,先とは逆向きに分極する.水分子の物理的な回転は外部電界の切り替わりよりも遅れるため,分極に遅れが生じる.

医用電気工学1の第5章交流回路および本書の第6章キャパシタ（コンデンサ）で学ぶように,理想キャパシタの電圧 $v_c$ と電流 $i_c$ の位相差は90°で,消費電力はゼロである.しかし,水などを挟んだ実際のキャパシタでは,分極の遅延によって $i_c$ に遅れが生じ,ちょうどRC並列回路を流れる電流のようになり,電力が消費される.この消費電力は,分子を回転,振動させる熱運動に変わり,物質の温度を上昇させることにな

る.これを誘電加熱という.水の場合,18 GHz くらいで切り替えるのがもっとも効率よく誘電加熱させられるといわれている.

電子レンジは,誘電加熱の原理で水分を含む食品を加熱する機器である.ただし,電極で食材を挟むのではなく,マイクロ波という電磁波（第13章）を用いる.ちなみに,冷凍食品を電子レンジで温めるのに時間がかかるのは,氷の分子が自由に回転,振動できないためである.

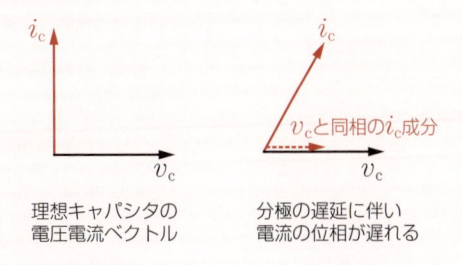

理想キャパシタの電圧電流ベクトル

分極の遅延に伴い電流の位相が遅れる

(a) 一様な静電界の性質　　(b) 電極で挟んで直流電圧を加えたときの性質

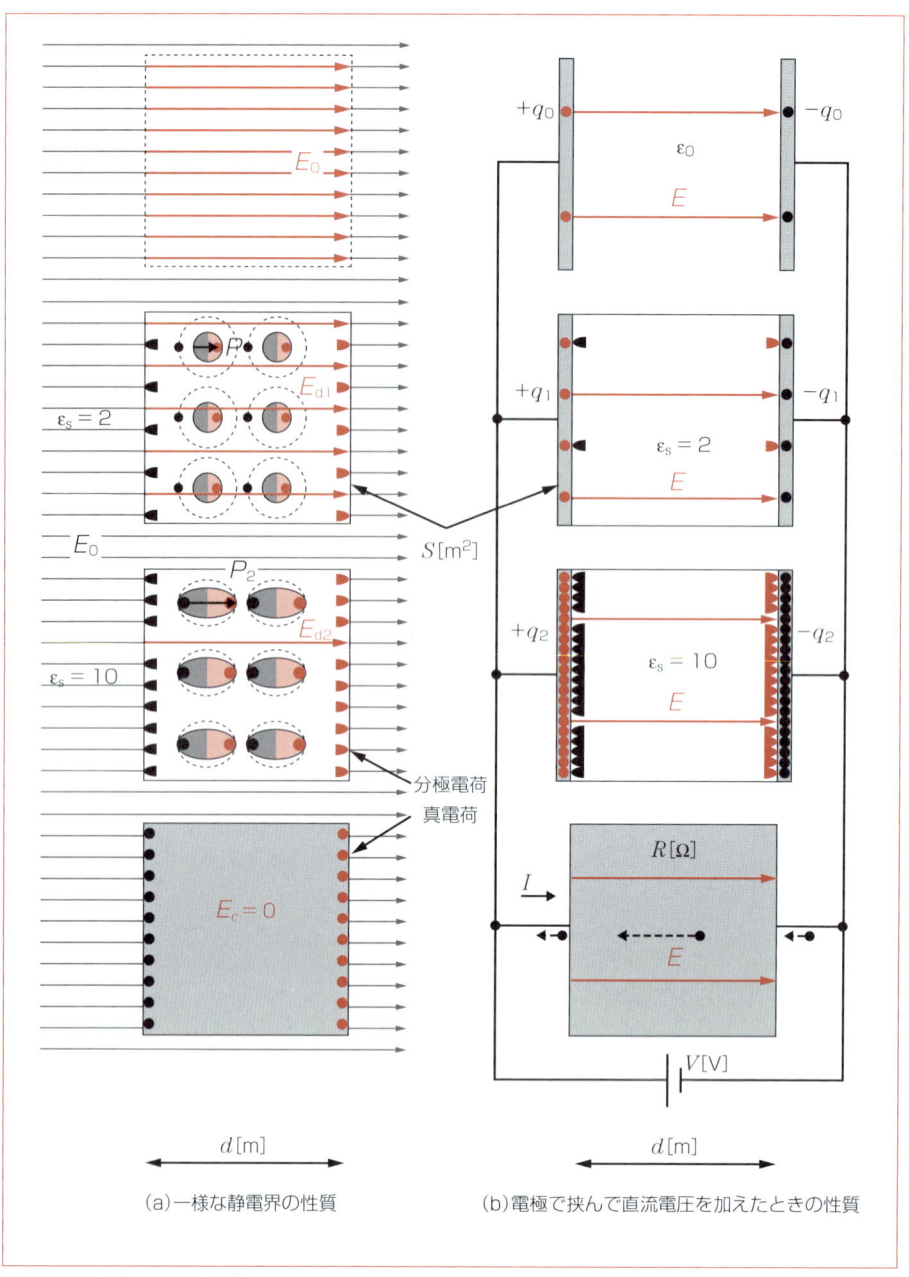

**図4-12　真空, 誘電体, 導体における静電界の性質**

電荷が誘導されると同時に, その誘導された電荷が導体から電源に移動する. したがって, 導体内の電界は打ち消されず連続的な電荷の移動（電流）が起こる（第5章電流と抵抗も参照のこと）.

平行導体板（面積$S$, 間隙距離$d$）の間に, 真空, 導体, 誘電体があるときの, 電界の強さ$E$, 電位差$V$および導体板に現れる電荷$q$の様子を図4-13に示した.

グラフより, 電界の強さは電圧変化の傾きに比例し, 電極間距離に反

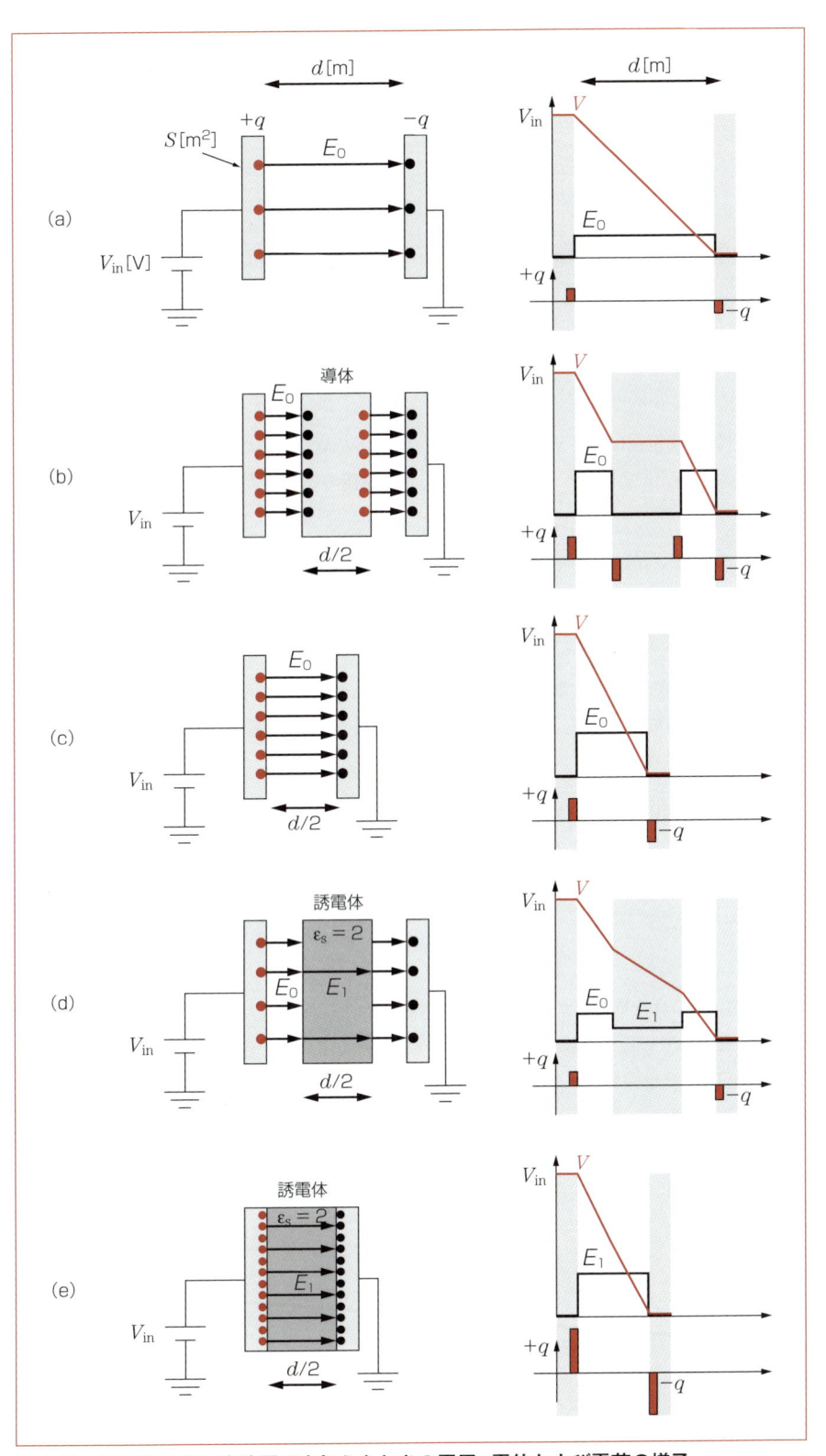

図4-13 平行導体板に直流電圧を加えたときの電界，電位および電荷の様子

比例していることを確認できる．なお，導体板に現れる電荷の量は，導体板表面に出入りする電束密度**D**と面積Sとの積で求めることができる．

---

**演習2**

図4-13において，電源電圧$V_{in}=9$ V，電極間距離$d=1$ mm，電極面積$S=100$ cm²であるとき，各回路の電位，電界，電荷を求めよ．

解答

①回路（a）

左側の電極電位は9 V，右側の電極電位は0 Vであるから，右側から左側電極への電位差は9 Vである．したがって，電極間の電界は9 kV/mで右向きとなる．これより，左側の電極表面に現れる電荷は約800 pCとなる．

$$E_0 = -\frac{V}{d} = -\frac{9}{1\times 10^{-3}} = -9\times 10^3 \quad \rightarrow \quad \text{右向き } 9 \text{ kV/m}$$

$$q = DS = \varepsilon_0 E_0 S = 8.854\times 10^{-12}\times 9\times 10^3\times 10\times 10^{-3} \fallingdotseq 797\times 10^{-12}$$

②回路（b）

電極間に導体板が挟まっているが，これは電極間距離を短縮させる働きがある．電源電圧は幅$d/4$の真空間隙2カ所に均等に分圧されるので，各真空の領域における電位差は4.5 V，電界は18 kV/mとなる．これより，電極表面電荷は約1.6 nCとなる．

$$E_0 = -\frac{4.5}{0.25\times 10^{-3}} = -18\times 10^3 \quad \rightarrow \quad \text{右向き } 18 \text{ kV/m}$$

$$q = 8.854\times 10^{-12}\times 18\times 10^3\times 10\times 10^{-3} \fallingdotseq 1.59\times 10^{-9} \text{ C}$$

③回路（c）

回路（b）と同様である．

④回路（d）

回路（b）とは異なり，幅$d/4$の真空間隙2カ所と，幅$d/2$の誘電体（$\varepsilon_s=2$）によって電源電圧が分圧される．左側電極から右側電極までの電束密度Dはどこでも一定である．真空中の電界の強さ$E_0$と誘電体中の電界の強さ$E_1$の比が1：1/2なので，$E_0=12$ kV/m，$E_1=6$ kV/mとなる．また，真空間隙および誘電体での電位差は各々3 Vである．電極表面電荷は約1.1 nCとなる．

$$E_0 : E_1 = \frac{D}{\varepsilon_0} : \frac{D}{\varepsilon_0 \varepsilon_s} = 1 : \frac{1}{2}$$

$$V_{in} = E_0\frac{d}{4} + E_1\frac{d}{2} + E_0\frac{d}{4} = E_0\frac{d}{4} + E_0\frac{d}{4} + E_0\frac{d}{4} = 3E_0\frac{d}{4}$$

$$E_0 = -\frac{4}{3}\frac{V_{in}}{d} = -12\times 10^3 \quad \rightarrow \quad \text{右向き } 12 \text{ kV/m}$$

$$q = DS = 8.854\times 10^{-12}\times 12\times 10^3\times 10\times 10^{-3} \fallingdotseq 1.06\times 10^{-9} \text{ C}$$

⑤回路（e）

幅$d$の誘電体に電圧$V_{in}$が加わっているので，誘電体内部の電界$E_1$は回路（c）と同じく18 kV/mである．よって，電極表面電荷は約3.2 nCとなる．

$$q = DS = \varepsilon ES = 2\times 8.854\times 10^{-12}\times 18\times 10^3\times 10\times 10^{-3} \fallingdotseq 3.19\times 10^{-9} \text{ C}$$

### 章末問題（解答は203頁）

**問題1** 真空中に半径 $r_A$ の中実導体球 $\alpha$ と，内半径 $r_B$，外半径 $r_C$ の中空導体球 $\beta$ ($r_A < r_B$) が中心を同じにして置かれている．次の条件で帯電させたとき，電荷の分布，中心から導体球 $\alpha$ と $\beta$ の隙間 $r_1$ ($r_A < r_1 < r_B$) の電界 $\boldsymbol{E}_1$，導体球 $\beta$ の外側 $r_2$ ($r_C < r_2$) の電界 $E_2$，および導体球 $\alpha$ と $\beta$ の電位 $V_a$，$V_\beta$ を導け．

(1) 導体球 $\alpha$ だけ $Q$ [C] を帯電させたとき
(2) 導体球 $\beta$ だけ $Q$ [C] を帯電させたとき
(3) 導体球 $\alpha$ と導体球 $\beta$ にそれぞれ $Q$ [C] を帯電させたとき
(4) 導体球 $\alpha$ に $Q$ [C]，導体球 $\beta$ に $-Q$ [C] を帯電させたとき

**問題2** 問題1において，導体球 $\alpha$ と導体球 $\beta$ の隙間に比誘電率 $\varepsilon_s$ の液体を満たしたならば，問題1 (1) はどのようになるか．

**問題3** 真空中において，図に示すように導体板（電極）間距離 $d$ に比べて十分に大きな面積 $S$ の平行平板電極の間に，厚み $d_1$，面積 $S$，誘電率 $\varepsilon_1$ の誘電体板を挟んだ．次の問いに答えよ．

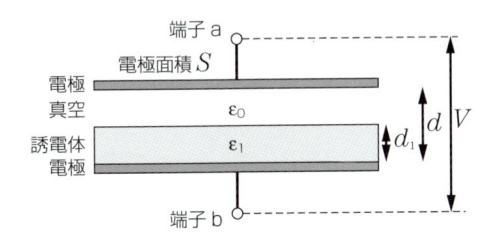

(1) 2枚の電極に $\pm Q_1$ [C] の電荷を与えた（図端子 a 側を $+$ とする）とき，端子 a，b 間の電位差 $V_1$ を求めよ．ただし，$S = 100$ mm², $d = 2$ mm, $d_1 = 1$ mm, $\varepsilon_1 = 5\varepsilon_0$, $Q_1 = 100$ pC とする．
(2) (1) の状態から端子 a–b 間に電圧 $V_2 = 200$ V を加えたとき，電極電荷 $Q_2$ はどのようになるか．

---

### Tips
## 圧電素子

誘電体は，外部の電界によって分極が生じる．誘電体のなかでも，結晶が自発分極をもち，その分極方向を外部電界によって変化させることができるものを強誘電体 (ferroelectrics) という．強誘電体は電界を取り除いても分極が残留しヒステリシスが観察される．チタン酸バリウム (BaTiO₃) やチタン酸ジルコン酸鉛 (PZT) の強誘電体セラミックスに高電圧を加えて分極処理（自発分極の向きをそろえる）を行い，残留分極をもたせたものを圧電セラミックスという．圧電セラミックスや水晶などに物理的な圧力を加えると，圧力に比例した分極電荷が表面に現れる．これを圧電効果という．これとは逆に，電圧（電界）を加えると，物理的な変形が起こる（逆圧電効果）．この効果を利用した素子を圧電素子またはピエゾ素子といい，圧電スピーカやマイク，超音波送受信素子などに応用されている．

# 第5章 電流と抵抗

## 1 電流

### 1. 電流の定義

電荷の流れを**電流**(electric current)といい，とくに大きさが時間的に変化しない電流を**定常電流**という．電流と電荷の関係は次式のとおりである．

$$I = \frac{dQ}{dt} \quad \cdots\cdots\cdots\cdots\cdots\cdots\cdots\cdots\cdots\cdots\cdots\cdots (5\text{-}1)$$

式が示す単位は[C/s]であるが，一般的にアンペア[A]が用いられている．

定常電流が導線を流れるとき，分岐点において，流れ込む電流と流れ出す電流の総和はゼロとなる．これは，電気回路の**キルヒホッフの電流則**としても知られている．

図5-1のように，一般的に回路を流れる電流の向きを矢印で示すが，これはベクトルとしての矢印ではなく，単純に導線を流れる向きを示したものである．単に電流といった場合にはスカラーとして扱われる．

### 2. 電流密度

広がりをもつ導体中を流れる電流など，場所によって電流が異なるときには，**電流密度** $j$ [A/m$^2$] が用いられる．$j$ は，電流と垂直な面において単位面積当たりに単位時間で通過する電荷を表す．$j$ は断面と垂直な方向として定義するため，ベクトル量である．

断面積を通過する電荷の速度を $v_d$ [m/s]，導体中を実際に流れる電

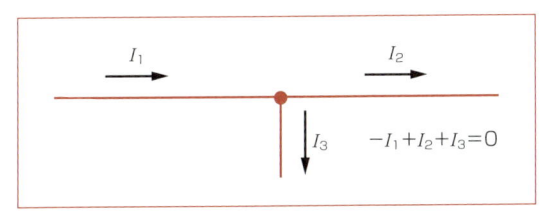

図5-1　導線を流れる定常電流

子の電荷を $-e$ [C], 導体中の電子の体積密度を $n$ [個/m$^3$] とすれば, 電流密度の大きさは次式となる.

$$j = -nev_d \quad \cdots\cdots\cdots\cdots\cdots\cdots\cdots\cdots\cdots\cdots\cdots\cdots\cdots\cdots\cdots\cdots(5\text{-}2)$$

$v_d$ は電子の実際の移動速度ではなく, 原子核の熱運動などの障害によって移動が妨げられながら, みかけ上断面を通過する速度を示すもので, ドリフト速度とよばれる.

---

**演習1**

直径1 mmの銅製の導線に, 1 Aの定常電流が流れている. 銅の体積当たりの電子密度を $8.5 \times 10^{28}$ 個/m$^3$, 電子の電荷を $-1.6 \times 10^{-19}$ Cとして, ドリフト速度を求めよ.

**解答**

式 (5-2) に値を代入すると, ドリフト速度は約 93.6 μm/s となる.

$$\frac{1}{(0.5 \times 10^{-3})^2 \pi} = -8.5 \times 10^{28} \times (-1.6 \times 10^{-19}) \times v_d$$

---

演習1では, 電子のみかけの速度は1時間当たり 34 cm と非常に遅いことになる. これだと, スイッチから1 mはなれた蛍光灯は, スイッチを入れてから3時間後に点灯しそうだが…

定常電流は, 図5-2に示したように, 導体内に密に詰まった電子が全体的にゆっくりと押し出されていくイメージで流れている. すなわち, 個々の電子のみかけの移動速度は遅くても, 左の断面から1個電子が入れば, 同時に右の断面から電子が1個出ていくため, 電流は瞬間的に流れたと考えることができる.

### 3. オームの法則

導線に流れる電流 $I$ は, 導線の両端電圧（電位差）$V$ に比例し, 導線の抵抗 $R$ に反比例する.

$$I = \frac{V}{R} \quad \cdots\cdots\cdots\cdots\cdots\cdots\cdots\cdots\cdots\cdots\cdots\cdots\cdots\cdots\cdots\cdots(5\text{-}3)$$

これを**オームの法則**（Ohm's law）という. **電気抵抗** $R$ [Ω]（resistance）は, 電流の流れにくさを表す. $R$ の大きさは, 導線の断面積 $S$ [m$^2$] や長さ $L$ [m] によって変化する.

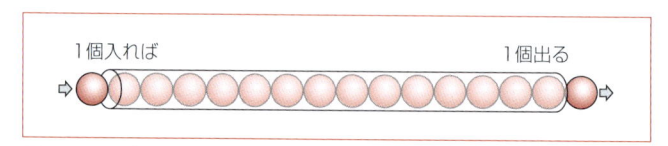

**図5-2 電流の連続性**

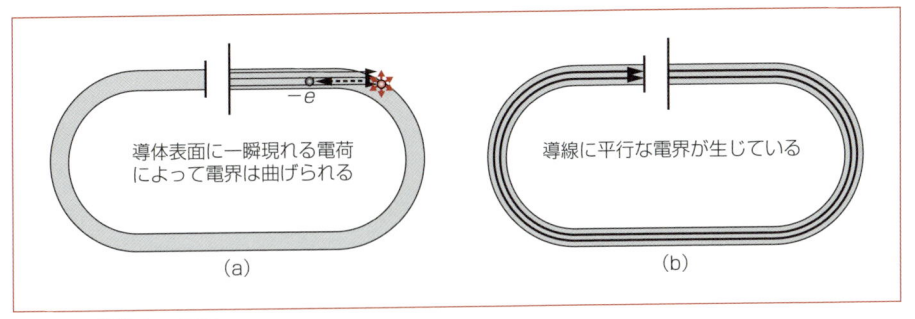

図5-3 導線内の電界

導体表面に一瞬現れる電荷によって電界は曲げられる (a)

導線に平行な電界が生じている (b)

$$R = \rho \frac{L}{S} \quad \cdots\cdots\cdots\cdots\cdots\cdots\cdots\cdots\cdots\cdots (5\text{-}4)$$

$\rho\,[\Omega\,\mathrm{m}]$ は物質の種類や温度などで変化する係数で，**抵抗率**（resistivity）という．また，抵抗率の逆数を**導電率** $\sigma\,[1/\Omega\,\mathrm{m}]$（conductivity）といい，電流の流れやすさを表す．

これらから，電流密度と電界との関係を導くと次式となる．

$$\frac{I}{S} = \sigma \frac{V}{L}$$

$$\boldsymbol{j} = \sigma E \quad \cdots\cdots\cdots\cdots\cdots\cdots\cdots\cdots\cdots\cdots (5\text{-}5)$$

## 4. 導線を流れる電流と電界

導線が曲がっていても電流が流れるのはなぜだろう．

図5-3のように，電源による電界が直線状であるとする．この電界によって電子が移動すると，導体の端に正電荷が残る．この正電荷が発生する電界と導体内の電界が重ね合わされて，電界が曲げられると，導体の端にあった正電荷に電子が供給されて，正電荷はみえなくなる．

この連鎖によって，図5-3(b)のように導線に沿った電界が発生する．

### 章末問題（解答は204頁）

**問題1** 導体の断面を60秒間に30Cの電荷が通過したときの電流 $I\,[\mathrm{A}]$ を求めよ．

**問題2** 銅線を流れる電子のドリフト速度 $v_\mathrm{d}$ が $5\,\mu\mathrm{m/s}$ のとき，電流密度 $j\,[\mathrm{A/m^2}]$ を求めよ．ただし，銅の体積当たりの電子密度を $8.5 \times 10^{28}$ 個 $/\mathrm{m}^3$，電子の電荷を $-1.6 \times 10^{-19}\,\mathrm{C}$ とする．

**問題3** 直径0.2 mm，長さ0.5 mの導線の抵抗が5Ωであった．この抵抗に10Vの電圧を加えたとき，電流密度，導電率，導線内部の電界を求めよ．

# 第6章 キャパシタ（コンデンサ）

　キャパシタ（コンデンサ）の働きについては，『医用電気工学1』「第2章　電流と電圧の関係」の直流回路において，導体に電流が流れているときの性質や働きについて，また「第5章　交流回路」において，交流信号に対する素子としての働きについて学習してきた．身のまわりでの「電気を溜める」現象の代表例としては，家庭に送られてくる電気（商用交流電圧）がある．商用交流電圧は，発電所の発電機が動かないと止まってしまう．つまり，発電所では常に発電をしていないと電流を流し続けることができない．それでは電気を溜めることができずに不便であるため，電気を溜めることができるコンデンサが活躍することになる．コンデンサは，身のまわりにあるコンピュータなどの電子機器，テレビ，オーディオなどの家電製品などに幅広く使われている．そして忘れてはいけないのは，除細動器（AED）はまさしくコンデンサに充電された電気を放電することによって人の命を救っている．

　そこで，第1章から学んできた電荷という考え方をもとに，本章でコンデンサの働きや回路中での役割について学習する．

**keyword**
**キャパシタ（コンデンサ）**
本章では基本的にコンデンサと表記するが，キャパシタと併記，もしくはキャパシタと表記する場合もある．

**keyword**
**電気を溜める**
コンデンサの重要な役割として「電気を溜める」という現象がある．日本語で蓄電器，英語でcondenserまたはcapacitorとよばれており，この現象を指している．近年のPCや電子機器に多用されているDRAMは，このコンデンサの原理を使った記憶装置の代表例である．

## 1 コンデンサの役割

　コンデンサの図記号はすでに『医用電気工学1』で学んだように，2本の線で表し，2本の線が2枚の板を表す（図6-1）．構造の一例として，2枚のアルミ箔（電極）の間にペーパーを入れて丸めたペーパーコンデンサがある（図6-2→詳しい種類と構造は「2　静電容量の大きさ」で後述）．

　**コンデンサ**を構造的にいうと，「2枚の導体の板が絶縁体（誘電体）によって離れて置かれたもの」となる．性能的にいうと，「電荷を蓄える性質をもった電気部品の一般的な名称」となる．また，ここで説明するコンデンサは**静電コンデンサ**を指し，電荷を蓄える容器（容量）と考えることもできる．容器として考えると，その容器の大きさ（底面積），つまり水を蓄える能力に相当するものを**静電容量**という．

　コンデンサは電荷を蓄える容器といっても，実際の形状と電荷を蓄える部分は水の容器とは異なるが，水の容器と比べながら静電容量をイ

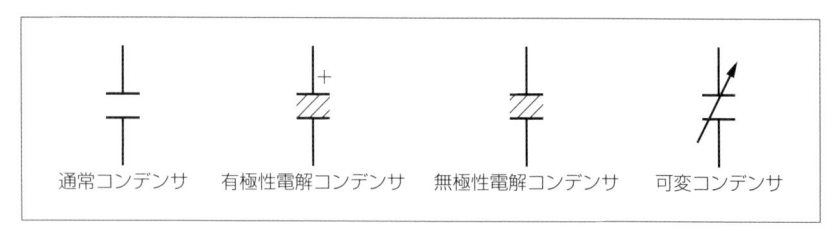

図6-1 コンデンサの記号

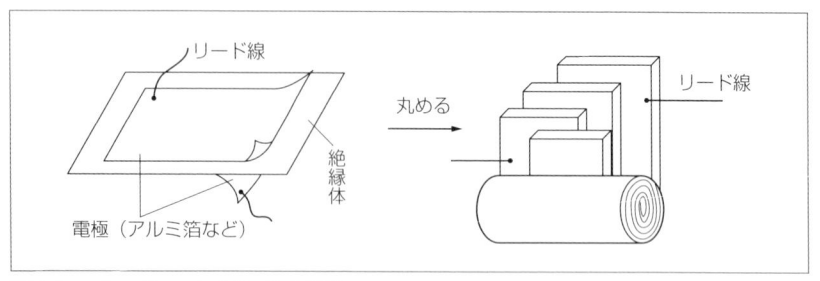

図6-2 ペーパーコンデンサの構造

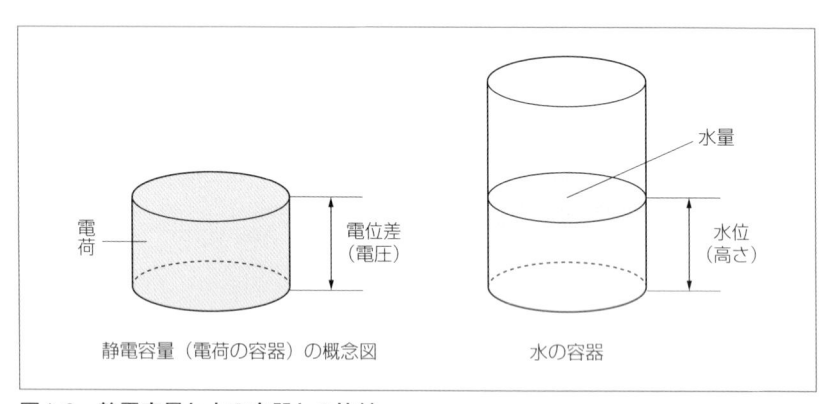

図6-3 静電容量と水の容器との比較

**電気の世界のイメージ**
ダムに水を溜めてポンプを回す仕組みの喩えなど，目にみえない電気の世界を身のまわりの現象に置き換えた場合，すべての電気現象を置き換えているわけではないことを頭の片隅に置きながら対比させていくとよい．

メージしてみよう（図6-3）．水量に相当するものを静電容量（電荷量）とすると，水位に相当するものが電位または電位差（電圧）になる．

　まず，同じ高さまで水を入れた容器a，b（底面積$S_a$，$S_b$，$S_a < S_b$）で比べてみる（図6-4）．同じ水位の場合は，当然底面積の大きいbのほうが水の量が多く（静電容量が大きく），底面積の小さいaのほうが水の量は少なく（静電容量が小さく）なる．したがって，静電容量は，加えた水量（底面積の大きさ）に比例することがわかる．次に，先ほどと同じ容器a，bに今度は同じ量の水（同じ静電容量）を入れて比べてみる（図6-5）．同じ量の水を入れたため，底面積の小さいaは水位は高くなるが，同じ高さ（$V$ [m]）で比べると，容器bのほうが水の量が多く（静電容量が大きく），底面積の小さいaのほうが水の量は少なく（静電容量が小さく）なり，水位が低い容器ほど水の量が多くなることがわか

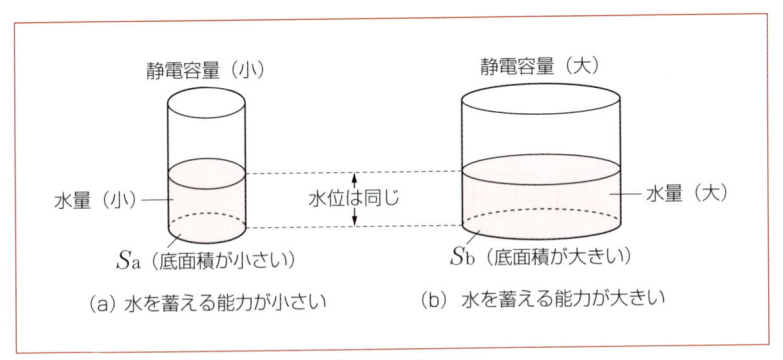

**図6-4　水の容器サイズと静電容量との関係**

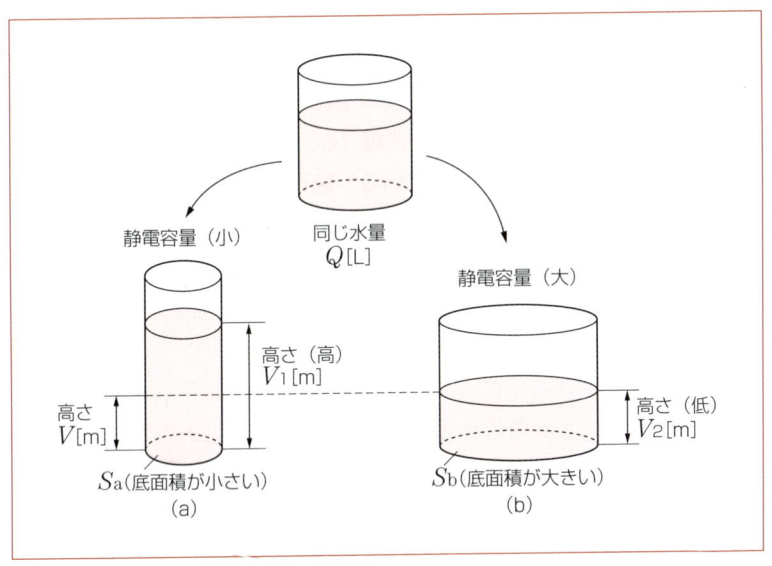

**図6-5　水の高さと静電容量との関係**

る．したがって，静電容量は，水位に反比例することがわかる．これを式で表すと，容器の水の高さを $V$ [m]，水の量を $Q$ [L] とすると，容器の容量（静電容量）$C$ [L/m] は，水の量 $Q$ に比例し，水位 $V$ に反比例するため，

$$C = \frac{Q}{V} \quad \cdots\cdots\cdots\cdots\cdots\cdots\cdots\cdots\cdots\cdots\cdots\cdots (6\text{-}1)$$

となる．

# 2 静電容量の大きさ

次に，コンデンサの静電容量について考えてみよう．

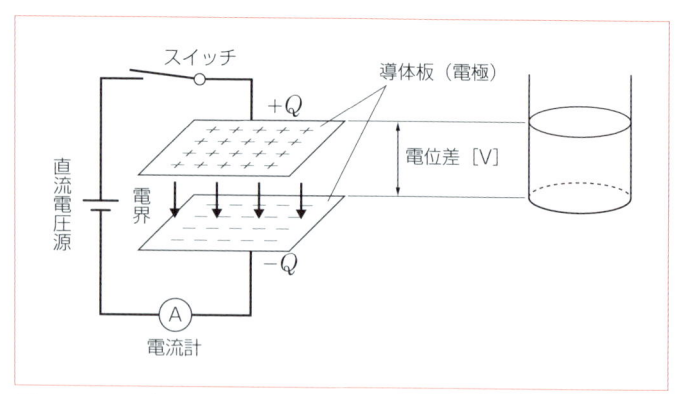

**図6-6 コンデンサに蓄えられる電荷**

　実際のコンデンサに蓄えられている電荷は，図6-3に示したような水の容器（空間）ではなく，導体の薄板（面）に，＋の電荷と－の電荷とが互いに引き合う形で蓄えられている．図6-6は，空気を絶縁体とした2枚の導体板（金属板）に直流の電源を接続した状態である．2枚の金属板は直接接触していないので，この回路は**開回路**となっている．回路に電流計を入れておくと，スイッチを入れた瞬間に電流が流れるのがわかる．これは，電源のマイナス端子から電子がコンデンサの片方の導体板に流れ，マイナス端子につながっている導体板には－の電荷が，プラス端子につながっている導体板には＋の電荷が蓄えられたことになり，コンデンサは電源の電圧と同じ大きさに充電される．2枚の金属板に蓄えられた電荷の量を＋$Q$［C］，－$Q$［C］とすると，平行に置かれた導体板間には電界が生じ，2つの導体間には電位差（電圧）［V］が生じる．

　このように，加えた電圧により導体板が電荷を蓄えられる能力（容器にどれくらいの容量の水を溜められるか）を静電容量$C$といい，

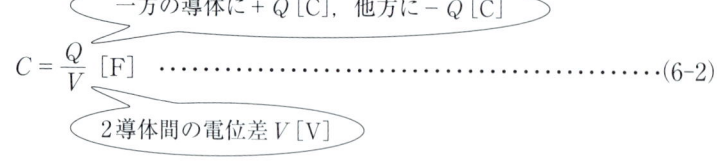

$$C = \frac{Q}{V} \text{［F］} \quad \cdots\cdots\cdots\cdots\cdots\cdots\cdots\cdots\cdots\cdots\cdots\cdots\cdots\cdots\cdots (6\text{-}2)$$

（一方の導体に＋$Q$［C］，他方に－$Q$［C］）
（2導体間の電位差$V$［V］）

> **Tips　開回路（open circuit）**
>
> 　通常開回路とは，スイッチがOFFで回路がつながっていない状態を指すが，コンデンサに直流電圧をかけた場合は，コンデンサの2枚の金属板の間には電流が流れないため，回路としてはつながっていないことになる（コンデンサは直流電流を阻止する働き＝電荷を溜める）．開回路の反対にスイッチが入り導通している回路を閉回路（closed circuit）とよぶ．

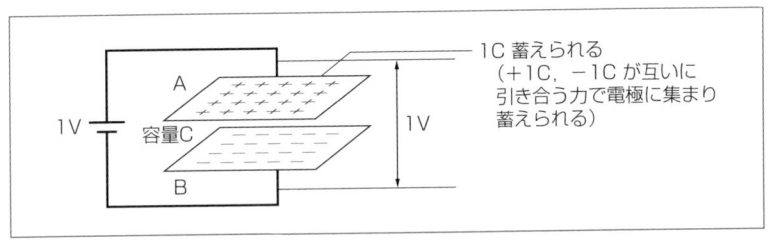

図6-7 コンデンサの電荷と電圧, 容量の関係（導体板）

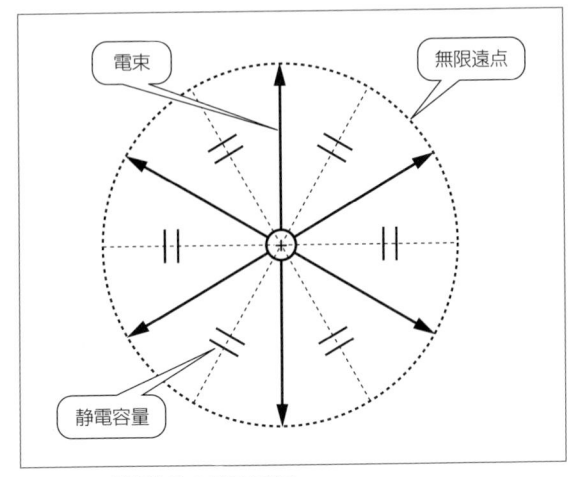

図6-8 球状導体の静電容量

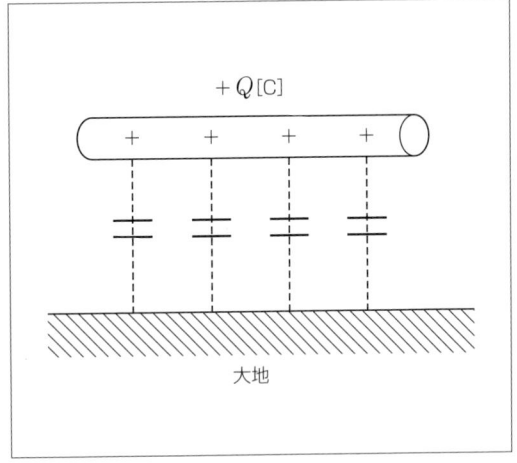

図6-9 棒状導体の静電容量

で表し，単位には［F］（ファラド）を用いる（図6-7）．これは，コンデンサに1Vの電圧 $V$ を加え1Cの電荷が蓄えられたときにそのコンデンサの容量は1Fであり，逆に1Fのコンデンサに1Cの電荷を与えると1Vの電位差をもつということになる．

実際には，1Fという大きさは実用上かなり大きな容量であるため，電気・電子回路で用いられるコンデンサには，

$10^{-6}$ F = 1 $\mu$F（マイクロファラド）

$10^{-12}$ F = 1 pF（ピコファラド）

の大きさが用いられている（次節参照）．

それでは，このコンデンサの静電容量の大きさを求めるにはどうすればよいだろうか？

まず，第2章で学習したように，地球のような空間に置かれた球状の導体に電荷 $Q$［C］を与えた場合について考えてみる（図6-8）．球状の導体からは，無限遠点に向かって電束が生じ，無限遠点との間に電位差が生じていた．これは，球状導体と無限遠点との間に**静電容量**がある状態といえる．次に，棒状の導体に電荷 $+Q$［C］を与えたときは，大地との間に電位差が生じていて，大地との間に**静電容量**が生じている状態といえる（図6-9）．また，図6-7のように，2枚の導体板を置いて，導

静電容量の大きさ 75

体板Aに+Q [C], Bに-Q [C] を与えると, A, B 2つの導体板間に電位差が生じることから, 導体板間には**静電容量**がある状態といえる.

このように, 誘電体（絶縁体）中に導体を置くと, 大地やほかの物体との間には, 常に静電容量が存在している. 例えば, 人が部屋の中にいた場合, 人と天井にある蛍光灯（天井裏には電線が配線されている）との間には, **静電容量**（浮遊容量という）が存在している.

式（6-2）から考えると, 例えば1つの導体が電荷 $Q$ [C] をもっている場合, このときの電位 $V$ [V] を求めて, 1 V当たりの電荷 $Q$ [C] を計算することで, 静電容量 $C$ [F] を求めることができる. または, 電位 $V$ [V] を与えたときの電荷 $Q$ [C] を求め, 1 V当たりの静電容量 $C$ [F] として求めることができる. 静電容量 $C$ [F] は, 電荷 $Q$ [C] と電位 $V$ [V] との比で決まる値であるため, 加えた電圧や電荷には無関係であり, クーロンの法則からも, 2つの導体間の距離や導体の大きさ・形状, 2つの導体間にある誘電体の種類（誘電率）で決まることがわかる.

---

演習1

10 μFのコンデンサにある電荷量を与えると, 20 Vの電位差が生じた. 与えた電荷量はいくらか.

解答

コンデンサの電荷量は, コンデンサの容量と加えた電圧に比例するため, 次のように計算できる.

$Q = C \times V = 10 \times 10^{-6}$ F × 20 V
　　$= 200 \times 10^{-6}$ C $= 200$ μC

---

### Tips　浮遊容量

一般的に浮遊容量とは, 基板などに配線された回路自体がもつ固有の静電容量のことを指し, ストレ容量（Stray capacity）ともいう. 現在の回路（IC）には, トランジスタが高密度に集積されていて（これをLSIという）, 各トランジスタを結ぶ配線の間隔は, 例えばPC用に開発されているCPUの場合, 1 CPU（1チップ）当たり5億個以上ものトランジスタが集積するために, 半導体チップ上に 7 nm（2019年現在, 量産されているプロセッサ. 1 nmは1 mの1/10⁹）幅の超微細な配線が施されている. この配線と配線との間（配線の間は絶縁物）に浮遊容量が生じると演算処理低下（電子電導にノイズが入る）につながるため, 現在のCPUでは浮遊容量他ノイズを低減させつつ超微細化することが大きな課題となっている. 部屋にいる人と電線の場合も同じで, 間には空気（ほぼ真空と同じ）が存在するため, 浮遊容量が生じることになる.

# 3 誘電率の大きさ

一般的なコンデンサは，図6-6のように2枚の金属板を平行に向かい合わせ，電源に接続することによって静電容量を得る構造が一般的である．このときの平行な導体板間に蓄えられる静電容量 [F] は，導体板の距離を $d$ [m]，面積を $S$ [m$^2$]，導体板間に誘電率 $\varepsilon$ の誘電体（絶縁物）を挟んだとすると，

$$C = \varepsilon \frac{S}{d} = \varepsilon_0 \varepsilon_S \frac{S}{d} \quad \cdots\cdots\cdots\cdots\cdots\cdots\cdots(6\text{-}3)$$

と表される（図6-10）．

ここで，**誘電率 $\varepsilon$**（dielectric constant）は平行な導体板間の絶縁物の種類によって決まる定数で，真空の誘電率 $\varepsilon$ [F/m] を $\varepsilon_0$（= 8.855 × 10$^{-12}$ F/m）としたとき，絶縁物と真空の誘電率の比を**比誘電率**（$\varepsilon_s = \frac{\varepsilon}{\varepsilon_0}$）で表す．式（6-3）からわかるように，この誘電率が大きければ静電容量の値が大きい，つまりコンデンサに蓄えられる電荷の量が大きい，ということになる．

誘電率について，身のまわりの物質や医用材料などに使われている高分子材料（プラスチックス類）などがどのような大きさをもつか，調べてみるとよいだろう（59頁，表4-1参照）．

### keyword
**誘電率**
物質の誘電率（比誘電率）とは，物質の状態（気体，液体，固体）にかかわらず，絶縁性物質（電気を通さない物質）の基本的な電気的定数として考える．誘電率を通常"比誘電率"として表すのは，それぞれの物質の誘電率は必ず真空（物質がない＝電子がない）の誘電率より大きくなるので，真空の誘電率との比を用いている．

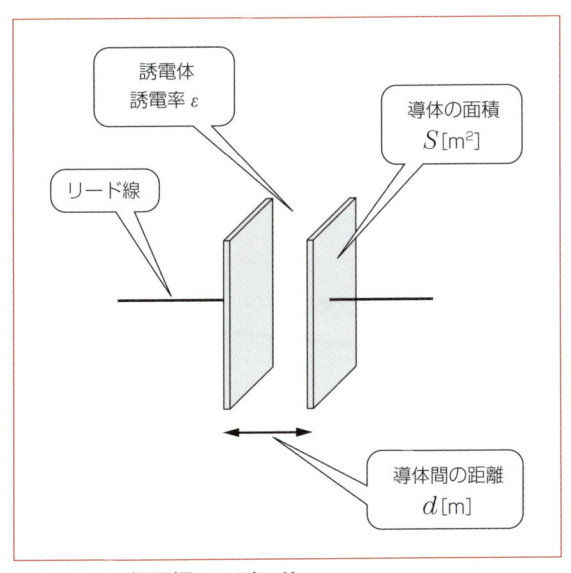

図6-10　平行平板コンデンサ

# 4 導体形状の違いによる静電容量の大きさ

次に,実際に使われているコンデンサや,身のまわりで静電容量が生じる物体の形状をもとに,基本的ないくつかの形状についての静電容量の大きさを求めてみる.

## 1. 球状導体の静電容量

真空中に置かれた半径 $r$ [m] の球状導体の静電容量 $C$ [F] を求めてみよう.

図6-11のような球状導体と無限遠点を考え,この球状導体に $Q$ [C] の電荷を与えたとする.電荷は球状導体の表面に一様に分布し,表面の電位 $V$ [V] は電荷が球の中心にあると仮定すると,

$$V = \frac{1}{4\pi\varepsilon_0} \cdot \frac{Q}{r} \quad \cdots\cdots(6\text{-}4)$$

と計算される.また,静電容量 $C$ [F] は式 (6-2) より求められるので,式 (6-2) の電位 $V$ [V] に球状導体の電位を代入すると,

$$C = \frac{Q}{\dfrac{Q}{4\pi\varepsilon_0 r}} = 4\pi\varepsilon_0 r \quad \cdots\cdots(6\text{-}5)$$

となる.

このように,真空中(空気中)にある球状導体の静電容量は,球状導体が大地(アース)から遠く離れたとき(孤立したとき)に,球状導体と無限遠点との間にできる静電容量と考えることができ,式 (6-5) よりその大きさは球状導体の半径 $r$ に比例することがわかる.

## 2. 平行導体板間の静電容量

次に,2枚の平行導体板間の静電容量を求めてみよう.

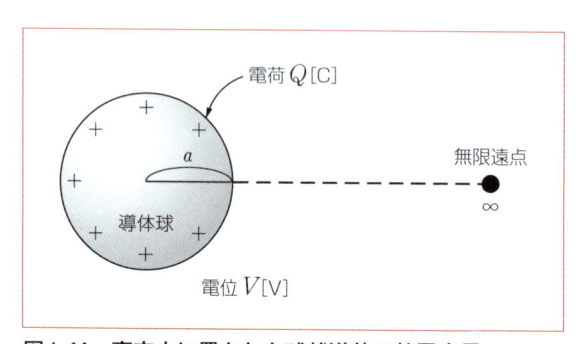

**図6-11 真空中に置かれた球状導体の静電容量**

一方の導体板Aに$+Q$ [C]，もう一方の導体板Bに$-Q$ [C]の電荷を与えたとする（図6-12）．つまり，両方の導体間に$Q$ [C]与えたと考えられるので，導体板間A，Bの電位差[V]を求めて，単位電位当たりの電荷量を考えればよい．この状態は，図6-12のように電束が導体板Aから出て，導体板Bに入っている状態となるので，導体板間の電束密度$D$ [C/m$^2$]の大きさは，

$$D = \frac{Q}{S} \quad \cdots\cdots\cdots\cdots\cdots\cdots\cdots\cdots\cdots\cdots\cdots(6\text{-}6)$$

となる．

　また，電界の強さ$E$ [V/m]は電束密度$D$から考えると，$D=\varepsilon E$の関係より，

$$E = \frac{D}{\varepsilon} = \frac{D}{\varepsilon_0 \varepsilon_s} = \frac{\frac{Q}{S}}{\varepsilon_0 \varepsilon_s} = \frac{Q}{\varepsilon_0 \varepsilon_s S} \quad \cdots\cdots\cdots\cdots\cdots\cdots(6\text{-}7)$$

となる．

　導体板の面積$S$ [m$^2$]に対して，導体板間の距離$d$ [m]が十分に小さければ，導体板間の電界$E$は平等な電界となるので，導体板間A，Bの電位差$V$ [V]は，

$$V = E \cdot d = \frac{Q}{\varepsilon_0 \varepsilon_s S} \cdot d \text{ [V]} \quad \cdots\cdots\cdots\cdots\cdots\cdots(6\text{-}8)$$

となる．したがって，2枚の導体板間に生じる静電容量$C$ [F]の大きさは，

$$C = \frac{Q}{V} = \frac{Q}{\frac{Q}{\varepsilon_0 \varepsilon_s S} \cdot d} = \varepsilon_0 \varepsilon_s \frac{S}{d} = \frac{\varepsilon S}{d} \quad \cdots\cdots\cdots\cdots(6\text{-}9)$$

となり，式（6-3）と同様に，平行導体板間の静電容量は，導体板面積と比誘電率が大きいほど（式（6-9）の分子：$\varepsilon S$），また導体板間の距離が短いほど（式（6-9）の分母：$d$），大きくなる．

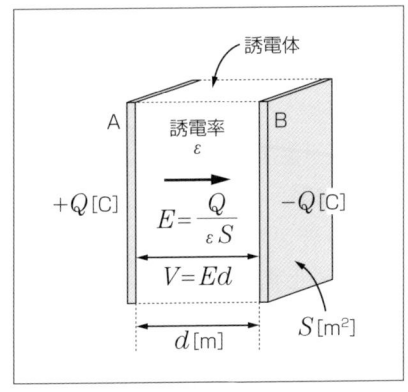

**図6-12　平行導体間の静電容量**

**演習2**

面積10 cm²の2枚の導体板が，空気中に0.1 cmの間隔で置かれているとき，これらの導体板間の静電容量はいくらか．

**解答**

空気の誘電率（真空とほぼ同じ）を用いて，式（6-9）から静電容量を求める．

$$C = \varepsilon_0 \varepsilon_s \frac{S}{d}$$

$$= \frac{8.855 \times 10^{-12} \times 10 \times 10^{-4}}{0.1 \times 10^{-2}} \approx 8.86 \times 10^{-12} \text{ F}$$

# 5 コンデンサの種類と容量の表示方法

**コンデンサの種類と特徴**
付録3（189頁）を参照．

コンデンサの能力は，静電容量 $C$ [F] で表される．これは図6-10に示したように，2枚の導体板（電極）の面積とその距離，およびその間に存在する誘電体（絶縁体）の種類によって決まる．誘電体の種類や構造によっていろいろな種類のコンデンサがある．回路で使用する際には，コンデンサの周波数特性や定格電圧などの特性を考慮し，誘電体の種類（材質）や構造（形状），使用目的（用法）などから，電気・電子工学の実験で用いる場合，電子機器，医療機器など回路に用いる場合など，最適なコンデンサを選択する必要がある（表6-1）．

コンデンサの容量については，抵抗と同じようにJISで定めている容量値があり，E3系列とE6系列が採用されている．

E3系列：10，22，47を基数とする倍数値

E6系列：10，15，22，33，47，68を基数とする倍数値

実際のコンデンサには，素子に容量値が印刷されている．なお，アルミ電解コンデンサ，タンタル電解コンデンサ，電気二重層コンデンサの場合は，

330 μF　→　静電容量値

250 V　→　定格電圧（耐圧）

と表示されている（図6-13）．

一方，セラミックコンデンサ（図6-14）の場合は，容量値がそのまま表示されていないので少し面倒だが，次の規則で表示されている（表6-2）．一般的に，3桁の数値表現となっていて，容量値の単位は [pF] である．104の容量値を求める場合，

（10 × 10の4乗）pF = 100000pF = 0.1μF

表6-1 コンデンサの分類方法

| 誘電体による分類<br>(固定コンデンサ) | 構造による分類 | 使用目的による分類 |
|---|---|---|
| 電解コンデンサ<br>(アルミ電解コンデンサ, タンタル電解コンデンサ, etc)<br>セラミックコンデンサ<br>フィルムコンデンサ<br>(プラスチックフィルムコンデンサ, メタライズドプラスチックフィルムコンデンサ, 複合フィルムコンデンサ)<br>その他<br>(マイカコンデンサ, ペーパーコンデンサ, ガラスコンデンサ) | 電気二重層コンデンサ<br>電解コンデンサ<br>可変コンデンサ<br>チップコンデンサ | バイパスコンデンサ<br>平滑コンデンサ<br>カップリングコンデンサ |

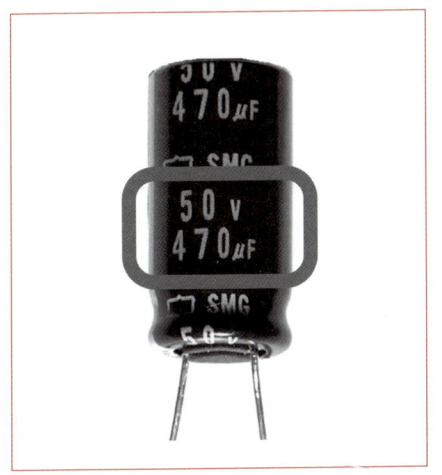

図6-13 アルミ電解コンデンサの容量値例

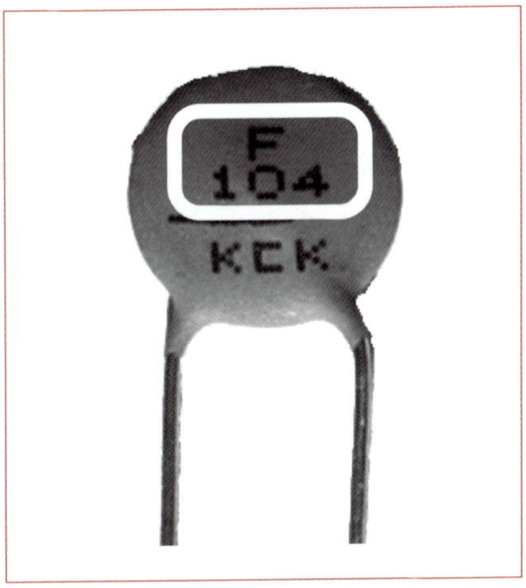

図6-14 セラミックコンデンサの容量値例

表6-2 容量値の早見表

| 表示 | 変換値 | 単位 |
|---|---|---|
| 101 | 100 | pF |
| 102 | 1,000<br>0.001 | pF<br>$\mu$F |
| 103 | 0.01 | $\mu$F |
| 104 | 0.1 | $\mu$F |
| 223 | 0.022 | $\mu$F |
| 333 | 0.033 | $\mu$F |
| 473 | 0.047 | $\mu$F |
| 474 | 0.47 | $\mu$F |

**表6-3 コンデンサ耐圧表示記号（単位[V]）**

|   | A | B | C | D | E | F | G | H | J | K |
|---|---|---|---|---|---|---|---|---|---|---|
| 0 | 1 | 1.25 | 1.6 | 2 | 2.5 | 3.15 | 4 | 5 | 6.3 | 8 |
| 1 | 10 | 12.5 | 16 | 20 | 25 | 31.5 | 40 | 50 | 63 | 80 |
| 2 | 100 | 125 | 160 | 200 | 250 | 315 | 400 | 500 | 630 | 800 |
| 3 | 1,000 | 1,250 | 1,600 | 2,000 | 2,500 | 3,150 | 4,000 | 5,000 | 6,300 | 8,000 |

となる．つまり，上位2桁が容量値の実行数値で，3桁目が10の乗数となっている．定格電圧（耐圧）に関しては，容量値の下に「1E」のように数字とアルファベットの組み合わせで記載されている（表6-3）．例えば，この「1E」は「25 V」の耐圧になる．誤差は次のようになる．
　　J：±5％以内，K：±10％以内，M：±20％以内

# 6　キャパシタの合成容量

**合成抵抗との比較**

抵抗とキャパシタとでは，電気素子としての性質が異なるので同じ土俵での比較はできないが，合成容量を求めるときには単純に，「キャパシタの合成容量は，抵抗の合成抵抗を求める方法と，直列・並列が逆」と考えるとわかりやすい．

　キャパシタを電気・電子回路で用いる場合，複数個を並列，または直列に接続して，回路の動作に必要な容量を得たり，分圧したりすることがある．そこで，抵抗と同じように，複数個のキャパシタを接続したときのキャパシタの合成容量について，これまで学習してきたキャパシタの性質を用いて考えてみる．

## 1. キャパシタの並列接続

　まずは，静電容量が$C_1$, $C_2$ [F] のキャパシタが並列に接続された場合について考える．これらのキャパシタの端子間に電圧 $V$ [V] を加えると，並列接続のため，2つのキャパシタにかかる電圧は等しくなる．また，電圧 $V$ [V] によって各キャパシタに溜められた電荷を $Q_1$, $Q_2$ [C] とすると，

$$Q_1 = C_1 V \quad Q_2 = C_2 V \quad \cdots\cdots\cdots\cdots(6\text{-}10)$$

という関係が成り立つ（図6-15 (a)）．

　一方，この2つのキャパシタを1つのキャパシタにまとめてみると（1つのキャパシタで代用するなら），そのキャパシタに溜まっている全電荷 $Q$ [C] は，各キャパシタに溜められた電荷 $Q_1$, $Q_2$ の和となるので（図6-15 (b)），

$$Q = Q_1 + Q_2 = C_1 V + C_2 V = (C_1 + C_2)V \quad \cdots\cdots\cdots(6\text{-}11)$$

となる．ただし，$C = C_1 + C_2$ [Q] である．

　そこで，全合成容量 $C$ [F] は，

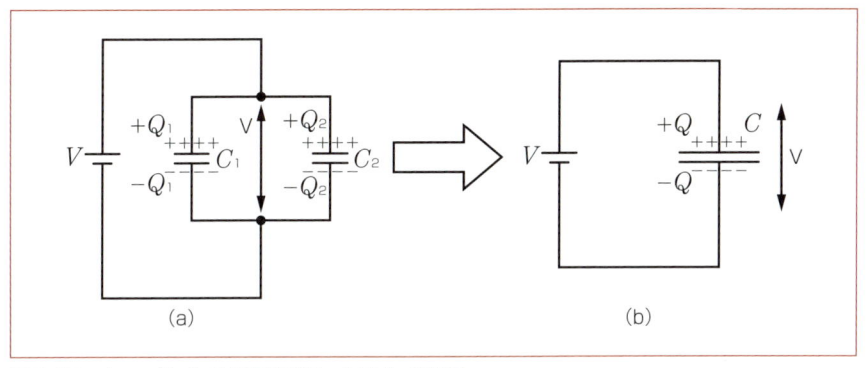

図6-15 キャパシタの並列接続による合成容量

$$C = \frac{Q}{V} = C_1 + C_2 \cdots\cdots\cdots\cdots\cdots\cdots\cdots\cdots\cdots\cdots\cdots(6\text{-}12)$$

となり，並列につながれた各キャパシタの合計が，**合成容量**となっていることがわかる．

## 2. キャパシタの直列接続

次に，直列の合成容量について考える．

直列接続の場合は，抵抗のときと同じように，各々のキャパシタの両端にかかる電圧が回路に印加した全電圧となるので，式（6-2）を変形した

$$V = \frac{Q}{C} \cdots\cdots\cdots\cdots\cdots\cdots\cdots\cdots\cdots\cdots\cdots\cdots\cdots(6\text{-}13)$$

という関係が前提となり，以下のように考える．

直列に接続した2つのキャパシタの端子間に，電圧 $V$ [V] を加えたとき，回路全体で $Q$ [C] の電荷が充電された場合，各キャパシタにかかる電圧 $V_1$ [V], $V_2$ [V] と全電圧 $V$ [V] との間には，

$$V = V_1 + V_2 \cdots\cdots\cdots\cdots\cdots\cdots\cdots\cdots\cdots\cdots\cdots(6\text{-}14)$$

の関係が成り立つ．さらに，隣り合うキャパシタの極どうし，図6-16(a)の点線囲い部分の $C_1$ 下部の極板と導線，および $C_2$ 上部の極板は，電圧 $V$ [V] を印加することにより各々マイナスとプラスの電荷を帯びることになり（帯電し），図6-16（a）の点線囲い部分は**電気的に中性**，

$$(-Q) + (+Q) = 0 \cdots\cdots\cdots\cdots\cdots\cdots\cdots\cdots\cdots\cdots(6\text{-}15)$$

となることがわかる．

したがって，この図6-16（a）の点線囲い部分のキャパシタが，外部との電荷の受け渡しができないことをふまえて，各キャパシタに溜まる電荷 $Q$ は共通で等しいことがわかる．この関係を式（6-13）にあてはめると，

$$V_1 = \frac{Q}{C_1} \qquad V_2 = \frac{Q}{C_2} \cdots\cdots\cdots\cdots\cdots\cdots\cdots\cdots(6\text{-}16)$$

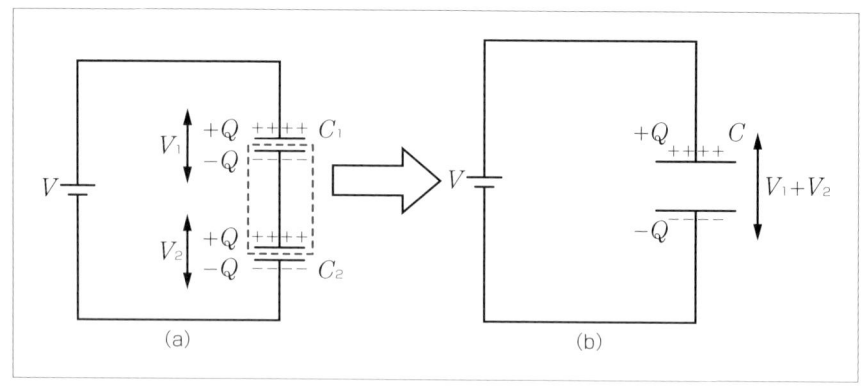

**図6-16** キャパシタの直列接続による合成容量

となり,式(6-16)における各キャパシタの両端にかかる電圧を式(6-14)に代入すると,

$$V = V_1 + V_2 = \frac{Q}{C_1} + \frac{Q}{C_2} = Q\left(\frac{1}{C_1} + \frac{1}{C_2}\right) = \frac{Q}{C} \quad \cdots\cdots(6\text{-}17)$$

となる.

ここで,合成容量 $C$ [F] は,

$$\frac{1}{C} = \frac{1}{C_1} + \frac{1}{C_2} = \frac{C_1 + C_2}{C_1 C_2}$$

$$\therefore C = \frac{C_1 C_2}{C_1 + C_2} \quad \cdots\cdots\cdots\cdots\cdots\cdots\cdots\cdots\cdots\cdots\cdots\cdots(6\text{-}18)$$

となり,直列接続の合成容量は各キャパシタの容量の**和分の積**の関係になっていることが確かめられる.

---

**演習3**

容量が1.0,1.5,2.5 μFのキャパシタ $C_1$,$C_2$,$C_3$ と起電力6.0 Vの電池を図のように接続したとき,以下の設問に答えよ.
(1) 各キャパシタの両極の電位差を求めよ.
(2) 各キャパシタに蓄えられている電気量を求めよ.
(3) $C_1$,$C_2$,および $C_3$ の合成容量を求めよ.

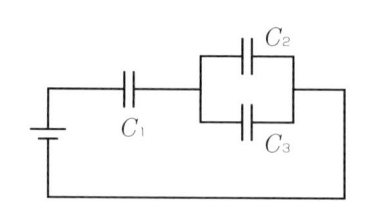

**解答**

2個の並列キャパシタと1個のキャパシタとの直並列接続の問題である.まず $C_2$ と $C_3$ との並列合成容量 $C_{23}$ を求め,$C_1$ と $C_{23}$ との直列回路として,電位差,電荷量,合成容量を求める.

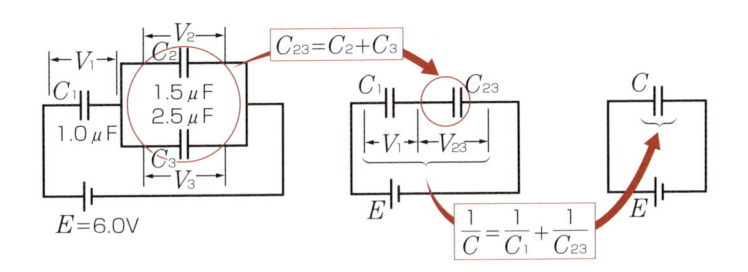

(1) 並列接続である．$C_2$ と $C_3$ との合成容量は，単純な加算となるので，

$$C_{23} = C_2 + C_3 = 1.5 + 2.5 = 4.0 \, \mu\text{F}$$

となる．

次に，$C_1$ と $C_{23}$ と各キャパシタにおける電圧は，

$$V_1 = \frac{Q}{C_1} = \frac{Q}{1} = Q \, [\text{V}]$$

$$V_{23} = \frac{Q}{C_{23}} = \frac{Q}{4.0} = \frac{1}{4}Q \, [\text{V}]$$

全電圧 $E = V_1 + V_{23}$ であるので，

$$E = Q + \frac{1}{4}Q = \frac{5}{4}Q = 6.0 \, \text{V} \quad \therefore Q = 6.0 \times \frac{4}{5} = 4.8$$

$$\therefore V_1 = Q = 4.8 \, \text{V} \quad V_2 = E - V_1 = 6.0 - 4.8 = 1.2 \, \text{V}$$

と計算される．

(2) 各々のキャパシタの電荷量を，静電容量と電位差から求める．

$$Q_1 = C_1 V_1 = 1 \times 10^{-6} \times 4.8 = 4.8 \times 10^{-6} \, \text{C}$$

$$Q_2 = C_2 V_2 = 1.5 \times 10^{-6} \times 1.2 = 1.8 \times 10^{-6} \, \text{C}$$

$$Q_3 = C_3 V_3 = 2.5 \times 10^{-6} \times 1.2 = 3.0 \times 10^{-6} \, \text{C}$$

(3) $C_1$ と $C_{23}$ との合成容量は，

$$C = \frac{C_1 \cdot C_{23}}{C_1 + C_{23}} = \frac{1 \times 4}{1 \times 4} = 0.8 \, \mu\text{F}$$

# 7 キャパシタが蓄えるエネルギー

　ここでは，キャパシタの素子としての特徴である電荷を溜める，つまりエネルギーを蓄える性質について考えてみる．

　静電容量 $C$ [F] のキャパシタに電圧 $V$ [V] を加えて，$Q = CV$ [C] の電荷を一時的に充電した（蓄えた）場合，「電位の高い位置に電荷が溜まっている」状態のため，その電荷は電気的な**位置エネルギー（静電ポテンシャル）**をもっていると考えることができる．この電荷を放電（放出）するとき，**熱エネルギー**という形で回路に電流を放出する（図

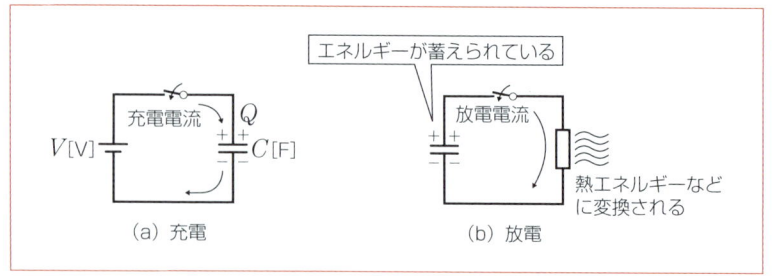

**図6-17 キャパシタに蓄えられるエネルギー**

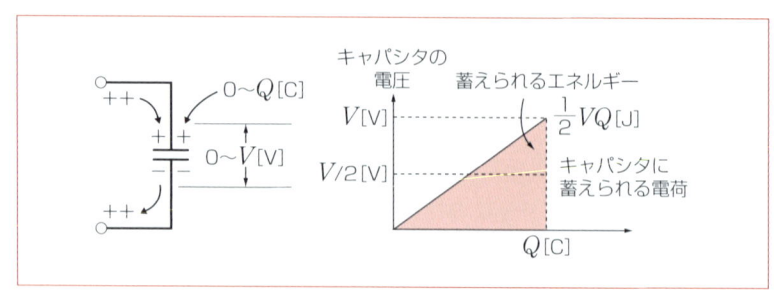

**図6-18 キャパシタに蓄えられる電荷と電位差の関係**

6-17)．このように，充電したキャパシタには，静電ポテンシャルをもつことで静電的なエネルギーが蓄えられることがわかる．

そこで，帯電していないキャパシタに電圧 $V$ [V] を加えたとき，静電エネルギーがどのような経緯でキャパシタに溜められるかについて考える．

静電容量 $C$ [F] の充電されていないキャパシタ（電荷 0 C）に，電圧 $V$ [V] を加えて徐々に電荷を溜めていき，キャパシタの電圧を 0 V から $V$ [V] まで充電したとする．このとき，キャパシタに蓄えられた電荷とキャパシタの電圧とは比例する（図6-18）．

一方，+1 C の電荷を運ぶために必要な仕事が 1 J であるので，電位

---

> **Tips**
> ### ポテンシャルエネルギー（位置エネルギー）
>
> 地球上でヒトや物が受けている（もっている）エネルギーに，「ポテンシャルエネルギー」がある．物体が"ある位置"，つまり，地面からの高さや振り子（ブランコの椅子）の位置，バネの伸びなどを説明するときに用いられる概念である．このポテンシャルエネルギーの概念を，静電容量をもつキャパシタにもあてはめることができる（静電ポテンシャル）．キャパシタに蓄えられたエネルギーは，電荷 $Q$ と電位差（電圧） $V$ との積で求められそうであるが，実際には"時間"を考えなければならない．つまり，電荷を溜める間は，キャパシタ両端の電位差は一定にならず，時間とともに電位差（電圧）が増していくことになる．このように，時間とともに変化していく"量"を求めるときに便利な方法が「積分」である．「8 キャパシタの充放電」に積分と微分の考え方が出てくるので，その概念をしっかり理解してほしい．

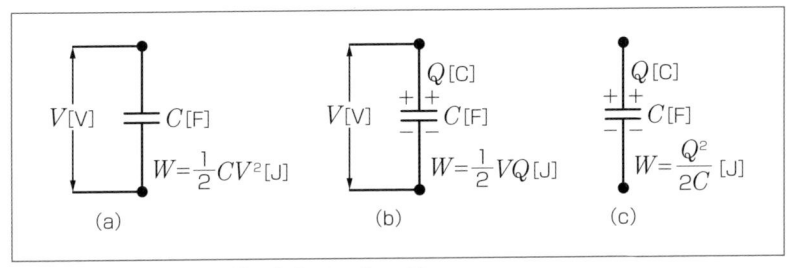

**図6-19 キャパシタに蓄えられるエネルギー**

差は定義より1 Vとなり，電位差 $V$ [V] の2点間を $Q$ [C] の電荷を運ぶために必要な仕事 $W$ [J] は，

$$W = VQ \quad \cdots\cdots\cdots\cdots\cdots\cdots\cdots\cdots\cdots\cdots\cdots (6\text{-}19)$$

となる．しかし，キャパシタに蓄えられた電荷により，最初（$t = 0$ s）から電位差 $V$ [V] になったわけではなく，キャパシタに電荷が徐々に運ばれることによって，電位差が0 Vから $V$ [V] になり，このときにキャパシタに運ばれた電荷全体の量が $Q$ [C] となるので，充電によりキャパシタがもっているエネルギーは図6-18の赤い三角形の面積で表されることがわかる（**積分**した結果）．したがって，このとき $Q$ [C] の電荷をキャパシタに運ぶのに必要な仕事（蓄えられたエネルギー）$W$ [J] は，

$$W = \frac{1}{2}VQ \quad \cdots\cdots\cdots\cdots\cdots\cdots\cdots\cdots\cdots (6\text{-}20)$$

となる（図6-19 (b)．三角形の面積がエネルギーと等しいことを表している）．

また，帯電していない静電容量 $C$ [F] のキャパシタに $V$ [V] の電圧を加えたときのキャパシタに蓄えられるエネルギーは，式 (6-20) に $Q = CV$ の関係を用いると，

$$W = \frac{1}{2}CV^2 \quad \cdots\cdots\cdots\cdots\cdots\cdots\cdots\cdots\cdots (6\text{-}21)$$

となる（図6-19 (a)）．あるいは，静電容量 $C$ [F] のキャパシタに $Q$ [C] の電荷が蓄えられている場合は，式 (6-20) に $V = Q/C$ の関係を用いて，

$$W = \frac{Q^2}{2C} \quad \cdots\cdots\cdots\cdots\cdots\cdots\cdots\cdots\cdots\cdots (6\text{-}22)$$

と表すことができる（図6-19 (c)）．

**演習4**

静電容量12 μFのキャパシタに蓄えられるエネルギーが130 μJとするとき，
(1) キャパシタの電荷はいくらか．
(2) キャパシタ両極の電位差はいくらか．

**解答**
(1) キャパシタに蓄えられる電荷は，式（6-22）を用いると，

$$Q^2 = 2CW$$
$$Q = \sqrt{2CW} = \sqrt{2 \times 12 \times 10^{-6} \times 130 \times 10^{-6}}$$
$$= 5.59 \times 10^{-5} \text{ C}$$
$$= 55.9 \text{ μC}$$

(2) 電位差は，式（6-21）を用いると，

$$V^2 = \frac{2W}{C}$$
$$V = \sqrt{\frac{2W}{C}} = \sqrt{\frac{2 \times 130 \times 10^{-6}}{12 \times 10^{-6}}} = 4.65 \text{ V}$$

# 8　キャパシタの充放電

これまで述べてきたように，キャパシタは加えられた電圧に応じて電荷を蓄える．しかし，容器に溜まる水は目にみえて量を確認できるが（図6-4），電荷自体の測定は難しく，直流回路のなかでは電圧や電流といった概念のほうが馴染み深い電気量だといえる．

そこで，本節では，キャパシタだけでできた直流回路で起きる現象について整理してみる．

まずキャパシタは，前述したように，時間とともに蓄えられるエネルギー量が変化する．これを，キャパシタの基本式 $Q = CV$ にて，時間とともに電流や電圧が変化していると解釈すると，

$$q(t) = C \cdot v(t) \quad \cdots\cdots\cdots\cdots\cdots\cdots\cdots\cdots\cdots\cdots\cdots (6\text{-}23)$$

と表すことができる．この式（6-23）より，キャパシタに蓄えられる電荷量 $q(t)$ は，キャパシタを流れる電流 $i(t)$ と関係していると考えられる．一方，抵抗に加わる電圧と電流には，オームの法則があてはまることから，"キャパシタに電荷が蓄えられるにしたがいキャパシタの電圧が増え，その結果抵抗成分が変化し，電流が変化するために電荷の蓄えられ方が変化していく"という現象が生じる．

この直流回路でのキャパシタの動作については，キャパシタに電荷が

蓄えられていく途中の時間経過部分は省略し，$t = 0$ s と $t \to \infty$ の場合だけを考える．

直流回路に帯電していないキャパシタがあったとき，スイッチONになった後の状態は，

①スイッチONの直後（$t = 0$ s）ではキャパシタを導線（抵抗が0）と置き換える（→流れる電流の大きさは∞）．

②スイッチをONにして十分時間が経過した後（$t \to \infty$）では，キャパシタは断線（短絡→回路がつながっていない）状態と置き換える（→電流はほとんど流れない）．

と考えることができる．スイッチONの直後では，まだキャパシタの両端の電圧 $v_C = q_C = 0$ V であるから，抵抗のない導線と同じように扱ってよい．つまり，帯電していない極板には電荷が蓄えられると考えられる．また，十分に時間が経過した後では，回路は定常状態（電圧や電流が変化していない状態）となり，キャパシタの電荷 $q$ は一定値になっていると考えられる．$q$ が一定で増減しないということは，キャパシタには電荷が蓄えられていない（電流が流れていない）と解釈できる．

次に，これまで学んできたキャパシタの性質をもとに，除細動器やペースメーカといった医療機器の回路のなかで重要な役割を担っているキャパシタの充放電について学ぶ．

## 1. 直流回路における充放電

キャパシタは，絶縁体（誘電体）で隔てられた2つの向かい合った電極で構成されているため，直流の電圧を加えても電流は流れない（図6-20）．しかし，図6-21に示したように，スイッチを①に倒したときはキャパシタに $V$［V］の電圧が加わり，キャパシタに電荷 $Q = CV$［C］が蓄えられるため，電源から電荷が移動してくる．つまり電流が流れ充電という現象（充電電流）となる．したがって，直流回路におけるキャパシタは，極板間を電荷が通過する電流は流れないが，電極に電荷が流れ込んだり（＝充電），流れ出たり（＝放電）している（図6-21のスイッチ②の状態）．つまり，キャパシタに直流電圧を加えると，その瞬間の

> **keyword**
> **電流と電荷の関係**
> 電流 $i$［A］と電荷 $q$［C］は，単位を考えれば結びつけることができる．電荷の単位C（クーロン）は［A・s］で表され，これは1秒間（s）に1アンペア（A）の電流によって運ばれる電荷（電気量）が1クーロンと定義されていることから考えると，$i(t) = \dfrac{dq(t)}{dt}$ という微分（時間に対する電荷の変化分）で表されることを理解しておくとよい．

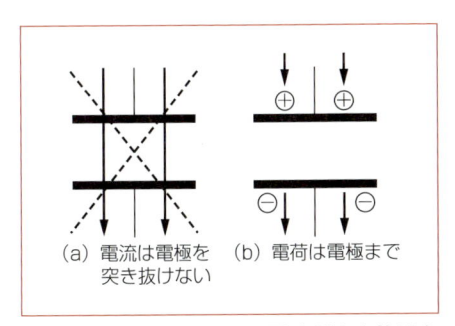

(a) 電流は電極を突き抜けない　(b) 電荷は電極まで

**図6-20　キャパシタは電流が突き抜けない**

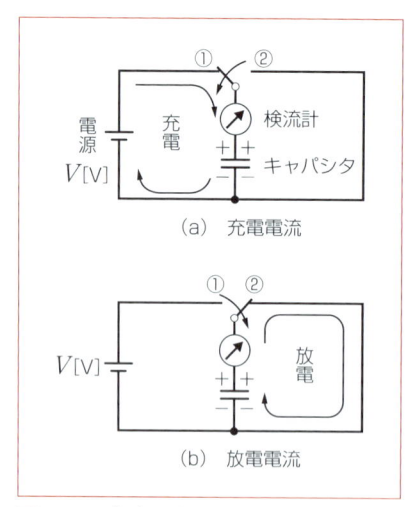

図6-21 直流回路における充放電

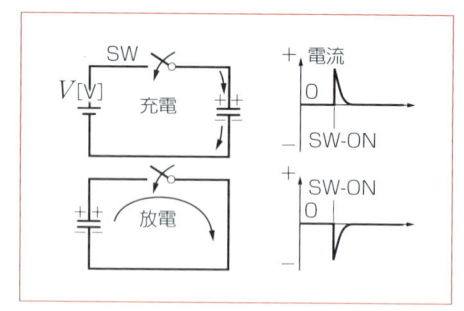

図6-22 スイッチON/OFF直後のキャパシタに流れる電流
スイッチを入れた瞬間のみ流れる.

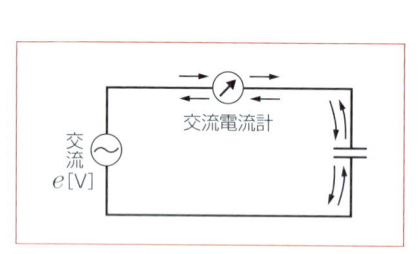

図6-23 キャパシタに交流電圧を加えた場合
連続して電流が流れる.

図6-24 充放電時の波形と回路の関係

み充電電流が流れるだけで，継続的な電流は流れない（図6-22）．

## 2. 交流回路における充放電

次に，交流電圧を加えた場合を考える（図6-23）．交流は，ある周期間隔で電流の流れる方向が正負交互に入れ替わるため，見かけ上キャパシタには継続的に電流が流れた状態が作られる．つまり，直流電圧を加えた回路で，スイッチのON/OFFと電源の向きを頻回に入れ替えた状態と同じになり，キャパシタでは充電と放電とが繰り返されている．

そこで，交流回路において，キャパシタに流出入する電流と印加電圧の関係について考えてみる．

図6-24（a）において，交流電圧源（起電力$e$）が①からスタートして②の間で回路の矢印の方向に交流電流が流れ，②を頂上として充電が最大となり，この瞬間（正電圧の最大値）で流れる電流は0となる．次に，②から③の間では，起電力$e$は次第に低下するがキャパシタの充電電圧が高くなるため，充電のときとは反対の放電電流がキャパシタから流れ始め，③の点（起電力が0 V）で電流の大きさは最大となり，この瞬間にキャパシタの充電方向が逆（図6-24（b））になる．③から④の間では，キャパシタは最初と逆の方向に充電され④を頂上として充電が最大となり（図6-24（b）），この瞬間（負電圧の最大値＝振幅の最小値）で流れる電流は0となり，また④から⑤にかけて図6-24（a）の回路矢印の方向に交流電流が流れる（元に戻り①となる）．

このように，起電力$e$をキャパシタに加えた場合，キャパシタへの充電（図6-24（a））→キャパシタからの放電（図6-24（b））→キャパシタへの充電（図6-24（a））が繰り返されるため，起電力$e$とキャパシタとの間の電線には，連続的に交流電流が流れるという現象が起こる．

## 3. 電圧と電流の時間的変化（位相のずれ）

次に，キャパシタに加える交流起電力$e$の電圧の時間的変化と，回路に流れる電流$i_C$の時間的変化に生じる時間的なずれについて考える．図6-23の回路における電圧と電流の時間的変化を波形で表すと，電圧と電流が1/4サイクルずれる（＝位相のずれ，図6-25）．電圧を基準（時間軸で電圧が正の向きに変化していく点：0）にとると，電流は$\pi/2$（＝90°）位相が進むことになる（時間軸で電流が正の向きに変化し始める点が$-\pi$,もしくは$\pi$）．この位相のずれが生じる理由について考えてみる．

図6-26に示したように，充電や放電をしているキャパシタの電圧の時間的な変化が大きいほど，電荷の移動が大きい，つまり電流の大きさが大きくなり，電圧が大きい点でも電圧に変化がない場合は，電荷の変化が0（電流が0）となる．言い換えれば，電圧波形の傾き（変化の割合）

---

### Tips 位相（phase）とは

位相あるいはphase（フェーズ）という言葉は，日常のなかでも，あるいはこのような物理現象のなかでもよく出てくる言葉である．一般的な説明としては「時間とともに周期的に変化する現象において全過程中の位置を示す量．例えば原点を中心とする単振動では質点の位置$x$は$a\sin(\omega t + \varepsilon)$で表され，$\omega t + \varepsilon$を位相という．ただし$t$は時間，$a$は振幅，$\omega$は角振動数である．特に運動の初め，つまり$t = 0$のときの位相$\omega$を初位相または初期位相という」（ブリタニカ国際大百科事典小項目版2008）とあるように，ある周期的に変化する現象（ここでは電圧や電流の大きさ）における位置を示す言葉として使われている．ほかには，数学的な三角関数などの周期関数の周期中の位置を示したり，天文学での月や惑星からみた太陽と地球の位置関係を表したりするのに用いられている．

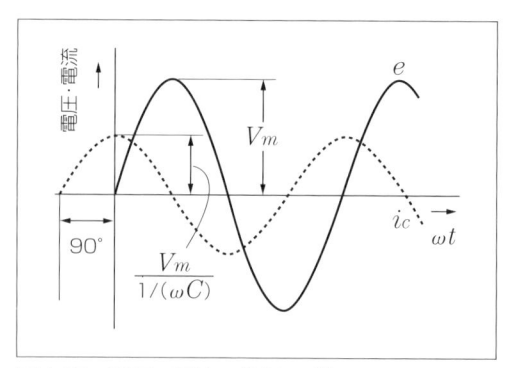

図6-25 電圧・電流の位相のずれ

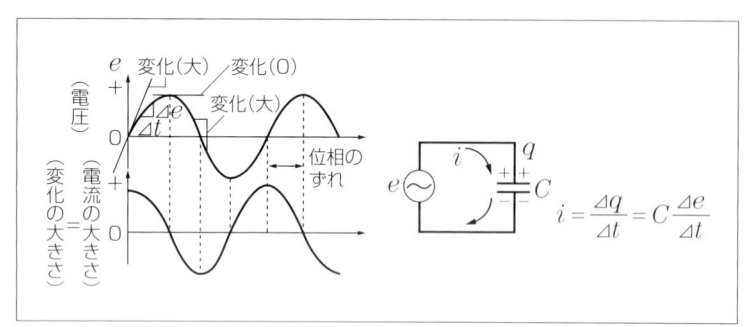

図6-26 キャパシタに加わる電圧と流れる電流の変化分

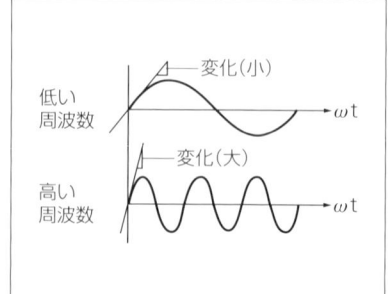

図6-27 周波数と変化分の関係

が大きいほど電流の大きさが大きくなるため，電流の大きさはキャパシタが充放電を行うときの電圧波形の変化の割合に相当する．この現象を，電圧の周波数の高低により電流の大きさがどのように変化するかについて考えてみる（図6-27）．

前述したように，キャパシタの充電や放電時に，電圧の時間的変化が大きいほど電荷の移動が大きく（電流が大きく）なる状態とは，周波数が高い（1秒間当たりの周期の数が多い）状態であり，逆に電圧の時間的変化が小さい状態とは，電荷の移動が小さくなるため周波数が低い（1秒間当たりの周期の数が少ない）状態といえる．したがって交流回路では，キャパシタは周波数が高いほど電流が流れやすく，言い換えれば電流の流れやすさは周波数に比例するといえる（図6-28）．

このキャパシタの充放電の速さ（充電や放電に要する時間）を抵抗（$R$）とキャパシタ（$C$）で表した大きさを，

$$\tau = CR \quad \cdots\cdots\cdots\cdots\cdots\cdots\cdots\cdots\cdots\cdots\cdots\cdots\cdots\cdots\cdots(6\text{-}24)$$

と表し，この$\tau$ [s]を時定数という（図6-29）．

式（6-24）より時定数$\tau$は，回路のスイッチを入れた瞬間（$t = 0$）の点での電流の減少曲線の接線で直線的（比例的）に減少したと仮定したとき，電流が0になるまでの時間のことを指す．またこの時間は，スイッチを入れた瞬間の電流の値から$1/e = 36.8\%$（$e \fallingdotseq 2.718$）に減少するま

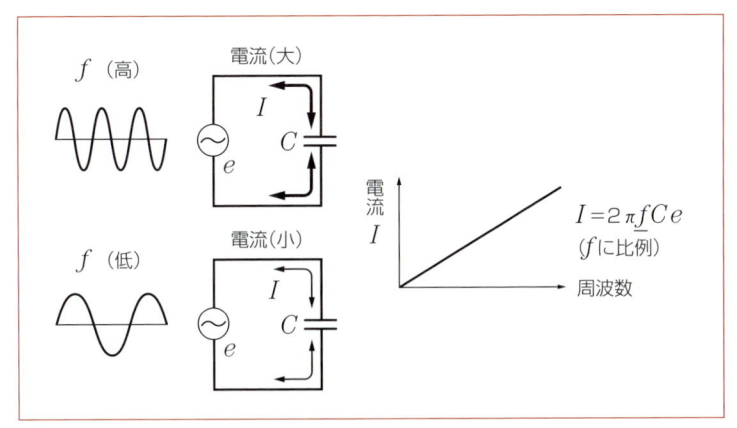

**図6-28　キャパシタに流れる電流と周波数の関係**

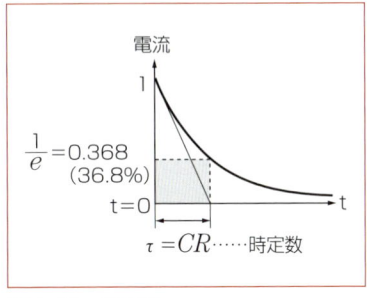

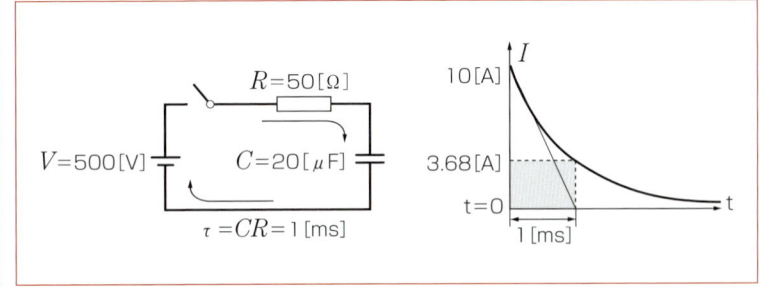

**図6-29　時定数**

**図6-30　時定数の例**

での時間でもある.

例えば,簡易的な除細動器チェッカの充電回路($C = 20\ \mu\text{F}$, $R = 50\ \Omega$)を考えた場合(図6-30),

$\tau = C \cdot R = 20 \times 10^{-6}\ \text{F} \times 50\ \Omega$

$= 1 \times 10^{-3}\ \text{s} = 1\ \text{ms}$ ･････････････････････(6-25)

となる.また,現在用いられているディジタル心電計の過渡特性では,時定数をおおむね3.2 sとしている.

## 4. キャパシタに蓄えられる容量と周波数の関係

キャパシタに流れる電流の大きさが周波数に関係していることがわかったところで,キャパシタの容量と電流の大小について考えてみる.

キャパシタは,その容量が大きいほど蓄えられる電荷が大きい.これをキャパシタの充放電周期に当てはめてみると,同じ周期で充電-放電を繰り返せば,容量が大きいほどより多くの電荷が移動することになる.すなわち,キャパシタの容量($C$)が大きいほど交流電流は流れやすいことになる(図6-31).これは,抵抗($R$)が大きいほど電流が流れにくいという現象と反対の関係になる.

そこで,キャパシタに加える交流電圧の大きさ($e$)とその周波数($f$),

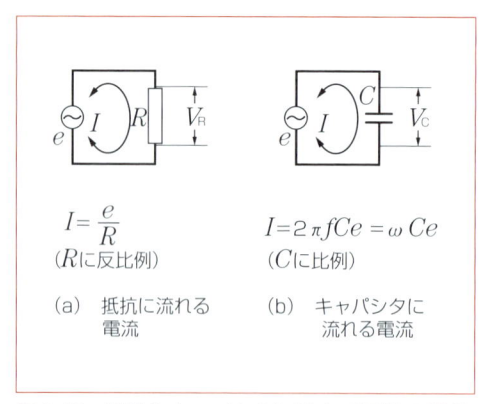

**図6-31 抵抗とキャパシタに流れる電流の関係**

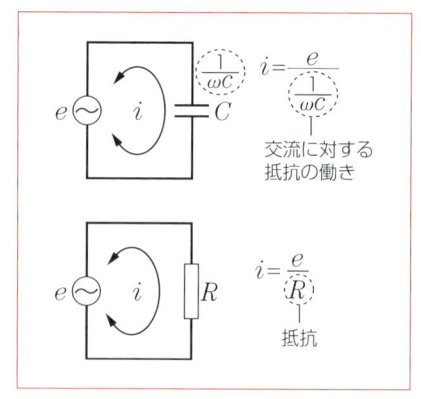

(a) 抵抗に流れる電流
$$I = \frac{e}{R}$$
（Rに反比例）

(b) キャパシタに流れる電流
$$I = 2\pi fCe = \omega Ce$$
（Cに比例）

**図6-32 容量リアクタンスと抵抗**

$$i = \frac{e}{\frac{1}{\omega C}}$$
交流に対する抵抗の働き

$$i = \frac{e}{R}$$
抵抗

キャパシタの容量（$C$），回路に流れる電流（$i$）の関係をまとめると，

$$i = 2\pi fCe \quad \cdots\cdots\cdots\cdots\cdots\cdots\cdots\cdots\cdots\cdots\cdots\cdots (6\text{-}26)$$

となり，オームの法則と同様に，（電流）=（電圧）/（抵抗）という関係で表すと，

$$i = \frac{e}{\frac{1}{2\pi fC}} = \frac{e}{\frac{1}{\omega C}} \quad (\omega/2\pi f) \quad \cdots\cdots\cdots\cdots\cdots\cdots\cdots\cdots (6\text{-}27)$$

となる．ここで，$1/2\pi fC$は，交流電圧の周波数の高低に対するキャパシタがもつ抵抗成分を表しており，容量リアクタンスという（図6-32）．

## Tips 静電結合の電気メス対極板

電気メスは一般に，400 kHz前後の搬送周波数，1 A程度の高周波電流が出力として用いられており，高周波電流を対極板で回収する仕組みになっている．この対極板は，電気的な特性から導電型と静電結合（容量結合）型に大別される．導電型は，一般にディスポーザブルタイプで，対極板表面に導電材（電解質ペーストなど）が用いられ，生体（皮膚組織）との接触抵抗を小さくする（約15～20 Ω）ことで高周波電流を回収する．一方，静電結合型は，導電体材質の上部を誘電体（絶縁被膜）でコーティングしており，対極板と生体間にコンデンサ（キャパシタ）を形成することで，高周波電流だけを流すようにしている（言い換えると，筋や神経を刺激する低い周波数成分を通しにくくした構造となっている）．また，導電型の対極板が200 cm$^2$程度の面積（成人用）が用いられているのに対し，静電結合型の対極板は，全身の下に敷くような等身大の広い面積で生体に接触させることでキャパシタとしての容量を大きくし，高周波電流を回収しやすくしている．

### 章末問題（解答は204頁）

**問題1** 図のように，2枚の金属板A，Bからなるキャパシタがある．B板を接地し，A板に正電気を与えた．このとき，次の各問いに答えよ．
(1) B板には電気が現れるか．現れるとすると，正電気か，負電気か．
(2) B板を人が指で触った．蓄えられた電荷はどのように変化するか．
(3) A板を人が指で触った．蓄えられた電荷はどのように変化するか．
(4) このキャパシタの容量が $2\,\mu\text{F}$，両板間の電位差が15 Vのとき，A板上の電荷はいくらか．

**問題2** 図のような電荷 $+Q$ をもつ半径 $a$ の円筒形導体と，これと同軸で $-Q$ をもつ半径 $b\,(>a)$ の円筒形導体からなる長さ $L$ の円筒形キャパシタがある．このキャパシタの容量を求めよ．

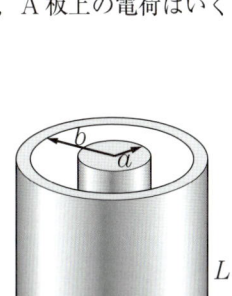

**問題3** 金属板の間に板を差し入れることによって極板間の電位差がどのように変化するか，次の問いに答えよ．
(1) 図(a)のような面積 $120\,\text{cm}^2$，極板間隔 8 mm の平行平板の空気キャパシタがある．その容量は何 pF か．ただし，空気の誘電率を真空の誘電率 $\varepsilon_0 = 8.85 \times 10^{-12}\,\text{F/m}$ とする．
(2) このキャパシタを起電力 80 V の電源につないで，充電した後電源を切り離した．キャパシタに蓄えられた電荷は何 C か．
(3) (2)の状態のキャパシタの極板間に，極板と同形・同大の厚さ 3.2 mm の平面金属板を図(b)のように差し入れた．極板間の電位差は何 V になるか．
(4) (3)の金属板を取り去り，これに代わって，比誘電率 $\varepsilon_r = 4.0$ の同形・同大の誘電体板を同じ位置に差し入れた．極板間の電位差は何 V になるか．

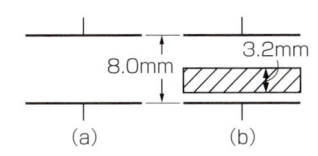

**問題4** 図に示すように，充電していないキャパシタ $C$ と抵抗 $R$，直流電源を直列接続した．直流電源の電圧 $V = 12$ V，$C = 5\,\mu$F，抵抗 $R = 8 \times 10^5\,\Omega$ としたとき，次の問いに答えよ．

(1) 回路の時定数を求めよ．
(2) キャパシタに充電される最大電荷量を求めよ．
(3) 回路を流れる最大電流を求めよ．
(4) 時間の関数として，電流および電荷を求めよ．また5秒後に流れる電流値を求めよ．

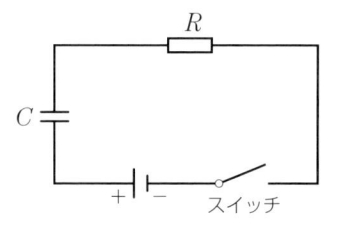

# 第7章 磁気の性質

## 1 磁石の力と磁界

　永久磁石（permanent magnet）は，冷蔵庫のドアなどに紙などを貼り付けるのに利用したり，方向を知るための方位磁石として用いたりするなど，日常生活のなかでも非常によく利用されている．棒磁石の中央をひもで吊すと，方位磁石の針と同じように一端は北極（north pole）の方向を向き，もう一端は南極（south pole）の方向を向く（図7-1）．このように，北極方向へ引き寄せられる側（磁極）を **N極**（または**正極**），南極方向へ引き寄せられる側（磁極）を **S極**（または**負極**）という．また，磁極の強さを表す量を**磁荷**（**磁気量**）といい，単位は [Wb]（ウェーバ）を用いる．磁荷は，第2章で説明した電荷（電気量）のようなもので，磁気現象の性質を表す量のひとつである．方位磁石の針が一定の方向を指し示すのは，図7-2に示すように地球自体が巨大な磁石としての性質をもっているからである．磁石のN極とS極が引き合ったり（引力が働いたり），同極どうし（NとN，SとS）が反発し合ったり（斥力が働いたり）するのは，電荷どうしが引き合ったり，反発しあったりするのと似ている．このように，磁荷間に働く力を**磁力**（**磁気力**）とよぶ．静電気力が離れた場所に伝わるのは，その間の空間に電界があるためである

### 北極の方向
正確には北極点から少しずれた位置にある北磁極とよばれる方向を向く．

### 南極の方向
北磁極の反対は南磁極．

### 磁石としての地球
地球は北極付近がS極，南極付近がN極になっている．

### keyword
**磁力（磁気力）**
電荷の場合の静電気力に対応する力．

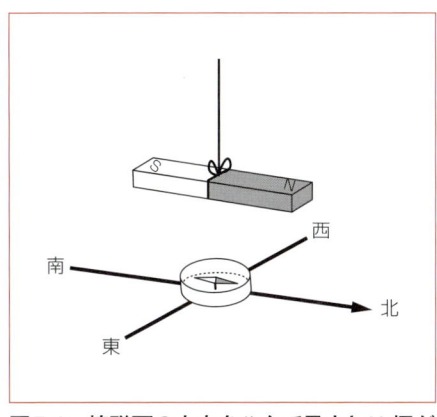

図7-1　棒磁石の中央をひもで吊すとN極が北を指す．

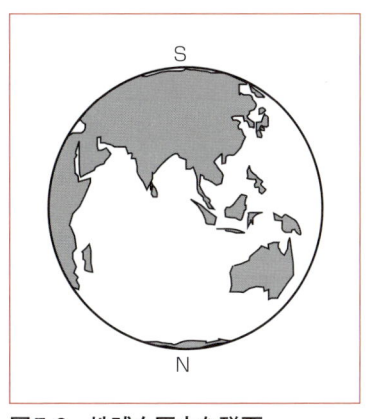

図7-2　地球も巨大な磁石

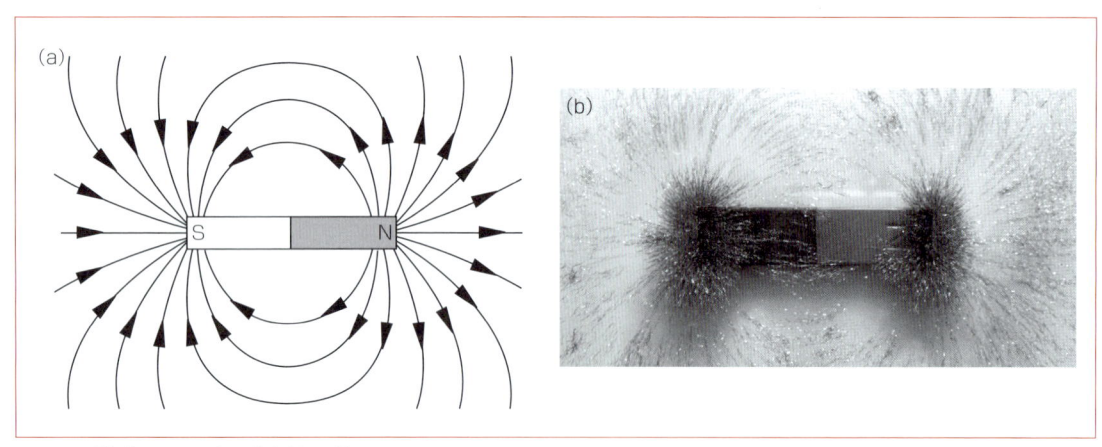

図7-3 棒磁石の周りの磁力線の様子

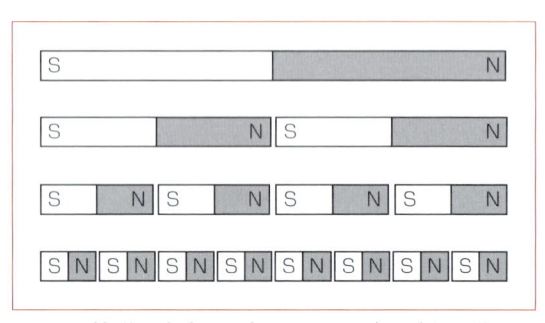

図7-4 棒磁石を半分に折るとそれぞれがまた磁石になる．最終的に原子レベルになってもNとSは必ずセットで存在する．

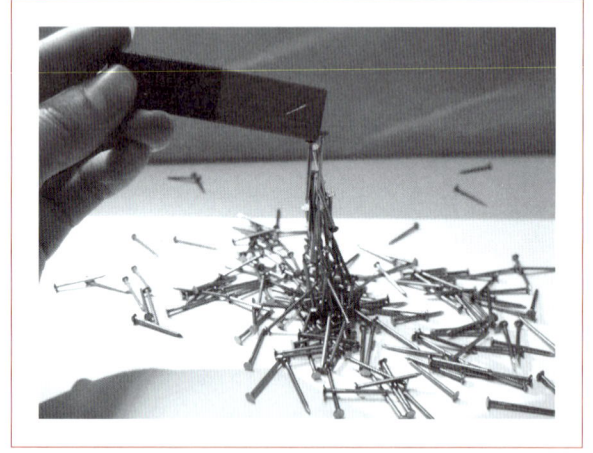

図7-5 磁石は鉄の釘などを引き寄せる性質がある．

**keyword**

**磁界**
磁界のことを磁場ともいう．

磁力線は，電気現象の電気力線に対応している．

**鉄の磁荷**
クリップや針などの鉄製品を磁石で強くこすると磁化し，クリップや針自体が磁石になる．

が，磁力が離れた場所に伝わるのは，その間の空間に**磁界**が存在しているためである．

　磁界の様子は**磁力線**によって表すことができる．磁力線の向きは，N極からS極の向きで閉じている（図7-3 (a)）．棒磁石の周りに砂鉄をまくと，実際の磁界の様子を目で確認することができる（図7-3 (b)）．

　棒磁石を半分に折ると，それぞれがまたN極とS極をもつ一対の磁石となる（図7-4）．さらに続けて半分に砕いていくと，最終的には磁気を担っている原子のレベルまで達する．このように，物質の磁性（磁石としての性質）は原子が担っている．電荷と違って磁荷は常にNとSが一対になった**磁気双極子**（magnetic dipole）として存在する．現在のところ，N極だけ，あるいはS極だけのように単一の磁荷をもつ**磁気単極子**（monopole）の存在を示す実験的証拠はみつかっていない．

　磁力が働くのは，磁石どうしの間だけではない．磁石を鉄（Fe）の釘やクリップに近づけると引力が働く（図7-5）．鉄は，**強磁性体**とよ

98　　第7章　磁気の性質

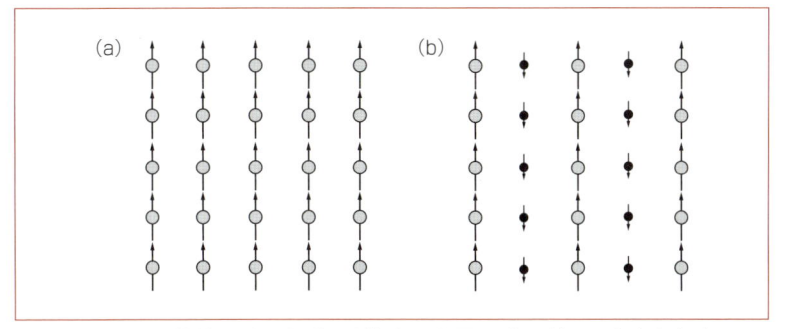

図7-6 (a) 強磁性体は外から磁界が加わると原子磁石が同じ方向を向く．
(b) フェリ磁性を示す物質は2種類の異なる原子が反平行（互いに逆向き）に磁気モーメントをそろえるが，トータルでは強磁性のように一方向の磁気モーメントが強くなる．この図の場合は上向きの磁気モーメントが大きい．

ばれている磁性体の一種である．強磁性体の仲間には，鉄のほかにもコバルト（Co）やニッケル（Ni）などがある．強磁性体とは，その物質を構成する原子が磁石の性質（**磁気モーメント**：第1章）をもっており，外側から磁界が加わった際にその磁界の方向に磁気モーメントがそろうことで物質全体が磁石のようになる（**磁化**する）物質である（図7-6 (a)）．また，フェライトとよばれる**フェリ磁性**を示す物質も，磁石を近づけると引力が働く．フェリ磁性とは，種類の違う原子が反対方向に磁気モーメントをそろえて，物質全体では強磁性のようにふるまうような現象である（図7-6 (b)）．

一方，人間の体は磁石に対して引力も斥力も働かない．これは，体全体では磁性をもたない非磁性の性質を示すからである．しかし，原子レベルでは人間も小さな磁石の集合体であるといえる．体重の約60%を占める水（$H_2O$）や脂肪などに含まれている水素原子（H）の原子核には核スピンという磁石としての性質があり，体の外から強い磁界と電波を加えると，この核スピンがエネルギーを吸収したり，放出したりする現象を示す．詳細は省くが，水素原子の核スピンが放出するエネルギーがどこからきたのかを調べて，その分布を画像化しているのがMRI（magnetic resonance imaging：核磁気共鳴画像法）である（詳しくは，「生体計測装置学 第4章3．核磁気共鳴画像計測（MRI）」参照）．

### keyword
**フェライト**
代表的なものとしては，砂浜などでとれる砂鉄に含まれている磁鉄鉱（magnetite：$Fe_3O_4$）がある．

### 臨床とのつながり
**磁性体による医療事故**
最近では，マニキュアやカラーコンタクトレンズ，刺青などに含まれている磁性不純物が問題となり，MRIによる熱傷事故も見受けられる．

## 2　磁極におけるクーロンの法則

真空中に磁荷$m_1$[Wb]と$m_2$[Wb]の2つの磁極が，距離$r$[m]離れて存在するとき，その間に働く力$F$[N]は，

$$F = k_\mathrm{m} \frac{m_1 \cdot m_2}{r^2} \quad \cdots\cdots\cdots\cdots\cdots\cdots\cdots\cdots\cdots\cdots\cdots\cdots\cdots(7\text{-}1)$$

ただし，$k_\mathrm{m} = \dfrac{1}{4\pi\mu_0}$ $\quad \cdots\cdots\cdots\cdots\cdots\cdots\cdots\cdots\cdots\cdots\cdots\cdots\cdots(7\text{-}2)$

となる．このとき，力の符号が正（＋）なら斥力，負（－）なら引力である．また，

$$\mu_0 = 4\pi \times 10^{-7}\ \mathrm{H/m} \quad \cdots\cdots\cdots\cdots\cdots\cdots\cdots\cdots\cdots\cdots\cdots\cdots(7\text{-}3)$$

は**真空の透磁率**という定数である．**透磁率**とは，磁化のしやすさを表す量である．$\mu_0$の単位は，後述するインダクタンスの単位 H（ヘンリー）を用いた［H/m］や［Wb/（A・m）］である．

式（7-1）において，磁荷を電荷，真空の透磁率を真空の誘電率にそれぞれ置き換えてみると，電気現象の場合のクーロンの法則（第2章）と同じ形をしている．したがって，この力の式を**磁極におけるクーロンの法則**という．クーロンの法則で表される力の大きさは，距離の2乗に

## Tips 永久磁石

永久磁石とよばれるものは現在，ネオジム磁石（$Nd_2Fe_{14}B$ 化合物），サマリウムコバルト磁石（$SmCo_5$ 化合物），フェライト磁石（フェライトを固めたもの），アルニコ磁石（Fe-Al-Ni-Co 化合物）などがある（ネオジム磁石やサマリウムコバルト磁石は希土類元素が用いられているため，希土類磁石とよぶ）．とりわけネオジム磁石は非常に強力で，ハードディスクや携帯電話などの日常使う工業製品にも多く使われている．

永久磁石の磁石としての性質は，加熱することで失われる．一般的には数百度まで加熱すると，磁気的な秩序をもたらしているエネルギーよりも熱エネルギーの方が大きくなり，磁気モーメントがばらばらの方向を向いて磁石としての性質を失った**常磁性**という状態になる（図7-7）．なお，強磁性から常磁性に性質が変わる境目の温度をキュリー温度という．主な永久磁石の性質を表7-1に示す．

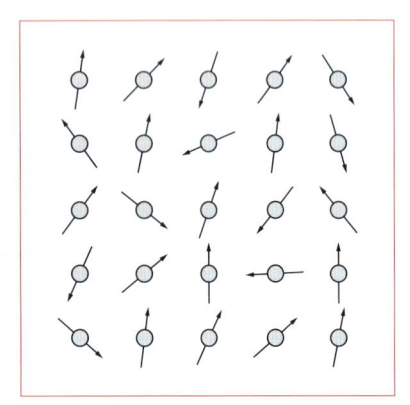

**図7-7 常磁性状態**
原子磁石がさまざまな方向を向くので物質全体としての磁性はなくなる．外部から磁界が加わっても，わずかに磁界方向に配向する程度．

**表7-1 主な強磁性体のキュリー温度**

| 強磁性体物質 | キュリー温度 絶対温度（K） | キュリー温度 摂氏温度（℃）* |
|---|---|---|
| CoPt | 850 | 577 |
| $Cu_2MnAl$ | 603 | 330 |
| 70Fe-30Co | >1250 | >977 |
| FeCo | >1000 | >727 |
| $FeNi_3$ | >775 | >502 |
| $Ni_3Mn$ | 820 | 547 |
| $Nd_2Fe_{14}B$ | 588 | 315 |
| $SmCo_5$ | 1015 | 742 |
| $BaFe_{12}O_{19}$ | 725 | 452 |
| $Fe_3O_4$ | 860 | 587 |
| $NiFe_2O_4$ | 860 | 587 |
| $Y_3Fe_5O_{12}$ | 560 | 287 |

＊絶対温度＝摂氏温度＋273.15
（国立天文台編：理科年表第85冊. p.430, 丸善, 2012より）

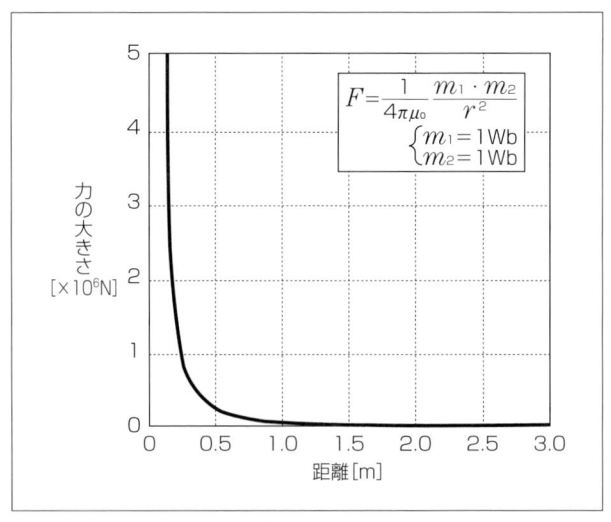

**図7-8** 1Wbの2つの磁極の間に働く力の例．磁極間クーロン力は距離が近づくと急激に力が強くなる．

反比例しているため，その様子をグラフに描くと図7-8のようになる．このグラフから距離が近いと非常に大きな力が働き，距離が離れると急激に力が弱くなることがわかる．

物質中の透磁率は真空中の場合と異なる．物質中の透磁率$\mu$と真空の透磁率$\mu_0$の比を**比透磁率**$\mu_s$といい，

$$\mu_s = \frac{\mu}{\mu_0} \quad \cdots\cdots\cdots\cdots\cdots\cdots\cdots\cdots\cdots\cdots\cdots\cdots\cdots(7\text{-}4)$$

と表される．比透磁率は単位がない物理量（無次元量）である．空気や生体などをはじめとして，多くの物質の比透磁率は1に近い値を示すが，鉄，コバルト，ニッケルなどの強磁性体は比透磁率が大きな値を示し，なおかつ外部の磁界によって透磁率が変化する．比透磁率が大きいということは，磁力線を閉じこめて外部に逃しにくい性質をもつということを意味している．

---

### 演習1

真空中に距離が$r$［m］だけ離れてN極とS極の磁極が置かれている．2つの磁極間に加わっている力が$F$［N］で，一方の磁極の磁荷の大きさが$m_1$［Wb］のとき，もう一方の磁極の磁荷の大きさを求めよ．ただし，真空の透磁率を$\mu_0$とする．また，2つの磁極間に働いている力は引力か斥力か答えよ．

解答
求める磁荷の大きさを$m_2$［Wb］とする．磁極におけるクーロンの法則（式（7-1），式（7-2））を$m_2$について解くと，その大きさが求められる．

磁極におけるクーロンの法則

$$m_2 = \frac{4\pi\mu_0 F r^2}{m_1}$$

また，働く力はN極とS極の異極どうしなので，引力となる．

### 演習2

磁束や磁荷の単位で用いられるWbをm，kg，s，Aで表すとどうなるか．

### 解答

磁極におけるクーロンの法則より，

$$F\,[\mathrm{N}] = \frac{1}{4\pi\mu_0\,[\mathrm{Wb/A \cdot m}]} \frac{m_1\,[\mathrm{Wb}] \cdot m_2\,[\mathrm{Wb}]}{r^2\,[\mathrm{m}^2]}$$

である．この関係から

$$[\mathrm{Wb}] = \frac{[\mathrm{N}] \cdot [\mathrm{m}]}{[\mathrm{A}]}$$

と表される．ところで，$[\mathrm{N}] = [\mathrm{kg \cdot m/s^2}]$ なので，最終的に，

$$[\mathrm{Wb}] = [\mathrm{m^2 \cdot kg \cdot s^{-2} \cdot A^{-1}}]$$

となる．なお，途中経過の式から磁束の単位は，

$$[\mathrm{Wb}] = \frac{[\mathrm{N}] \cdot [\mathrm{m}]}{[\mathrm{A}]} = \frac{[\mathrm{J}]}{[\mathrm{A}]} = \frac{[\mathrm{V}] \cdot [\mathrm{A}] \cdot [\mathrm{s}]}{[\mathrm{A}]} = [\mathrm{V \cdot s}]$$

と表すことができることがわかる．

## 3　磁界の大きさ

磁界のある空間に磁極を置くと，磁極には力が働く．$m\,[\mathrm{Wb}]$ の磁荷が磁界 $H$ から受ける力の大きさ $F\,[\mathrm{N}]$ は，

$$F = mH \quad \cdots\cdots\cdots(7\text{-}5)$$

と表される．式（7-5）から，磁界の単位は $[\mathrm{N/Wb}]$ と表されることがわかる．また，磁界の向きはN極からS極の方向になる．ここで，式（7-1）と式（7-5）を比較してみると，$m\,[\mathrm{Wb}]$ の磁荷から距離 $r\,[\mathrm{m}]$ だけ離れた場所の磁界の大きさ $H$ は，

$$H = k_\mathrm{m} \frac{m}{r^2} \quad \cdots\cdots\cdots(7\text{-}6)$$

と表されることがわかる．磁界も，電界と同じく向きと大きさをもつベクトル量である．したがって，複数の磁界が空間にある場合，空間全体の磁界の向きはベクトルの合成（重ね合わせの原理）で求めることができる．

式（7-5）の関係は，電気現象の場合において電荷 $Q$ が電界 $E$ から受ける力の関係 $F = QE$ と対応している．

式（7-6）も，磁荷を電荷，真空の透磁率を誘電率に置き換えてみると，電界の大きさを表す式と同じ形をしていることがわかる．

演習3
　真空中に置かれた方位磁石のN極が北を指して静止している．この方位磁石に西向きで地磁気の$\sqrt{3}$倍の大きさの新たな磁界を加えると，方位磁石の針はどちらの方向を向くか．

解答
　方位磁石の置いてある点をOとする．方位磁石には点Oから北向きの磁界（$H$とする）と西向きの磁界（$\sqrt{3}H$）が図7-9のように加わっていることになる．したがって，2つの磁界の合成磁界は，図のOP方向になり，西から北向きに30°の方角を指し示すことがわかる．

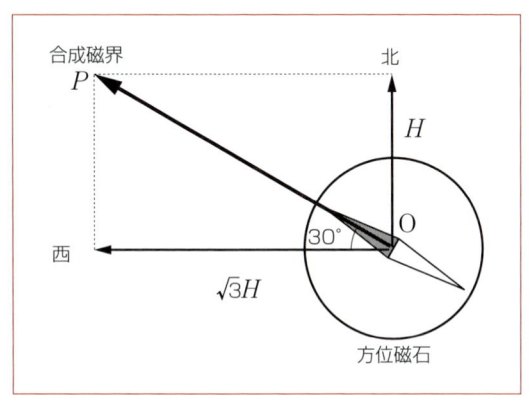

図7-9　合成磁界の向き

# Tips
## 磁気双極子のつくる磁界

　磁荷は必ずNとSのペアで存在するので，実際は$\pm m$の磁荷が距離$\delta l$だけ離れた磁気双極子モーメント$m\delta l$がつくる磁界を考える必要がある．磁気モーメントの方向（$-m$から$+m$）となす角が$\theta$のとき，中心Oから距離$r$離れた場所の$r$方向の磁界の大きさは，

$$H_r = \frac{m\delta l}{2\pi r^3}\cos\theta \quad \cdots\cdots\cdots\cdots (7\text{-}7)$$

$\theta$方向の磁界の大きさは，

$$H_\theta = \frac{m\delta l}{4\pi r^3}\sin\theta \quad \cdots\cdots\cdots\cdots (7\text{-}8)$$

と表される（図7-10）．

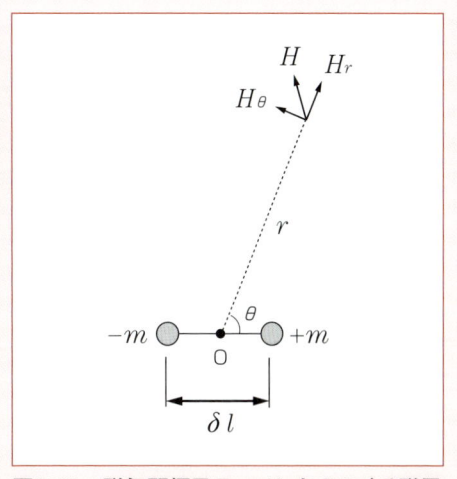

図7-10　磁気双極子モーメントのつくる磁界

# 4　磁束と磁束密度

磁界の性質は，**磁束密度**という量を用いても表すことができる．磁束密度$B$と磁界$H$の大きさの間には，真空中で，
$$B = \mu_0 H \quad \cdots\cdots\cdots(7\text{-}9)$$
という関係が成り立つ．磁束密度の単位は[Wb/m$^2$]で表される．つまり，単位面積（1 m$^2$）当たりに1 Wbの磁界をつくる磁力線が通っていることを表している．したがって，磁束密度に面積をかけると，その面積の中を通過する磁力線の数を表すことになる．これを**磁束**（$\Phi$）といい，面積を$S$とすると，
$$\Phi = BS \quad \cdots\cdots\cdots(7\text{-}10)$$
と表される．磁束の単位は磁界の単位と同じ[Wb]である．なお，1 Wbの磁荷がつくる磁界から出る磁力線の数は，$1/(4\pi \times 10^{-7})$本で，真空の透磁率$\mu_0$の逆数（$1/\mu_0$）になる．また，磁束密度の単位[Wb/m$^2$]は[T]（テスラ）でも表すことができる．

**$1/\mu_0$**
これは，電気現象において1Cの電荷から出る電気力線の数が$1/\varepsilon_0$になることと対応している．

# 5　磁化とヒステリシス

鉄（Fe）などの強磁性体の透磁率は磁界の大きさとともに変わる．強磁性体に外部から磁界を0から$+H$まで加えていくと，図7-11の1のような経路をたどって強磁性体内部の磁束密度Bが変化する．この曲線

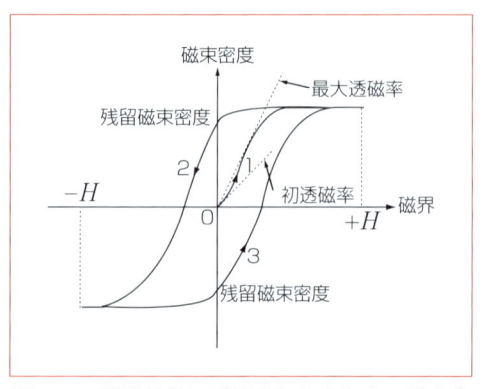

**図7-11　強磁性体に磁界を加えたときの磁束密度の変化（ヒステリシス曲線）**

表7-2 主な高透磁率物質の初透磁率と最大透磁率

| 名称 | 主な組成 | 初透磁率 | 最大透磁率 |
|---|---|---|---|
| 純鉄 | Fe | 200〜300 | 6000〜8000 |
| ケイ素鋼 | Fe-4Si | 500 | 7000 |
| 方向性ケイ素鋼 | Fe-4Si | 1500 | 40000 |
| アルパーム | Fe-16Al | 3000 | 55000 |
| パーメンジュール | Fe-2V, 50Co | 650 | 6000 |
| センダスト | Fe-5.5Al,9.5Si | 30000 | 120000 |
| 78パーマロイ | Fe-78.5Ni | 8000 | 100000 |
| スーパーマロイ | Fe-79Ni, 5Mo | 100000 | 6000000 |
| ミューメタル | Fe-77Ni, 2Cr, 5Cu | 20000 | 1000000 |
| メタグラス | Fe-3B, 5Si | 5000 | 500000 |
| マンガン亜鉛フェライト | $Mn_{0.5}Zn_{0.4}Fe_{2.1}O_4$ | 10000 | — |
| ニッケル亜鉛フェライト | $Ni_{0.35}Zn_{0.65}Fe_2O_4$ | 1500 | — |

(国立天文台編：理科年表第85冊. p.431, 丸善, 2012より)

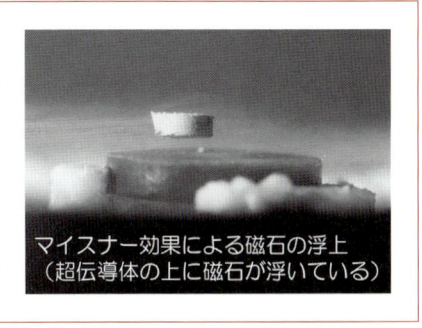

図7-12 マイスナー効果（完全反磁性）

において磁界を加え始めた直後の接線の傾きを**初透磁率**といい，その接線の傾きが最大になったときの透磁率を**最大透磁率**という．さらに外部の磁界を大きくしていくと，ある程度のところで磁束密度は飽和する．その後，外部の磁界を0まで戻しても磁束密度は2の経路に沿って変化し，0には戻らない．このときの磁束密度を**残留磁束密度**という．外部磁界が0になっても内部の磁束密度が0ではないということは，磁石としての性質をもつようになったということを意味しており，このような現象を**磁化**という．針やクリップを磁石でこすると磁石になるのは，外部磁界によって磁化したためである．磁化は，物質内部の原子磁石の向きが外からの磁界によってそろうために起こる．その後，さらに外部磁界を$-H$まで下げ，再び$+H$まで上げると，最終的に磁束密度は1→2→3のように変化してループを描く．このように行きと帰りで異なった経路をたどり，ループを描く曲線のことを一般的に**ヒステリシス曲線**という．ヒステリシス曲線で囲まれた領域の面積は，このループを描く間に強磁性体内部の原子磁石の向きを磁界の方向にそろえるのに消費したエネルギーに等しくなる．

表7-2に高い比透磁率を示す主な物質を示す．このなかでもパーマロイとよばれる鉄とニッケルの合金や，それにモリブデン（Mo）などを加えたスーパーマロイなどは，単体の鉄やニッケルよりもはるかに大きな値をもつ高透磁率物質で，磁気ヘッドや**磁気シールド**（磁気を遮断するシールド）の材料として用いられている．ちなみに，パーマロイの名前はpermeability（透磁率）とalloy（合金）に由来している．なお，脳磁図（地磁気の1000万分の1程度の生体磁気を計測する）などはパーマロイによる磁気シールドでも完全とはいえず，超伝導の**完全反磁性**（**マイスナー効果**）を利用した磁気シールドが用いられる．

**keyword**
**マイスナー効果**
磁界を完全に排除してしまう量子力学的な現象．超伝導状態になった超伝導体の上に磁石を置くと，マイスナー効果により浮上する（図7-12）．

## 章末問題（解答は206頁）

**問題1** 2つ仮想的な磁極（単極子）を図 (a)，(b) のように配置したとき，2つの磁極間の磁力線の概略をそれぞれの場合について描け．

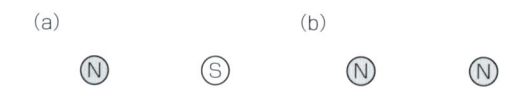

(a)　　　　　　　　　(b)

Ⓝ　　Ⓢ　　　　Ⓝ　　Ⓝ

**問題2** 真空中に置かれた $m_1$ [Wb] と $m_2$ [Wb] の2つの磁極の間に力 $F$ [N] が働いた．2つの磁極間の距離を求めよ．ただし，真空の透磁率は $\mu_0$ [H/m] とする．

**問題3** 図のように，2 Wb と 8 Wb の磁荷 A と B が 3 m 離れて固定してある．A と B を結ぶ直線上に 1 Wb の磁荷を置いたときに，この磁荷が静止する位置を求めよ．ただし，実際には磁気単極子は存在しないので，ここでは仮想的な単極子を考えるものとする．

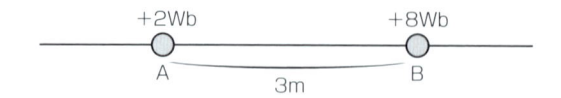

+2Wb　　　　　+8Wb
A　　　3m　　　B

**問題4** ある点 O に西向きに $H$ [N/Wb] の強さの磁界がある．点 O に方位磁石を置いた後に北向きの新たな磁界 $H$ [N/Wb] を加えると，方位磁石の N 極はどちらを向くか．ただし，地磁気の影響は無視できるものとする．

**問題5** ある点 O に東向きに $H$ [N/Wb] の強さの磁界がある．点 O に方位磁石を置いた後に，南向きの新たな磁界を加えたところ，方位磁石の N 極が東から 30° 南向きを指した．新たに加えた南向きの磁界の大きさはいくらか．ただし，地磁気の影響は無視できるものとする．

# 第8章 電流がつくる磁界

## 1 電流による磁界

磁石の周りだけではなく，電流の流れている導線の周りにも磁界が発生する．まっすぐな導線に $I$ [A] の電流（直線電流）が流れたとき，その周りには，直線電流を中心とした同心円状の磁力線がつくられる（図8-1）．このとき，導線に垂直な平面上にできる磁界の大きさ $H$ は，導線からの距離 $r$ [m] を用いて，

$$H = \frac{I}{2\pi r} \quad \cdots\cdots\cdots\cdots\cdots\cdots\cdots\cdots\cdots\cdots\cdots\cdots\cdots (8\text{-}1)$$

と表される．この式から，磁界の単位は [A/m] と表すこともできる．発生する磁界の向きは，図8-1に示されているように円の接線方向で，電流の流れる方向を向いたときに時計回りの方向になる．電流の進行方向に右ねじを進ませる様子を思い浮かべると，磁界の方向はねじを回す向きと一致する．そこで，電流の周りに磁界ができることを発見したフランスの物理学者のアンドレ・マリー・アンペールの名前をとって，この法則を**アンペールの右ねじの法則**という．

### 磁界の単位
第7章では磁界の大きさの単位として [N/Wb] を用いたが，実際は式 (8-1) から得られる [A/m] が用いられることが多い．単位換算については，第7章の演習2を参考にしながら考えてみよ．

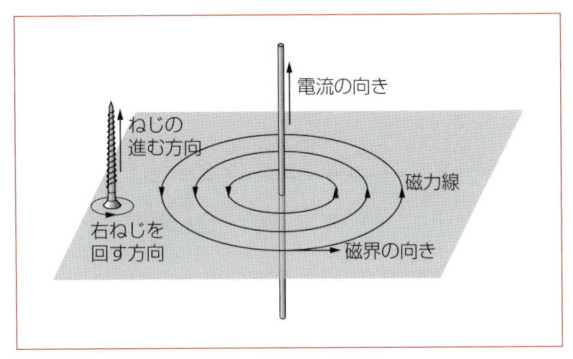

**図8-1 磁力線**
直線電流の周りには右ねじの法則にしたがう向きに同心円状の磁力線で表される磁界ができる．磁界の向きは円の接線方向になる．

演習1

図8-2のように，距離1m離れた2本の平行導線があり，導線1はaからbの向き，導線2はcからdの向きに1Aの電流がそれぞれ流れている．導線1と2の間の点，P，Q，Rにおける磁界の大きさと向きをそれぞれ求めよ．

解答

点Pの位置に導線1と導線2がつくる磁界の大きさをそれぞれ $H_{P1}$，$H_{P2}$ とすると，

$$H_{P1} = \frac{1}{2\pi \times 0.25} = \frac{2}{\pi} \ [\text{A/m}]$$

$$H_{P2} = \frac{1}{2\pi \times 0.75} = \frac{2}{3\pi} \ [\text{A/m}]$$

となる．$H_{P1}$ の向きは紙面に垂直で手前から奥に向かう方向，$H_{P2}$ の向きは紙面に垂直で奥から手前に向かう方向なので，合成磁界の大きさ $H_P$ は，

$$H_P = |H_{P2} - H_{P1}| = \frac{4}{3\pi} \approx 0.42 \ \text{A/m}$$

となり，向きは紙面に垂直で手前から奥に向かう方向になる（図8-3 (a)）．同様に点Qの合成磁界の大きさ $H_Q$ については，導線1と導線2のつくる磁界は打ち消しあうことから，

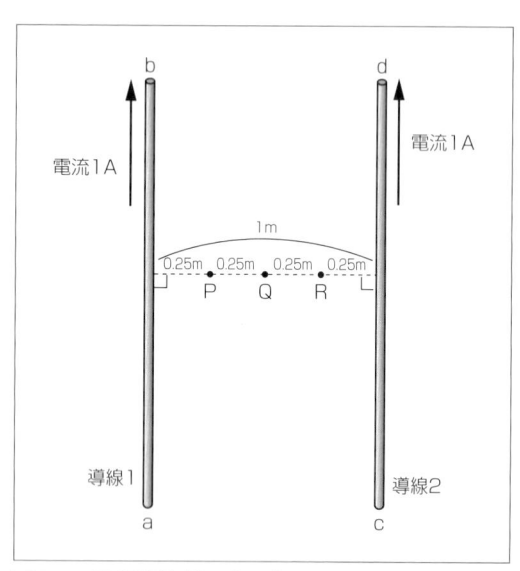

図8-2 平行導線がつくる磁界

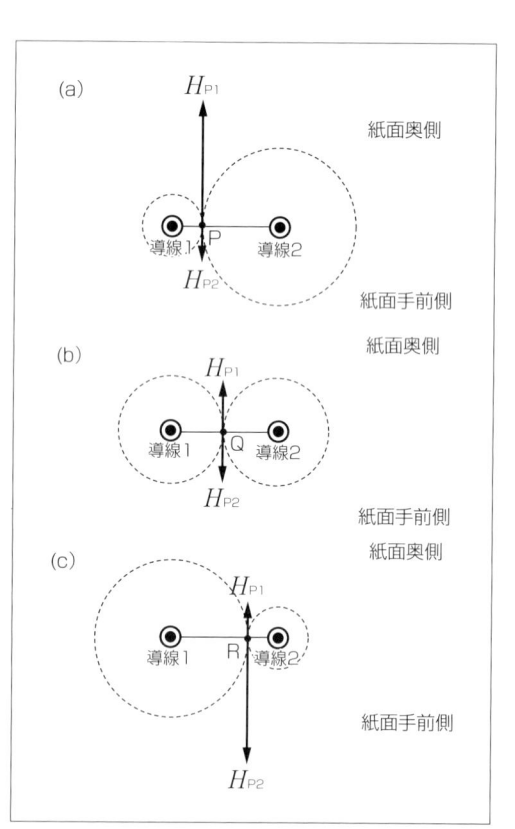

図8-3 平行導線を上からみた図

$H_Q = 0 \text{ A/m}$

となる（図8-3（b））．

点Rでは，点Pと向きが逆になるだけなので，点Rの合成磁界の大きさ$H_R$は，

$$H_R = \frac{4}{3\pi} \approx 0.42 \text{ A/m}$$

向きは紙面に垂直で奥から手前に向かう方向になる（図8-3（c））．

---

## Tips 神経電流がつくる磁界と計測〜 SQUID 〜

心臓の活動や脳の活動などによる神経伝達は，ナトリウム（Na）やカリウム（K），カルシウム（Ca）などを中心としたイオンの流れによって生じている．イオンの流れは，言い換えると電荷の流れであり，神経線維という導線を電流が流れていると考えることができる．したがって，神経伝導によってもその周囲には磁界が発生している．そのような生体磁界をとらえて診断に活用しようとするものとして**心磁計**や**脳磁計**がある．

しかし，心臓や脳の活動によって発生する磁界は非常に微弱であり，地磁気が$\sim 10^{-5}$ T 程度なのに対して，心臓から出る磁界は$10^{-11} \sim 10^{-10}$ T，脳から出る磁界は$10^{-13} \sim 10^{-12}$ T 程度しかない．このような微弱な磁界を測定するには，超伝導を利用した計測器である**SQUID**（superconducting quantum interference device：**超伝導量子干渉計**）を用いる．超伝導体は低温に冷やすことによって超伝導という状態になり，**完全反磁性（マイスナー効果）**という内部の磁束を追い出そうとする性質を示す．例えば，超伝導体で図8-4のようなリングをつくり，リングに絶縁体の膜を挟んだ構造（**ジョセフソン接合**）を2カ所つくると，リングを貫く磁束$\Phi$が**磁束量子**$\Phi_0 = h/2e = 2.07 \times 10^{-15}$ Wb（$h$はプランク定数：$6.6 \times 10^{-34}$ J・s，$e$は素電荷：$1.6 \times 10^{-19}$ C）の倍数でしか侵入できなくなるという性質をもつ．このような性質を利用して，SQUIDでは$\Phi_0$のレベルの微弱な磁束を計測することができる．さらにこの回路に電子回路を組み合わせることで，1 fT 程度の磁界を検出する

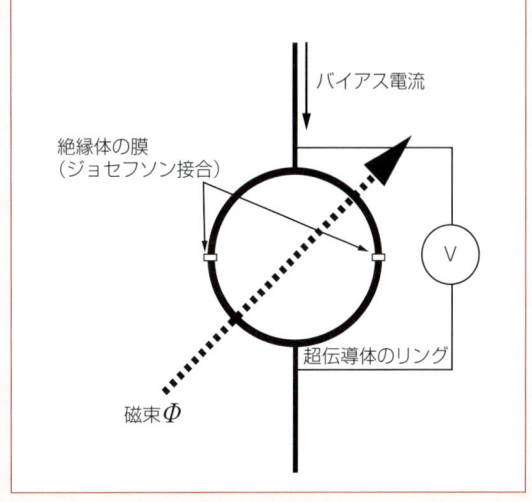

**図8-4 SQUIDの原理**
ジョセフソン接合という絶縁膜の接合を2カ所つくった超伝導体のリングの中を通過できる磁束の量は，磁束量子とよばれる量の周期関数になる．磁束量子の単位でリング内に磁束が侵入する度に電圧が振動する．

ことができる（f：フェムト，$10^{-15}$）．なお，このSQUIDの原理のもとになった**ジョセフソン効果**（電位差なしで電流が流れるという量子力学的な現象）は，イギリスの物理学者ジョセフソン（B. D. Josephson）が1962年に理論的に予測した現象で，後にノーベル物理学賞を受賞している．この理論的予測をしたとき，彼は22歳の大学院生であった．

※詳しくは「生体計測装置学 第2章2. 生体磁気計測」参照

# 2　円電流がつくる磁界

**keyword**
**コイルとインダクタ**
日本ではコイルという表現が使われることが多いが、欧米ではインダクタとよぶことが多い。なお、インダクタには誘導源という意味がある。

導線を円形にして電流を流す（**円電流**を流す）と、磁力線は円電流の中心を通る軸に対称につくられる（図8-5）。導線を円形に巻いたものを**インダクタ**（**コイル**）といい、回路記号は図8-6で表される。また、実際のインダクタには図8-7のようなものがある。1回だけ巻いたインダクタの円の中心にできる磁界の大きさ $H$ は、導線に流れる電流を $I$ [A]、円の半径を $r$ [m] とすると、

$$H = \frac{I}{2r} \quad \cdots\cdots\cdots\cdots\cdots\cdots\cdots\cdots\cdots\cdots\cdots\cdots (8\text{-}2)$$

と表される。円の中心に発生する磁界の向きは、図8-5に示したように、円電流の向きを右ねじを回す方向に合わせたときのねじの進む方向になる。

導線の巻数を増やしていくと、巻数に比例して磁界は強くなる。つまり、巻数 $n$ 回のインダクタがつくる円の中心軸上の磁界の大きさ $H_n$ は、

$$H_n = \frac{nI}{2r} \quad \cdots\cdots\cdots\cdots\cdots\cdots\cdots\cdots\cdots\cdots\cdots\cdots (8\text{-}3)$$

と表される。

---

**演習2**

導線を100回巻いて半径20 mmのインダクタを作製した。このインダクタに電流を1 A流したときにインダクタの中心にできる磁界の大きさを求めよ。

**解答**

半径20 mmは $20 \times 10^{-3} = 0.02$ m であるから、式（8-3）より求める磁界の大きさ $H_n$ は、

$$H = 100 \times \frac{1}{2 \times 0.02} = 2.5 \times 10^3 \text{ A/m}$$

となる。

---

導線を密着させて巻いたコイル状のインダクタを特に**ソレノイド**とよぶ（図8-8（a））。ソレノイドの内部には右ねじの進行方向に一様な磁界ができており（図8-8（b））、その一様な磁界の大きさ $H$ は、単位長さ（1 m）当たりの巻数 $n_0$ [回/m] とソレノイドに流れる電流 $I$ [A] を用いて、

$$H = n_0 I \quad \cdots\cdots\cdots\cdots\cdots\cdots\cdots\cdots\cdots\cdots\cdots\cdots (8\text{-}4)$$

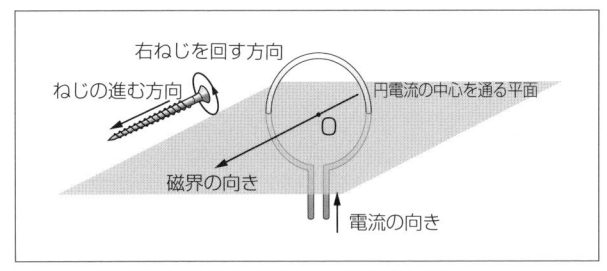

**図8-5** 円電流が円の中心 O につくる磁力線

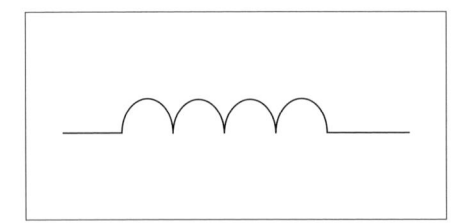

**図8-6** インダクタ（コイル）の図記号

**図8-7** 実際のインダクタ素子

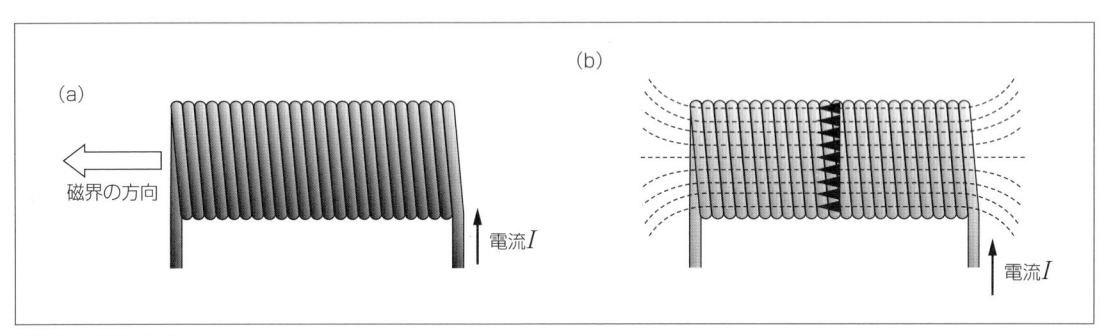

**図8-8** ソレノイド
a：ソレノイドは導線を密に巻いたコイル状のインダクタ．
b：ソレノイドの内部には一様な磁界（点線で例示）ができる．

と表される．無限に長い理想的なソレノイドの内側には式（8-4）で表される一様な磁界がつくられるが，外側には磁界は存在しない（図8-9(a)）．しかし，有限な長さで，すき間のあるコイル状のインダクタの場合は，内部の磁界は一様にはならず，さらにインダクタの外側にも磁界が漏れる（図8-9(b)）．理想的なソレノイドは，内部の磁界が場所を問わず一様であるという特徴がある．

図8-10のように，数回巻きの円形電流のつくる磁力線は，平たい円柱形の磁石がつくる磁力線と同様な向きになる．また，有限の長さのソレノイドに電流を流したときにできる磁力線は，棒磁石と同様な磁力線になる．このように，円電流がつくる磁界も永久磁石と同様にN極から出てS極に向かう閉じた磁力線をつくる．

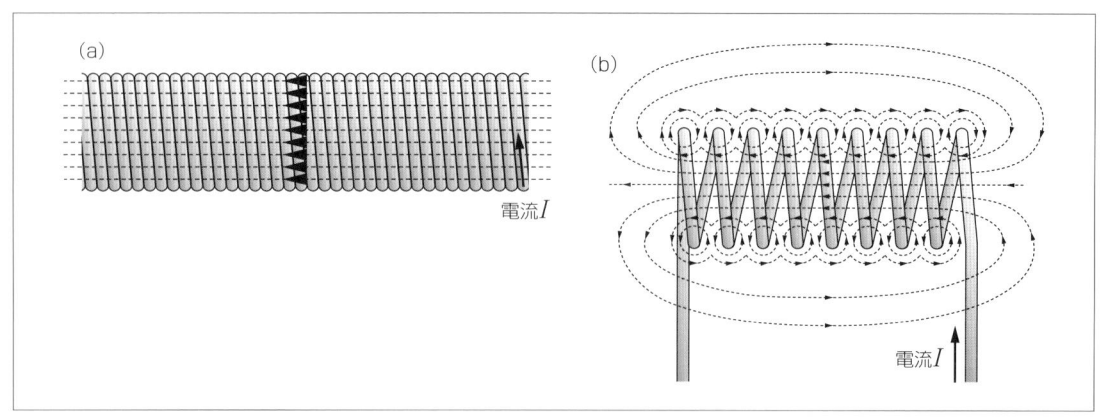

**図8-9 ソレノイドとインダクタ**
a：無限に長い理想的なソレノイドでは，内部に一様な磁界ができるが，外側には磁界は存在しない．
b：すき間の空いたコイル状のインダクタでは，外部にも磁界が漏れる．

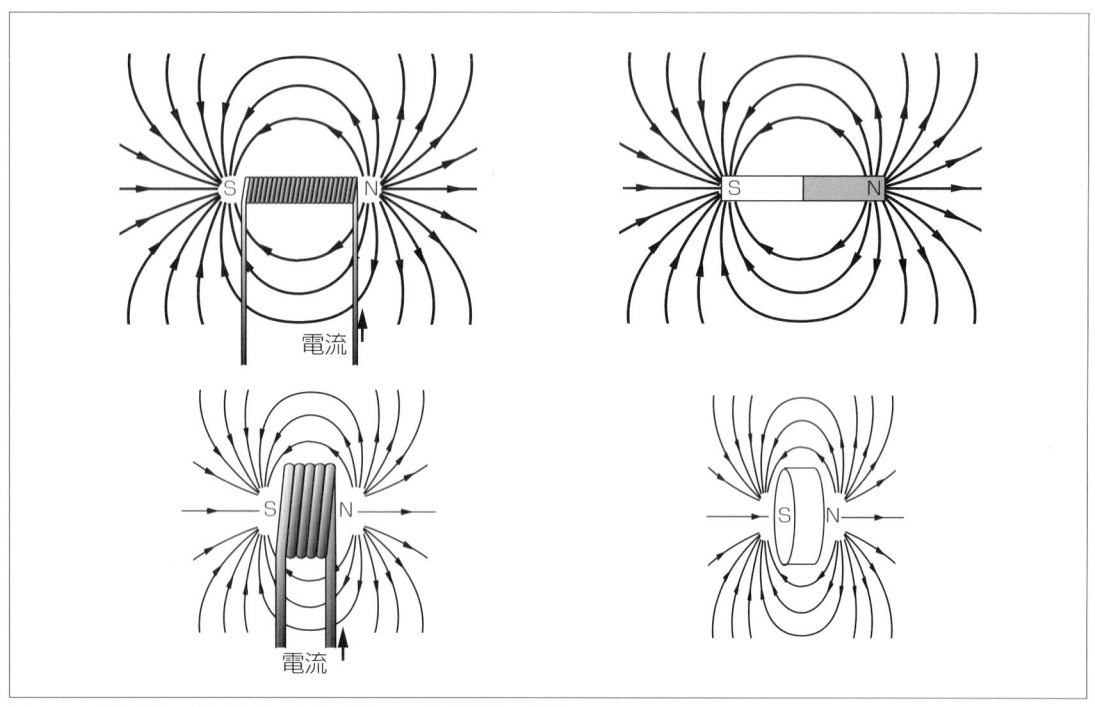

**図8-10 電流がつくる磁界と永久磁石のつくる磁界の様子**
有限の長さのソレノイドと棒磁石（上段）と，数回巻きのコイル状インダクタと円柱磁石（下段）の比較．電流によっても永久磁石と同様な磁界をつくることができる．

# 3 ローレンツ力

導線に電流を流すと，導線の周りには**アンペールの法則**にしたがって磁界が発生する．この磁界を発生させている電流の正体は，電子などの電荷をもった粒子（荷電粒子）の流れである．つまり，運動している荷電粒子によっても磁界がつくられると言い換えることができる．磁界のある空間のなかで荷電粒子が運動すると，荷電粒子のつくる磁界と空間の磁界の間で磁力が作用して荷電粒子が力を受ける．その力を**ローレンツ力**という．ローレンツ力は磁界の向きと荷電粒子の進行方向が垂直の

> **Tips 電磁石とその応用**
>
> 電流によってつくられる磁石を電磁石とよぶ．電磁石では，通常，インダクタのなかに軟鉄の鉄心を入れて磁化させ，磁界の作用を増大させるような工夫がなされている．電磁石は永久磁石と違って電流を制御することで磁界の大きさを自由に変化させることができるので，さまざまな工業製品や医療機器に利用されている．例えば，人工透析装置のなかの透析液などの流れを制御する弁としてソレノイドを利用した電磁弁が使われている（図8-11（a））．電磁弁は，ソレノイドのなかにプランジャ（鉄心など）が入っており，電流が流れて発生する磁界によりプランジャが動くのでその動きを弁の開閉に利用している（図8-11（b），（c））．弁の開閉は基本的に全開か全閉であり，開閉時には比較的大きな音がする．人工透析装置の内部でカチッ，カチッっと音がしているのが聞こえたら，それはたいていこの電磁弁の開閉音である．

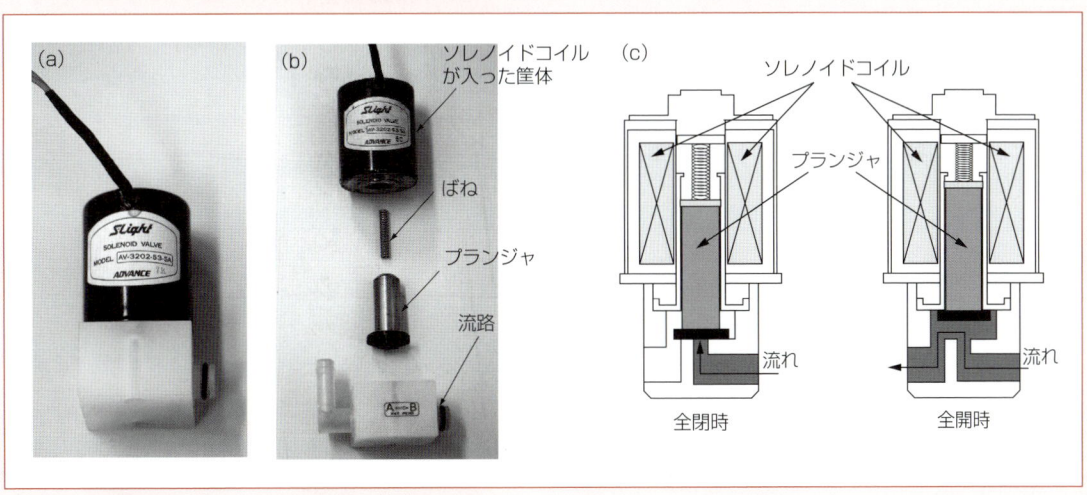

**図8-11 電磁弁**
a：ソレノイドコイルを利用して弁の開閉を行う電磁弁の例．
b：電磁弁の内部．
c：開閉の概略図．全閉時はプランジャがばねで押されて流路をせき止めている．ソレノイドコイルに電流が流れて磁界が発生すると，プランジャが引き寄せられて流路が開く．

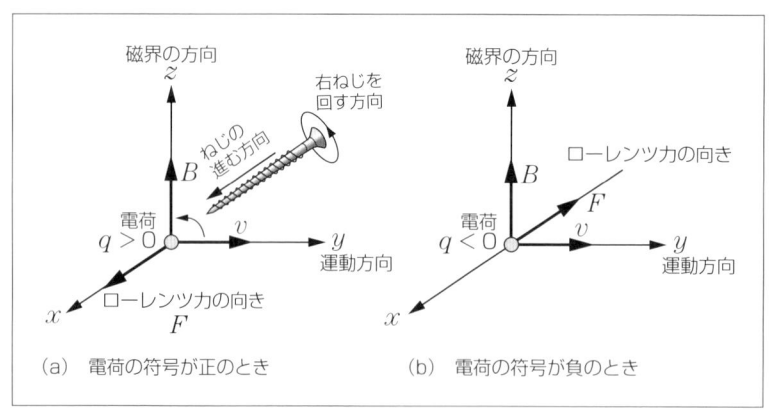

**図8-12 電荷が磁界から受けるローレンツ力の向き**

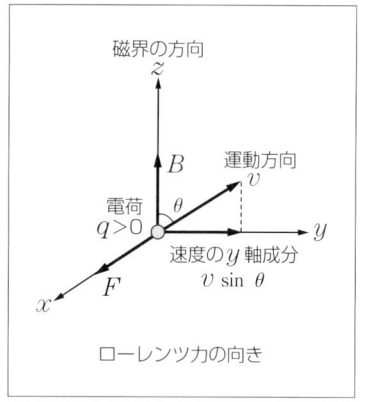

(a) 電荷の符号が正のとき
(b) 電荷の符号が負のとき

**図8-13 ローレンツ力**

電荷の運動方向と磁界の方向のなす角が$\theta$のときは，磁界に対して垂直な方向の速度成分$v\sin\theta$からローレンツ力を求める．

場合に最も大きく働く．その力の大きさ$F$ [N] は，荷電粒子$q$ [C] の運動する速さ$v$ [m/s] と磁束密度$B$ [Wb/m²] を用いて，

$$F = qvB \quad \cdots\cdots\cdots\cdots\cdots\cdots\cdots\cdots\cdots\cdots\cdots\cdots\cdots(8\text{-}5)$$

と表される．

正電荷の場合，ローレンツ力の向きは，電荷の運動方向（$v$の向き）と磁束密度の方向（$B$の向き）がつくる平面上に垂直に右ねじを置いたときに，$v$から$B$の方向へねじを回した場合のねじの進行方向に一致する（**図8-12(a)**）．また，負電荷では，力の向きは反対になる（**図8-12(b)**）．

$v$と$B$の向きが垂直ではない場合，$B$に垂直な$v$の成分だけを考えればよい．つまり，$B$と$v$のなす角度が$\theta$であれば，**図8-13**に示されるように$B$に垂直な$v$の成分は$v\sin\theta$になるので，ローレンツ力$F$は，

$$F = qvB\sin\theta \quad \cdots\cdots\cdots\cdots\cdots\cdots\cdots\cdots\cdots\cdots\cdots(8\text{-}6)$$

となる．なお，$\theta = 90°$とすると，式(8-5)と一致し，$\theta = 0°$とすると（つまり，磁束密度の向きに電荷が移動する場合），ローレンツ力は0になる．

---

#### 演習3

**図8-14**のように，磁界のない領域1から磁束密度の大きさが$B$の一様な磁界が紙面の奥から手前に向かって垂直に存在する領域2がある．そこへ境界面と磁界に垂直に質量$m$，電荷$q$（ただし$q<0$）をもつ荷電粒子が速さ$v$で入射した．荷電粒子はその後どのような運動をするか説明せよ．

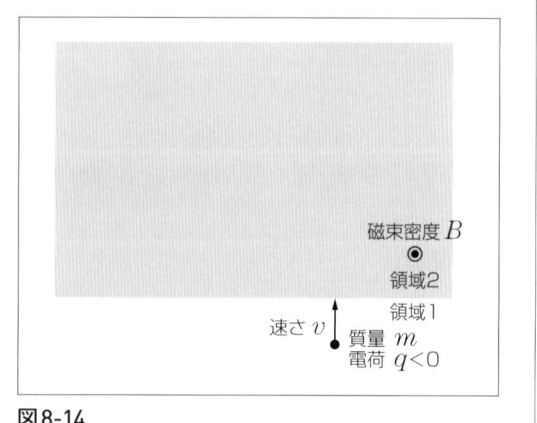

**図8-14**

114　第8章　電流がつくる磁界

解答

入射した荷電粒子は磁界からローレンツ力 $F = qvB$ を受ける．その方向は荷電粒子の運動の方向と磁界の方向に垂直な方向である．磁界中に入った荷電粒子は，ローレンツ力を向心力として等速円運動を始める．荷電粒子の描く円の半径を $r$ とすると，ローレンツ力と向心力のつり合いの関係から，

$$m\frac{v^2}{r} = qvB$$

が成り立つ．したがって荷電粒子は，領域2のなかで半径

$$r = \frac{mv}{qB}$$

の等速円運動をする．その後，入射位置Pから $2r$ だけ離れたQの位置で領域1に戻るので，そこから先は入射の際とは逆の方向に等速直線運動する（図8-15）．

なお，質量 $m$ によって半径 $r$ が変わることから，これは質量分析装置の原理にも利用されている．

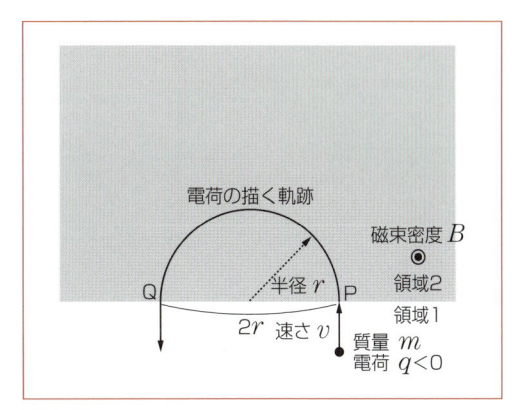

図8-15

## Tips ホール効果とホール素子

金属や半導体に磁界を加えた状態で磁界に垂直な方向に電流を流すと，磁界と電流に直角な方向に起電力が発生する．これは，アメリカの物理学者ホールによって1879年に発見された物理現象で，**ホール効果**（Hall effect）とよぶ．起電力が発生するのは，流れている電荷（キャリア）がローレンツ力を受けるためである．このように，電流と磁界の両者に垂直な方向に発生する電界をホール電界とよぶ．図8-16のように，$x$ 軸方向に流れる電流密度を $j_x$ [A/m²]，$z$ 軸方向の磁束密度の大きさを $B_z$ [Wb/m²]，$y$ 軸方向に発生したホール電界を $E_y$ [V/m] とすると，

$$R_H = \frac{E_y}{j_x \cdot B_z} \tag{8-7}$$

で表される量を**ホール係数**とよぶ．金属や $n$ 型半導体の場合，電荷（キャリア）は電子なので，ホール係数は負の値をとる．一方，$p$ 型半導体の場合，電流を担う電荷（キャリア）はホール（正孔：正の電荷をもった粒子のようなもの．この場合のホールは hole）であるから，ホール係数が正の値をもつ（ローレンツ力の向きを考えて各自確かめてみよ）．この現象を利用

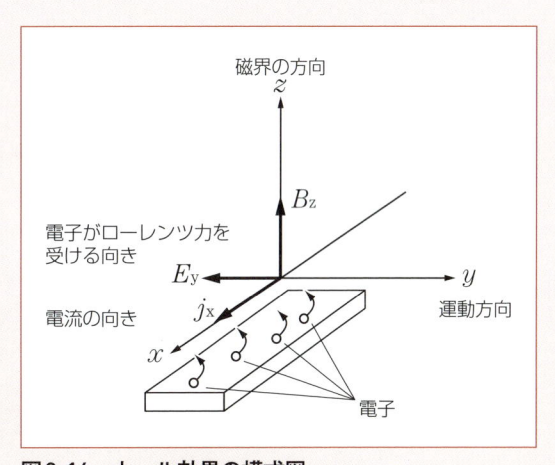

図8-16 ホール効果の模式図
運動する電子（電流の向きと逆向き）がローレンツ力を受けて $y$ 軸方向に曲がるため，$y$ 軸方向に起電力が発生する．

したホール素子は，磁界の測定に利用されている．ホール素子の材料としては，インジウムヒ素（InAs），インジウムアンチモン（InSb），ガリウムヒ素（GaAs）などの半導体が使われている．

### 章末問題（解答は207頁）

**問題1** 図のように，距離が2m離れた2本の平行導線があり，導線1はaからbの向き，導線2はdからcの向きに大きさ1Aの電流がそれぞれ流れている．点P，Q，R，Sにおける磁界の大きさと向きをそれぞれ求めよ．

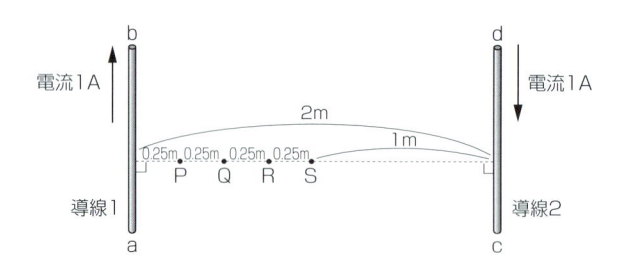

**問題2** 半径 $r$ [m] の1回巻きのインダクタの中心に磁荷 $m$ [Wb] の磁極を置いてコイルに電流を流したところ，磁極に力 $F$ [N] が働いた．このコイルに流した電流の大きさを求めよ．

**問題3** あるソレノイドに1Aの電流を流したところ，ソレノイド内部に $3.0 \times 10^3$ A/m の磁界が発生した．このソレノイドの単位長さ（1m）当たりの巻数はいくらか求めよ．

**問題4** 磁束密度の大きさ $B$ [Wb/m$^2$] の一様な磁界と60°の角度をなして正の電荷 $q$ [C] が速さ $v$ [m/s] で運動するとき，この電荷に加わる力の大きさと向きを答えよ．

**問題5** 一様な磁界のなかを，電荷 $q$ $(q>0)$ [C] をもち質量 $m$ [kg] の荷電粒子が速度の大きさ $v$ [m/s] で半径 $r$ [m] の等速円運動をしている．荷電粒子に加わっている力は磁界によるものだけとし，磁界の方向が図のように紙面に向かって奥から手前向きのとき，以下の設問に答えよ．
(1) 荷電粒子の回転方向は図のa方向かb方向か．
(2) この空間にある磁界の磁束密度の大きさはいくらか．

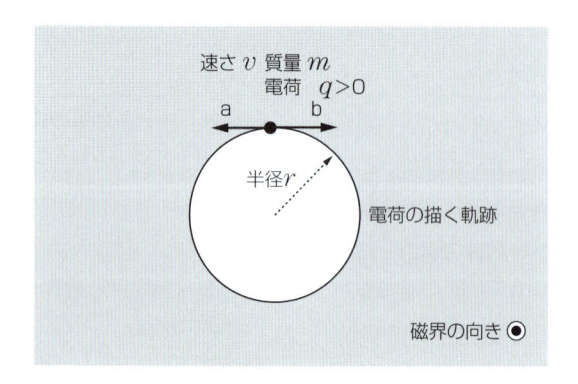

**問題6** 図 (a) のように長さ $l$ [m] のまっすぐな導線に電流 $I$ [A] が流れている．導線の中心 O に直交する線上で距離 $r = \dfrac{1}{2}$ [m] 離れた点 P の磁界の大きさを $I$ と $l$ を用いて表せ．

※ヒント：図 (b) のように導線上の点 S にある微小部分 $ds$ が距離 $R$ [m] だけ離れた点 Q につくる磁界の大きさ $dH$ は，導線の接線と SQ のなす角を $\theta$ とするとき，

$$dH = \frac{1}{4\pi} \frac{I \cdot ds \cdot \sin\theta}{R^2}$$

で与えられる（**ビオ・サバールの法則**という）．この微小部分 $ds$ がつくる $dH$ を長さ $l$ にわたって積分すればよい．

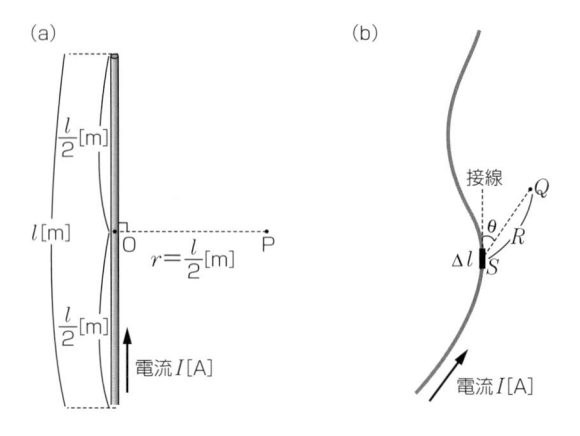

# 第9章 電磁誘導

## 1 ファラデーの法則

　前章では，電流が磁界をつくることを述べたが，逆に磁界によって電流がつくりだされることも予想できる．1831年にイギリスの化学・物理学者マイケル・ファラデーは，永久磁石やインダクタを用いた実験をとおして，磁界を使って電流を発生させることができることを明らかにした．

　図9-1に示すように，インダクタ1の両端を検流計につなぎ，棒磁石や電流を流した別のインダクタ2（電磁石）を出し入れすると，検流計の針が振れる．これは，インダクタ1の周囲の磁束が棒磁石や電磁石によって変化して，インダクタ1の両端に起電力が発生したためである．このように，磁束の変化によって起電力が発生する現象を**電磁誘導**，発生した起電力のことを**誘導起電力**とよぶ．また，この法則を発見者の名前をとって**ファラデーの電磁誘導の法則**とよぶ．

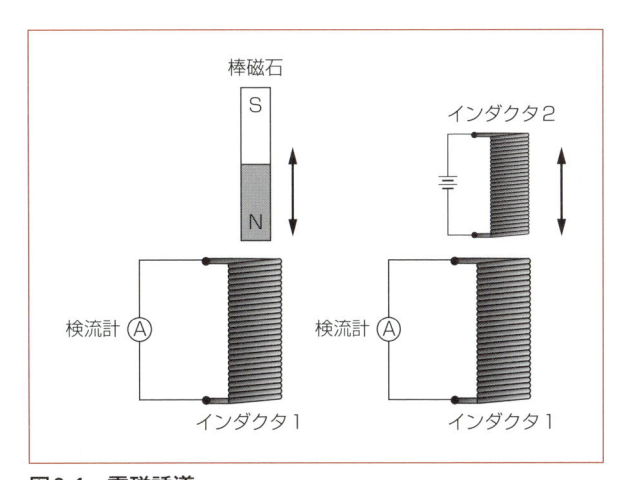

**図9-1　電磁誘導**
インダクタに棒磁石や電流を流した別のインダクタを出し入れすると検流計の針が振れる．

## Tips クランプメータ

電磁誘導の法則を利用した測定器にクランプメータがある．クランプメータは，図9-2のようなもので，先端の円形内部に測定対象となる導線を挟む（クランプする）ことによって，直接電気的に接触せずに内部の交流電流や交流電圧を測定することができる．

クランプメータは，測定対象の交流電流によって発生する磁界のつくる磁束を測定器内部のインダクタでとらえ，その磁束の変化からインダクタに生じる誘導起電力を測定し，電流を求める測定器である．

医療機器の電源コード内を流れている電流をクランプメータで測定し，電源電圧の実効値（通常は100 V）とかけ合わせることで，その医療機器が動作しているときの実際の消費電力をはかることができる．家庭で，ドライヤーと電子レンジを同時に使用してブレーカが落ちるといったことが時々起きるが，これは使用できる消費電力を超えてしまったためである．医用室内でも家庭と同様に使用できる消費電力の合計は決まって

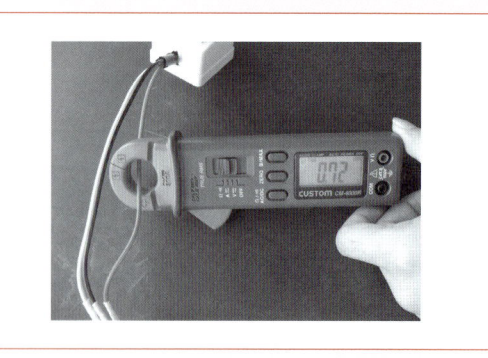

**図9-2 クランプ式マルチメータ**

いる．したがって，その部屋で使う電気機器についてこのような消費電力測定を行うことで，医用室内の消費電力がオーバーしないかどうかをあらかじめ点検することができる．家庭と違って，医用室で消費電力オーバーが起こり電気が止まると医療事故になりかねないため，このような点検は重要である．

## 2　レンツの法則

図9-3 (a) のように，1回巻きのインダクタに磁石のN極を近づけると，導線には矢印の方向に電流が流れる．このとき，インダクタの中心には磁石のN極がインダクタに近づくのをさまたげるように右ねじの法則による磁界が発生する．磁石を円形導線から遠ざけると，電流の向きは逆になる（図9-3 (b)）．このときは，磁石のN極が出て行くのをさまたげる方向に磁界が発生する．このように，インダクタの周囲の磁束が変化すると，磁束の変化を打ち消すように磁界が発生する法則は，1833年にドイツの物理学者ハインリヒ・レンツ（H. Lentz）が発見したことから，**レンツの法則**とよぶ．

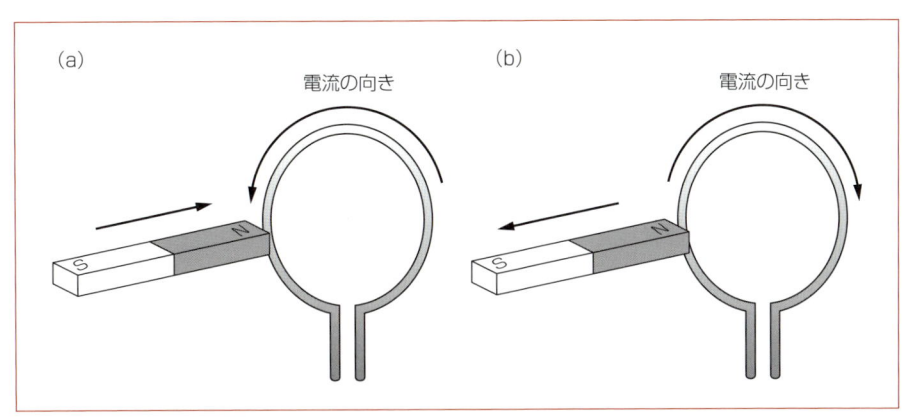

**図9-3 レンツの法則**
N極を近づけるときと遠ざけるときでは発生する電流の向きが逆転する．

## 3 誘導起電力の大きさ

　誘導起電力が発生するのは，インダクタの周囲の磁束が変化しているときだけである．棒磁石をインダクタに近づけるとき，その速さが大きいほど検流計の針の振れは大きくなる．このことから，インダクタを貫く磁束の時間変化が大きいほど発生する誘導起電力も大きいといえる．1回巻きのインダクタを貫く磁束が短い時間 $\Delta t$ の間に $\Delta \Phi$ だけ変化したとすると，発生する誘導起電力 $V$ は，

$$V = -\frac{\Delta \Phi}{\Delta t} \quad \left(微分で表すと V = -\frac{\mathrm{d}\Phi}{\mathrm{d}t}\right) \quad \cdots\cdots\cdots\cdots(9\text{-}1)$$

と表される．インダクタが $n$ 回巻きになった場合は，その巻数に比例した誘導起電力 $V_n$ が発生し，

$$V_n = -n\frac{\Delta \Phi}{\Delta t} \quad \left(微分で表すと V_n = -n\frac{\mathrm{d}\Phi}{\mathrm{d}t}\right) \quad \cdots\cdots\cdots(9\text{-}2)$$

と表される．

---

**演習1**

　図9-4のように，半径10 mm，巻数10,000回のインダクタの両端P，Qが10 Ωの抵抗につながれた状態で磁束密度10 Wb/m² の磁界のなかに置かれている．ここで，インダクタの長さ方向と磁界の方向は平行とする．ある時刻から1秒間にインダクタを貫く磁束密度が5 Wb/m² に変化したとき，抵抗に流れる電流の向きと大きさを求めよ．

解答

ファラデーの電磁誘導の法則により，1秒間の磁界の変化でインダクタの両端に発生する起電力の大きさ$V$は，

$$V = \left| -10000 \times \frac{(5-10) \times \pi \times 0.01^2}{1} \right| = 5\pi \text{ [V]}$$

と表される．したがって，求める電流（$I$）はオームの法則により，

$$I = \frac{V}{R} = \frac{5\pi}{10} = 0.5\pi \approx 1.6 \text{ A}$$

となる．なお，電流の向きは，PからQの方向に抵抗を流れることになる．

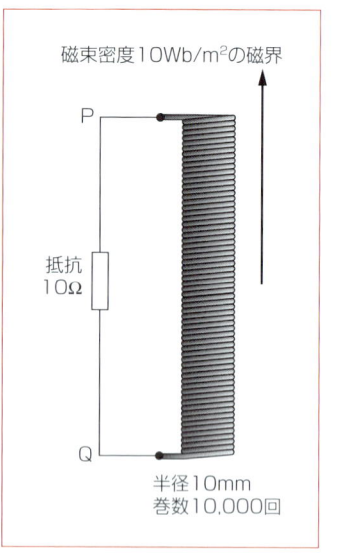

**図9-4** 磁束密度の変化によって流れる電流

# 4　フレミングの右手の法則

誘導起電力が発生するのは，インダクタに磁石を近づけたり遠ざけたりするときだけではない．図9-5（a）に示すように，一様な磁束密度$B$ [Wb/m²]の磁界中に抵抗$R$ [Ω]でつながれた平行導線を置き，その上に長さ$l$ [m]の導体棒を接したまま速さ$v$ [m/s]で動かす場合を考えてみる．ここで，平行導線と導体棒は電気的に接しており，その接点ではとぎれることなく電流が流れるものとする．この場合，外部の磁界は時間によって変化しないが，回路abcdで作られる面積（$S$ [m²]）が時間とともに変化する．すると，回路abcdを貫く磁束が時間変化するために誘導起電力が発生する．短い時間$\Delta t$の間に変化する回路の面積$\Delta S$は，

$$\Delta S = lv\Delta t$$

である．その間に変化する磁束を$\Delta \Phi$とすると，

$$\Delta \Phi = B\Delta S = vBl\Delta t$$

となる．したがって，発生する誘導起電力の大きさ$V$ [V]は，

$$|V| = \left| -\frac{\Delta \Phi}{\Delta t} \right| = vBl \quad \cdots\cdots\cdots\cdots\cdots\cdots\cdots\cdots(9\text{-}3)$$

と表される．このとき，図9-5（b）のように磁界の向きを右手の人差し指，導体棒の動く向きを親指に対応させると，発生する誘導起電力による電流（**誘導電流**）の向きは中指の方向になる．これを**フレミングの**

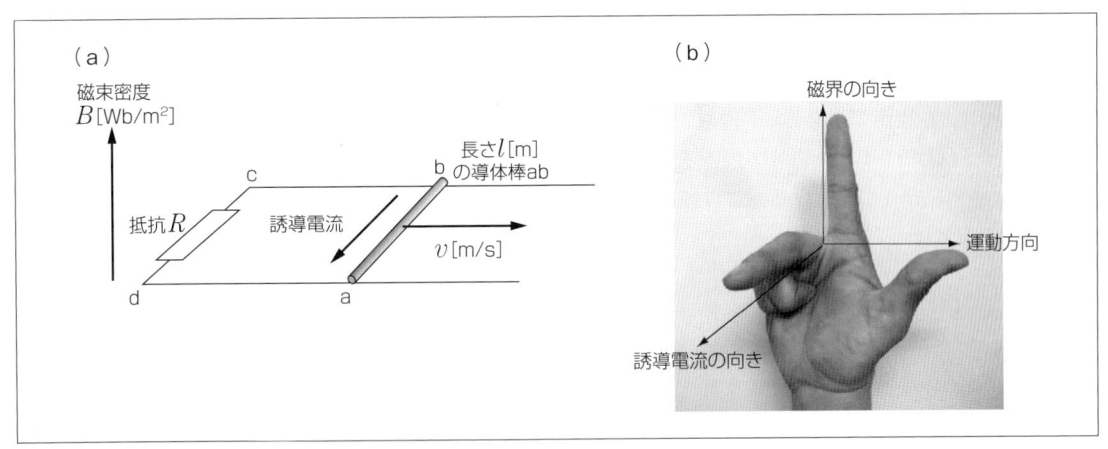

**図9-5** 磁束の変化による誘導起電力の発生
a：一様な磁界中を運動する導体棒abに流れる電流.
b：フレミングの右手の法則.

**右手の法則**とよぶ.

　ここで，見方を変えて導体棒のなかにある$q$（ただし$q<0$）[C]の電荷に着目してみる．電荷が速さ$v$ [m/s]で運動するときに，電荷は磁界から$F=qvB$ [N]のローレンツ力を受ける．その方向は導体棒に平行な方向である．この力は，導体棒のなかに発生した電界$E$ [V/m]によって電荷に働いたと考えることもできるため，

$$qvB = qE \quad \cdots\cdots\cdots\cdots\cdots\cdots\cdots\cdots\cdots\cdots\cdots\cdots\cdots\cdots\cdots\cdots (9\text{-}4)$$

という関係が成り立つ．ここで，導体棒の両端の起電力の大きさは$V=El$ [V]で表されるため，式(9-4)の両辺を$q$で割った関係式$vB=E$を用いると，

$$V = El = vBl \quad \cdots\cdots\cdots\cdots\cdots\cdots\cdots\cdots\cdots\cdots\cdots\cdots\cdots (9\text{-}5)$$

となり，前に出てきた誘導起電力の式(9-3)と一致する．このことから，磁界の変化が電界をつくりだし，それにより誘導起電力が生じていると考えることができる．

---

**演習2**

　図9-6のように，一辺が1 mの正方形の導線が，磁界のない領域1から0.1 m/sの等速度で磁束密度1 Wb/m$^2$の領域2に入るとき，導線に流れる電流の大きさの時間変化（0秒から30秒まで）をグラフに描け．また，電流の流れる向きはどうなるか．ただし，領域2の磁界の向きは紙面に垂直で奥から手前向き，導線全体の抵抗は1 Ωとし，図9-6の位置にあるときを時刻0とする．

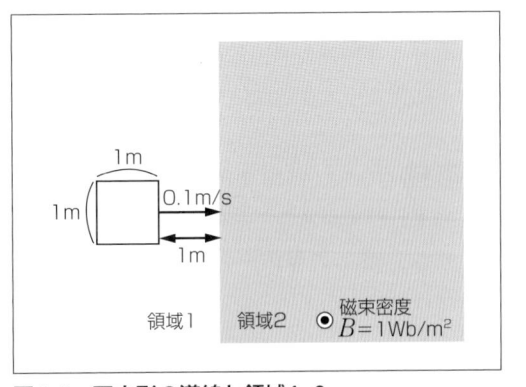

**図9-6** 正方形の導線と領域1, 2

解答

時刻0から10秒間は導線で囲まれた領域を貫く磁束の変化はない．10秒後から導線全体が領域2に入るまでの20秒後までに導線で囲まれた領域の内部を貫く磁束は0から1 Wb/m² × 1 m² まで変化する．この間に発生する誘導起電力の大きさは，

$$V = \left| \frac{1}{10} \right| = 0.1 \text{ V}$$

となる．したがって，流れる電流はオームの法則より，0.1 Aとなる．20秒後以降は，コイルを貫く磁界の変化がないので電流は0であり，その様子をグラフに描くと図9-7のようになる．また，電流の流れる向きはフレミングの右手の法則より，時計回りとなる．

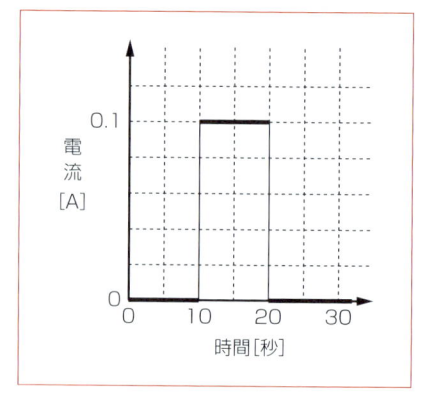

図9-7 導線に流れる電流

### 章末問題（解答は209頁）

**問題1** 図のように，磁石の一端をインダクタに近づけたとき矢印の向きに電流が流れた．近づけた磁極はN極かS極か答えよ．

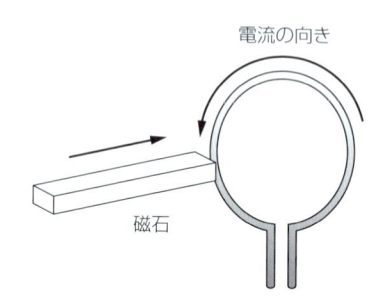

**問題2** 磁束密度 50 Wb/m² の一様な磁界に直交する向きに置いた長さ 30 cm の導体棒を，磁界と導体棒の双方に直交する方向に 2 m/s の速さで動かしたとき，この棒の両端に生じる起電力の大きさはいくらか．

**問題3** 図のように，磁束密度 $B$ [Wb/m²] の一様な磁界が鉛直上向きにある真空中に2本の平行導線があり，その一端が $R$ [Ω] の抵抗でつながれている．2本の導線に接しながら長さ $l$ [m] の導体棒を右方向へ速度 $v$ [m/s] で動かした．この回路に流れる電流の大きさはいくらか．

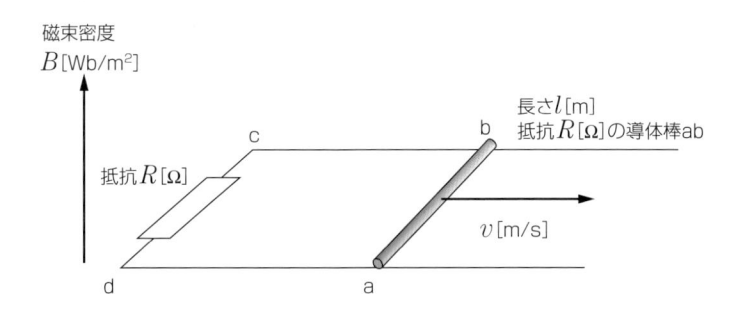

問題4 問題3の図において，導体棒を右方向へ速度 $v$ [m/s] で動かす代わりに加速度の大きさ $a$ [m/s$^2$] で動かした場合，回路に発生する起電力の大きさの時間変化をグラフに示せ．ただし，動かし始めた瞬間を時刻0とする．

問題5 図のように，一辺が2 m の正方形の導線が，磁界のない領域1から0.1 m/sの等速度で磁束密度5 Wb/m$^2$ の領域2を通過し，再び磁界のない領域3に抜けた．インダクタに流れる電流の大きさの時間変化をグラフに描け．ただし，導線の時計回りに電流が流れた場合を正とする．また，領域2の磁界の向きは紙面に垂直で奥から手前向き，導線全体の抵抗は1 Ω とし，図の位置にあるときを時刻0とする．

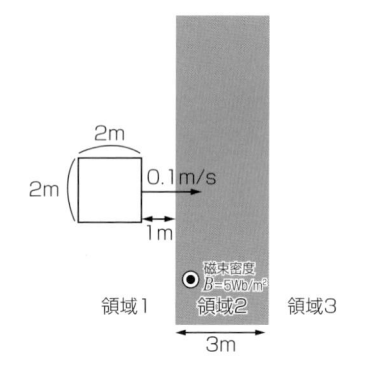

問題6 図のように，磁束密度 $B$ [Wb/m$^2$] の一様な磁界が加わっている空間がある．磁界の向きと垂直な平面上に長さ $l$ [m] の導体棒OPを置き，点Oを中心として1秒間に4回転するように等速回転運動させた．OP間に発生する起電力を求めよ．

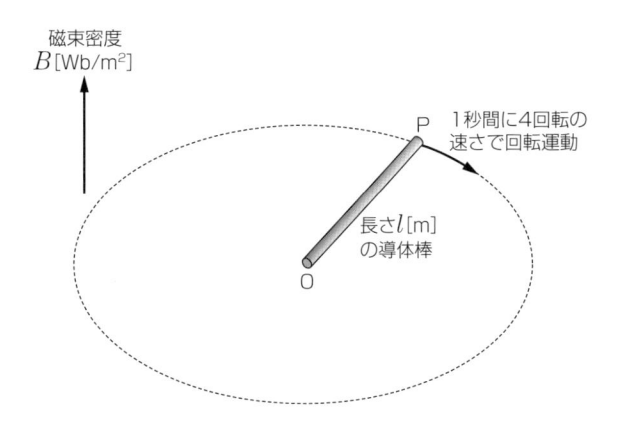

# 第10章 インダクタ（コイル）

## 1 インダクタンス

　第8章では，アンペールの右ねじの法則によって，インダクタに電流を流すと磁界が発生することを説明した．インダクタを流れる電流が時間的に変化すると，インダクタのなかに発生する磁界も変化することが予想できる．電流の時間変化によってつくりだされた磁界の変化は，インダクタの両端に誘導起電力を生じさせる．後で述べるように，インダクタを流れる電流 $I$ [A] とそのインダクタがつくりだす磁束 $\varPhi$ [Wb] の間には，比例係数を $L$ とすると，

$$\varPhi = LI \quad \cdots\cdots\cdots\cdots\cdots\cdots\cdots\cdots\cdots\cdots\cdots\cdots\cdots\cdots (10\text{-}1)$$

という比例関係が成り立つ．このときの比例係数 $L$ を**インダクタンス**（**inductance**）とよぶ．インダクタンスの単位は [H] で，この式から [Wb/A] に一致することもわかる．

## 2 自己誘導

　インダクタを流れる電流 $I$ が時間変化すると，それによって発生する磁界も電流に比例して変化する．したがって，磁束変化を $\varDelta\varPhi$，電流変化を $\varDelta I$ とすると，

$$\varDelta\varPhi = L\varDelta I \quad \cdots\cdots\cdots\cdots\cdots\cdots\cdots\cdots\cdots\cdots\cdots\cdots\cdots (10\text{-}2)$$

と表すことができる．比例定数 $L$ はインダクタによって決まる定数で，**自己インダクタンス**（**self-inductance**）とよぶ．自己インダクタンスの単位にも [H] を用いる．

　さらに，インダクタ自身がつくる磁束の変化によって，インダクタには誘導起電力が発生する．これを自己誘導という．自己誘導によって生じる起電力 $V$ [V] は，

$$V = -L\frac{\varDelta I}{\varDelta t} \quad \left(\text{微分で表すと } V = -L\frac{dI}{dt}\right) \cdots\cdots\cdots (10\text{-}3)$$

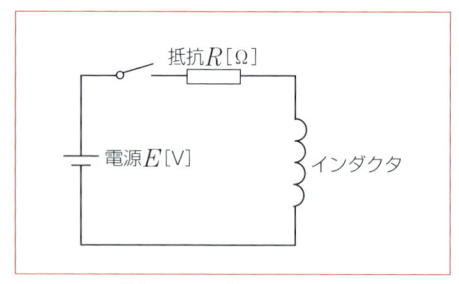

図10-1　抵抗とインダクタからなる直流回路

となる.

　図10-1のような抵抗 $R$ [Ω] とインダクタを電源（電圧 $E$ [V]）につないだ直流回路を作り，スイッチを入れるとする．スイッチを入れた瞬間，回路に電流が流れ始めるとインダクタに流れる電流が時間変化するため，インダクタ内部に磁束が発生する．そのため，インダクタは発生した磁束をさまたげようとして電源による電流の流れに逆らって電流を流す．その結果，回路の電流はすぐに一定にはならないが，十分に時間が経過すると，回路には一定の電流が流れるようになる．このときにインダクタが理想的なもの（電気抵抗が0Ω）とすると，単なる導線として振る舞うため，この回路に流れる電流は $I = E/R$ [A] となる（ただし，実際のインダクタは若干の抵抗成分をもっている）．スイッチを切った場合も，入れたときと同様にすぐに電流がゼロになるのではなく，少し時間が経過してからゼロになる．このように，インダクタには急激な電流の変化をさまたげる働きがあるので，発生する誘導起電力のことを**逆起電力**とよぶこともある．

　交流回路の場合，回路を流れる電流は常に時間変化しているため，インダクタは電流の流れをさまたげる素子，つまり電気抵抗としての性質をもつようになる．したがって，交流回路では高周波雑音などを除去するフィルタ回路の素子として利用されている．なお，交流回路における抵抗の成分は交流の角周波数を $\omega$ とすると，$\omega L$ と表される．このとき，この抵抗成分 $X_L = \omega L$ を**誘導性リアクタンス**とよぶ．なお，$\omega = 0$（直流の状態）にすると，インダクタの抵抗成分はゼロとなり，導線として扱うことができるのがわかる．

　自己インダクタンスの1つの例として，無限に長い理想的なソレノイドの長さ $l$ [m] 当たりの自己インダクタンスを求めてみる．$l$ 当たりの巻数が $N$ 回であるとすると，ソレノイドの1 m当たりの巻数は $n = N/l$ [回/m] となる．また，ソレノイドの断面積を $S$ [m$^2$]，流れる電流を $I$ [A] とすると，ソレノイド内のある断面を通る一様な磁束 $\Phi_0$ [Wb] は，

$$\Phi_0 = n\mu_0 IS = \frac{\mu_0 NIS}{l} \quad \cdots\cdots(10\text{-}4)$$

**keyword**

**角周波数**

角周波数 $\omega$，周波数 $f$ の間には，$\omega = 2\pi f$ の関係がある．

と表される．ソレノイドの1巻きごとに誘導起電力が発生するので，長さ$l$の部分の自己インダクタンス［H］は，

$$L = N\frac{\Phi_0}{I} = \frac{\mu_0 N^2 S}{l} \quad \cdots\cdots\cdots\cdots\cdots\cdots\cdots\cdots\cdots\cdots(10\text{-}5)$$

となる．

ここで，$N\Phi_0$は1巻きごとに通過（**鎖交**）する磁束$\Phi_0$を$N$回巻き分だけ足し合わせたものになる．これを**磁束鎖交数**という．先に，自己インダクタンスの定義は**磁束／電流**と述べたが，これは，1回巻きのインダクタの場合であり，実際のインダクタでは**磁束鎖交数／電流**がインダクタンスとなる．

**keyword**
**無誘導部品**
電気抵抗やキャパシタなどの素子のなかには，内部の構造がインダクタとして働いてしまうものもある．医療機器の点検用計測装置では，測定精度をよくするために，交流で用いても電気抵抗の性質をもちにくい素子がよく使用される．そのような素子を**無誘導部品**という．

---

**演習1**
0.5 Hの自己インダクタンスをもつインダクタを流れる電流が10秒間に一定の割合で1 A増加したとき，コイルの両端に自己誘導によって生じる起電力の大きさを求めよ．

**解答**
自己誘導における起電力の式から，その大きさは，

$$\text{起電力の大きさ} = \left| -0.5 \times \frac{1}{10} \right| = 5.0 \times 10^{-2} \text{ V}$$

となる．

**演習2**
透磁率$\mu$の鉄心に単位長さ（1 m）当たり$n$回一様に巻かれた無限長ソレノイドがある．ソレノイドの断面積を$S$［m$^2$］，流れる電流を$I$［A］とするとき，1 m当たりの自己インダクタンスを求めよ．

**解答**
1 mの長さのソレノイドがつくる磁束密度$B$［Wb/m$^2$］は，

$$B = \mu n I \quad [(\text{Wb/m}^2)/\text{m}]$$

したがって，1 m当たりの磁束鎖交数$\Phi$は，

$$\Phi = nBS = \mu n^2 I S \quad [\text{Wb/m}]$$

となり，1 m当たりの自己インダクタンスは，

$$L = \frac{\mu n^2 I S}{I} = \mu n^2 S \quad [\text{H/m}]$$

と表される．

# 3　相互誘導

図10-3のように，2つのインダクタ1と2を並べ，インダクタ1に流れる電流を変化させると，インダクタ1がつくる磁束の変化によりインダクタ2に誘導起電力が発生する．インダクタ1がつくる磁束の変化は，インダクタ1に流れる電流の変化$\Delta I_1$［A］に比例する．したがって，

> **Tips　医療機器におけるインダクタ**
>
> インダクタが利用されている医療機器の例としては，単相性の体外式除細動器や超音波手術器などがある．
>
> 除細動器とは，心室細動や無脈性の心室頻拍など，心臓がポンプの役割を果たせなくなるような不整脈に陥ったときに，瞬間的に大電流を流して心臓のポンプ機能を元に戻す医療機器である．除細動器では，キャパシタに蓄えた電気を放出して電流を流すが，単相性の除細動器の場合には出力回路にインダクタを挿入することによって出力特性を制御している．図10-2に，単相性除細動器の外観と内部回路の概略図を示す．なお，心筋への負担が大きい単相性の除細動器は減りつつあり，現在はAED (automated external defibrillator：自動体外式除細動器) を含め，二相性除細動器が普及しているが，その出力回路にはインダクタは組み込まれていない．
>
> 超音波手術器は，メス先を20～30 kHzの超音波周波数で機械的に振動させることによって軟組織を破砕するのに使用されるメスの一種である．メス先の振動方式の一つに**磁歪振動子**を用いたものがある．インダクタの中にニッケル (Ni) などの強磁性体を入れ，インダクタに交流電流を流すことによって磁界の変化を起こすと，ニッケルはこの磁界の影響で微小な伸縮を起こす．これを**磁歪**という．磁歪による強磁性体の伸縮をメス先に伝えて破砕に利用するのが超音波手術器である．
>
> 電気手術器 (電気メス) などの高周波電流を使う医療機器では，高周波電流が流れるケーブルをコイル状に束ねないようにすることが大切である．例えば，対極板のコードを邪魔だからといってコイル状に束ねたりすると，コードが抵抗としての性質をもってしまうため大変危険である．このように，インダクタの性質が意図せぬ事故につながることもある．
>
> **図10-2**
> a：実際の除細動器．b：単相性除細動器の内部回路の概略図．コンセントからの交流を整流回路で直流に変えてキャパシタを充電する．スイッチを切り替えると，放電される．放電回路にインダクタを挟むことで波形をダンピングする (ローン波形にする)．インダクタを挟むことで除細動効率が上がり，不整脈の再発率も低下する．
>
> ※詳しくは「医用治療機器学　第2章 電磁気治療機器，第5章 超音波治療機器」参照

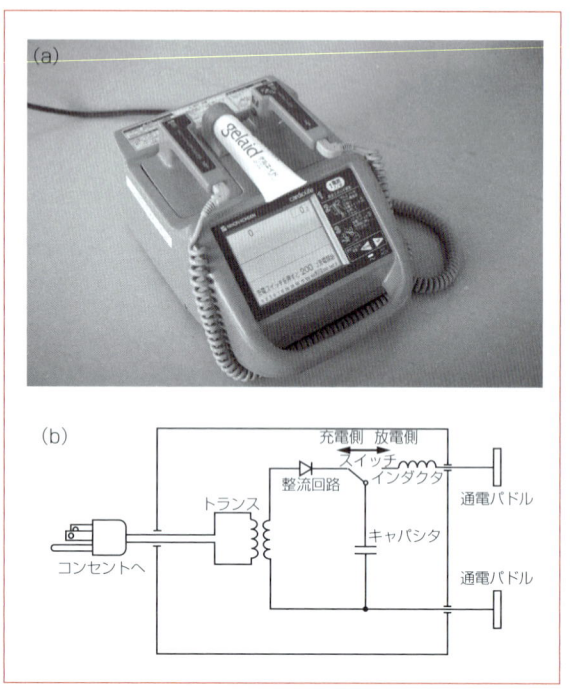

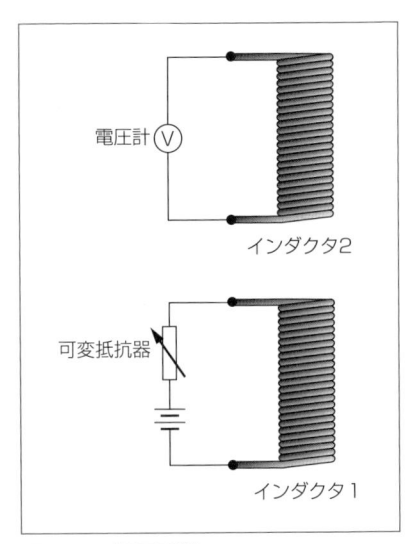

図10-3　相互誘導

インダクタ2を貫く（鎖交する）磁束の変化$\Delta\Phi_2$［Wb］は，

$$\Delta\Phi_2 = M_{21}\Delta I_1 \quad\cdots\cdots(10\text{-}6)$$

と表される．ここで，比例定数$M_{21}$をインダクタ1からインダクタ2への**相互インダクタンス**といい，単位は自己インダクタンスと同様に［H］を用いる．また，インダクタ1の電流の変化によってインダクタ2に誘導起電力が発生することを**相互誘導**（**mutual induction**）といい，その誘導起電力$V_2$［V］は，

$$V_2 = -L\frac{\Delta\Phi_2}{\Delta t}$$

$$= -M_{21}\frac{\Delta I_2}{\Delta t} \quad \left(微分で表すと V_2 = -M_{21}\frac{dI_1}{dt}\right) \cdots\cdots(10\text{-}7)$$

となる．インダクタ1とインダクタ2の役割を入れかえると，インダクタ1に生じる相互誘導による起電力$V_1$［V］は，

$$V_1 = -M_{12}\frac{\Delta I_2}{\Delta t} \quad \left(微分で表すと V_1 = -M_{12}\frac{dI_2}{dt}\right) \cdots\cdots(10\text{-}8)$$

と表される．$M_{12}$はインダクタ2からインダクタ1への相互インダクタンスであるが，

$$M_{12} = M_{21} \quad\cdots\cdots(10\text{-}9)$$

という関係が成り立ち，これを**相反定理**とよぶ．

# 4 インダクタに蓄えられるエネルギー

インダクタに電流を流すためには、自己誘導によって生じる逆起電力に逆らって電流を流さなくてはならない。つまり、インダクタに電流を流すためには、外から仕事をする必要がある。インダクタになされた仕事はエネルギーとしてインダクタに蓄えられる。

自己インダクタンス$L$〔H〕のインダクタに時間0から$t$秒までの間に蓄えられるエネルギーを$W$〔J〕とし、その間に電流$I'$が0から$I$〔A〕まで一定の増加量で変化したとする。インダクタに電流を流すためには、逆起電力($V$〔V〕)と同じ大きさの起電力を加える必要がある。短い時間$\Delta t$秒の間に逆起電力に逆らって電流$I'$を流したときの仕事(言い換えると、逆起電力に逆らって$I\Delta t$の電荷を運ぶのに必要な仕事)は、

$$\Delta W = |V|\, I'\, \Delta t \quad \cdots\cdots\cdots\cdots\cdots\cdots\cdots\cdots\cdots\cdots\cdots\cdots (10\text{-}10)$$

と表せる。逆起電力(誘導起電力)を実際に代入すると、

$$\Delta W = L\frac{\Delta I}{\Delta t} I'\, \Delta t = LI'\, \Delta I \quad \cdots\cdots\cdots\cdots\cdots\cdots\cdots\cdots (10\text{-}11)$$

となる。したがって、時間0から$t$秒までの間に蓄えられるエネルギーは、図10-4に示されるように三角形の面積に等しくなり、

$$W = \frac{1}{2}LI^2 \quad \cdots\cdots\cdots\cdots\cdots\cdots\cdots\cdots\cdots\cdots\cdots\cdots\cdots\cdots\cdots (10\text{-}12)$$

と表される。なお、これは式$\Delta W = LI'\, \Delta I$を$dW = LI'\, dI$と置き換えて、

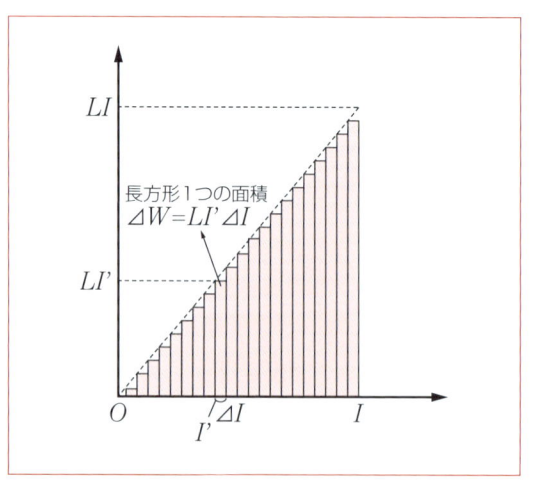

**図10-4**
0から$t$秒の間に蓄えられるエネルギー$W$は、長方形の面積の総和≒三角形で囲まれた面積。なお、$\Delta I$の間隔を短くして0に近づけると三角形の面積に一致する(つまり積分したことになる)。

時間 0 から $t$ 秒までの間で積分しても求めることができる．その場合，時間 0 から $t$ 秒までに蓄えられるエネルギーは，

$$W = L\int_0^I I' \, dI = \frac{1}{2}LI^2 \quad \cdots\cdots\cdots\cdots\cdots\cdots\cdots\cdots\cdots\cdots\cdots\cdots (10\text{-}13)$$

となり，先ほどの式（10-12）と一致する．

インダクタに蓄えられたエネルギーは，インダクタに流す電流を切った場合に誘導電流として放出される．図 10-1 の回路で，スイッチを切った後にすぐに電流が 0 にならないのはこのような理由からである．

### 章末問題（解答は 210 頁）

**問題1** あるインダクタに流れる電流を 5 秒間に一定の割合で 1 A 変化させたところ，インダクタの両端に 0.1 V の大きさの起電力が生じた．このインダクタの自己インダクタンスを求めよ．

**問題2** 自己インダクタンス 4 H のインダクタに 0.5 A の電流が流れるとき，インダクタに蓄えられているエネルギーはいくらか．

**問題3** インダクタに流れる電流を 0.5 秒間に 10 mA から 110 mA に増加させたところ，2 V の誘導起電力が生じた．このインダクタの自己インダクタンスと，蓄えられているエネルギーの変化量を求めよ．

**問題4** 図のように，同一の鉄心に巻かれた相互インダクタンス 5.0 H のインダクタ $L_1$, $L_2$ がある．$L_1$ を流れる電流が 0.5 秒間に 100 mA 変化したとき，$L_2$ に生じる誘導起電力の大きさを求めよ．

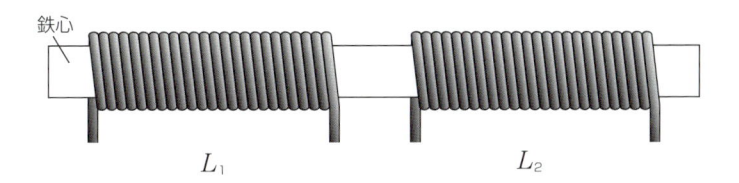

**問題5** 起電力 $E = 20$ V の電源，$R = 10$ Ω の抵抗，自己インダクタンス $L = 4.0$ H のインダクタからなる図のような回路 abcd がある．スイッチ S を閉じて，抵抗を流れる電流が 0.5 A になったとき，インダクタに生じている誘導起電力の大きさはいくらか．また，十分に時間が経過したとき，抵抗 R を流れる電流はいくらか．

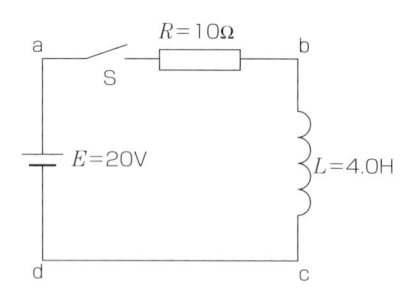

**問題6** 図 (a) のように2つのインダクタが近接して置いてあり，矢印の向きに流れているインダクタ1の電流を可変抵抗器を利用して10秒間に一定の割合で5 A増加させた．インダクタ2に接続されている抵抗を5 Ωとして，以下の設問に答えよ．

(1) 相互インダクタンスが0.2 Hのとき，インダクタ2の両端に生じる起電力の大きさはいくらか．

(2) 起電力が発生しているとき，インダクタ2の両端aとbのどちらが高電位か．

(3) その後，インダクタ1の電流を図 (b) のように変化させた．インダクタ2につながれている抵抗に流れる電流の時間変化をグラフに示せ．ただし，抵抗をaからbの向きに電流が流れたときを正とする．

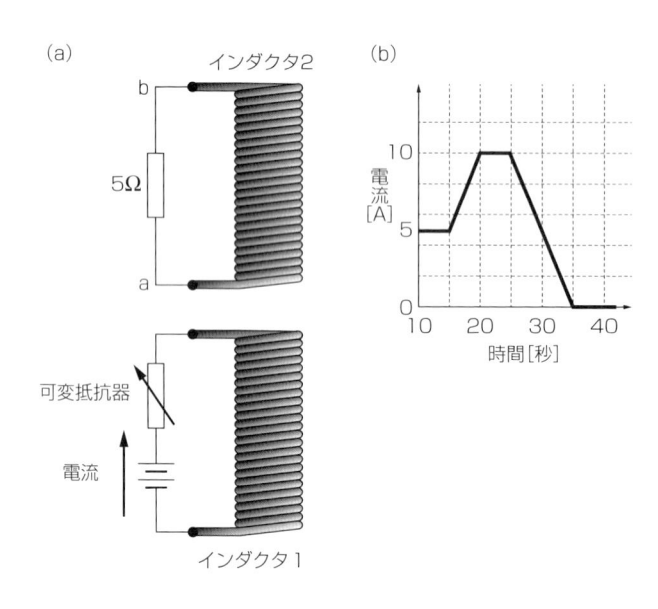

# 第11章 電磁力

## 1 電磁力とは

　**電磁力**とは，電界や磁界のある空間のなかで電荷や磁荷，電流に作用する力のことをいう．また，電磁力を**電磁気力**ともよぶ．電荷が磁界のなかで運動するとローレンツ力が働く．電流が流れている導体を考えたとき，電流は電荷の運動であるから，導体自体も磁界から力を受けると考えられる．

## 2 フレミングの左手の法則

　図11-1に示すように，真空中で磁極の間（磁束密度 $B$ [Wb/m$^2$]）に長さ $l$ [m] のまっすぐな導体棒を吊し，aからbに向かって電流（$I$ [A]）を流す．すると，導体棒は磁界および電流の向きに垂直な方向に力を受ける．その力の大きさ $F$ [N] は，

$$F = IBl \quad\cdots\cdots\cdots\cdots\cdots\cdots\cdots\cdots\cdots\cdots\cdots\cdots (11\text{-}1)$$

と表される．ところで，導体棒の単位体積当たりの電荷数（**数密度**という）を $n$ [個/m$^3$]，導体棒の断面積を $S$ [m$^2$]，素電荷を $e = 1.602 \times 10^{-19}$ C，導体棒の中を流れる電荷の平均の速さを $v$ [m/s] とすると，電流 $I$ [A] は，

$$I = vSne \quad\cdots\cdots\cdots\cdots\cdots\cdots\cdots\cdots\cdots\cdots\cdots (11\text{-}2)$$

と表される．ここで，$Sne$ は，導体棒の単位長さ当たりの電荷量といえる．したがって，導体棒の中の全電荷量を $q$ [C] とすると，$Sne = q/l$ なので，これを式（11-2）に代入し，導かれる $Il = qv$ の関係式を式（11-1）に代入するとローレンツ力の式と一致する．

　磁界の向きと導体を流れる直線電流の向きのなす角が $\theta$ だけ傾いた場合，導体棒の受ける力 $F$ [N] は，

$$F = IBl\sin\theta \quad\cdots\cdots\cdots\cdots\cdots\cdots\cdots\cdots\cdots (11\text{-}3)$$

と表される．図11-1に示されるように，直線電流の向きを左手の中指，

式（11-1）は $F = \mu_0 IHl$ [N] とも表される．

式（11-2）は，式（5-2）の電流密度に面積をかけたものである．

式（11-3）は $F = \mu_0 IHl\sin\theta$ [N] とも表される．

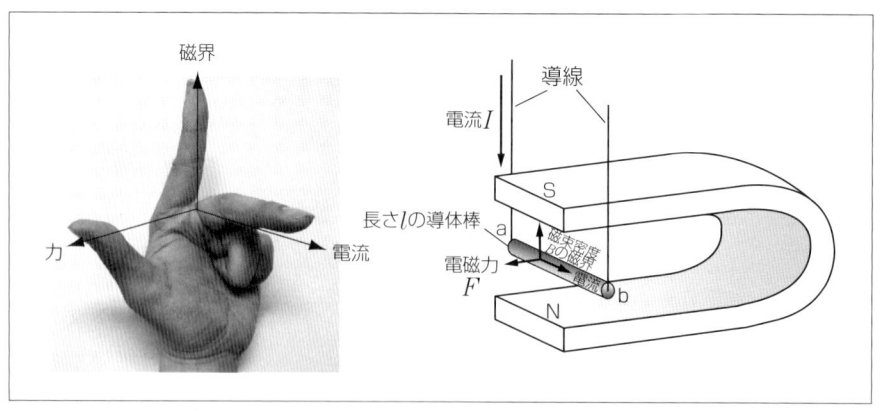

図11-1 フレミングの左手の法則と磁界中を流れる電流に働く力

それに垂直な磁界成分の向きを人差し指とすると，導体棒が受ける力の向きは親指の方向になる．この法則は，発見者であるイギリスの電気工学者ジョン・フレミングの名前をとって**フレミングの左手の法則**とよばれる．

---

演習1

一様な磁界が鉛直下向きにある真空中に，質量 $m$ [kg]，長さ $L$ [m] の導体棒の両端を，質量の無視できる導線で図11-2（a）に示されるように吊した．導体棒に電流 $I$ [A] を流すと，導体棒は図11-2（b）のように鉛直方向から30°傾いて静止した．重力加速度の大きさを $g$ [m/s$^2$] として，次の設問に答えよ．

(1) 電流の向きはaとbのどちらか．
(2) 磁束密度の大きさを求めよ．

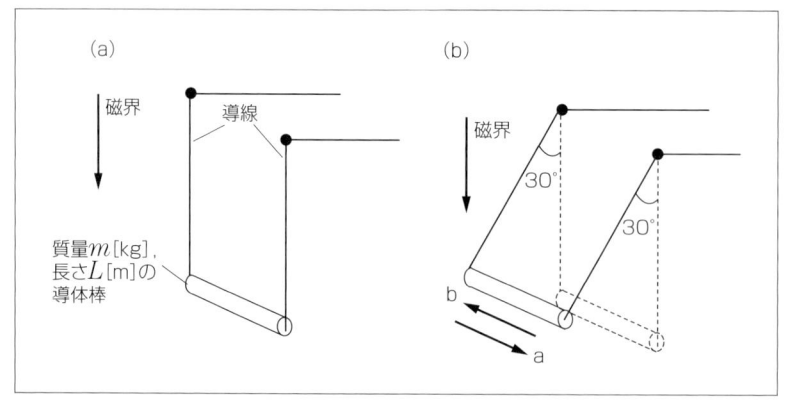

図11-2
一様な磁界中に質量 $m$ [kg]，長さ $L$ [m] の導体棒を吊し，電流 $I$ [A] を流す．

---

136 第11章 電磁力

**解答**

(1) フレミングの左手の法則により，電流の向きはbの方向になる．

(2) 求める磁束密度の大きさを$B$とすると，導体棒にかかる力$F$は，

$$F = IBL \text{ [N]}$$

となり，向きは図11-3のようになる．一方，重力によって鉛直下向きに$mg$ [N] の力が加わっているので，力のつり合いの関係から，

$$\tan 30° = \frac{IBL}{mg}$$

が成り立つ．ここで，$\tan 30° = 1/\sqrt{3}$ なので，これを代入して$B$について解くと，磁束密度の大きさは，

$$B = \frac{mg}{\sqrt{3}\,IL} \text{ [Wb/m}^2\text{]}$$

となる．

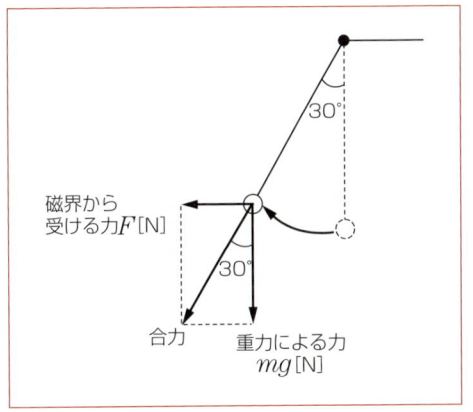

**図11-3** 導体棒が磁界から受ける力と重力による力の合力

## 3 電流力

図11-4 (a) のように，真空中で同じ向きに流れる2本の平行電流が距離$r$ [m] 離れてある場合，それぞれの直線電流から発生した磁界によってお互い力を受ける．このような力を**電流力**という．導線1を流れる電流（$I_1$ [A]）が導線2（流れる電流$I_2$ [A]）の場所につくる磁束密度$B_1$ [Wb/m$^2$] は，

$$B_1 = \frac{\mu_0 I_1}{2\pi r} \quad \cdots\cdots\cdots\cdots\cdots\cdots\cdots\cdots\cdots\cdots\cdots (11\text{-}4)$$

と表される．したがって，導線2の長さ$l$ [m] の部分にかかる力$F_2$ [N] は，

$$F_2 = I_2 B_1 l = \frac{\mu_0 I_1 I_2 l}{2\pi r} \quad \cdots\cdots\cdots\cdots\cdots\cdots\cdots\cdots (11\text{-}5)$$

となる．また，作用・反作用の法則から導線1にも同じ力（$F_1 = F_2$）が働く．力の向きはフレミングの左手の法則から，引力になる（図11-4(a)と (b)）．一方，電流の向きを互いに逆向きにすると，平行電流の間には斥力が働く（図11-4 (c) と (d)）．

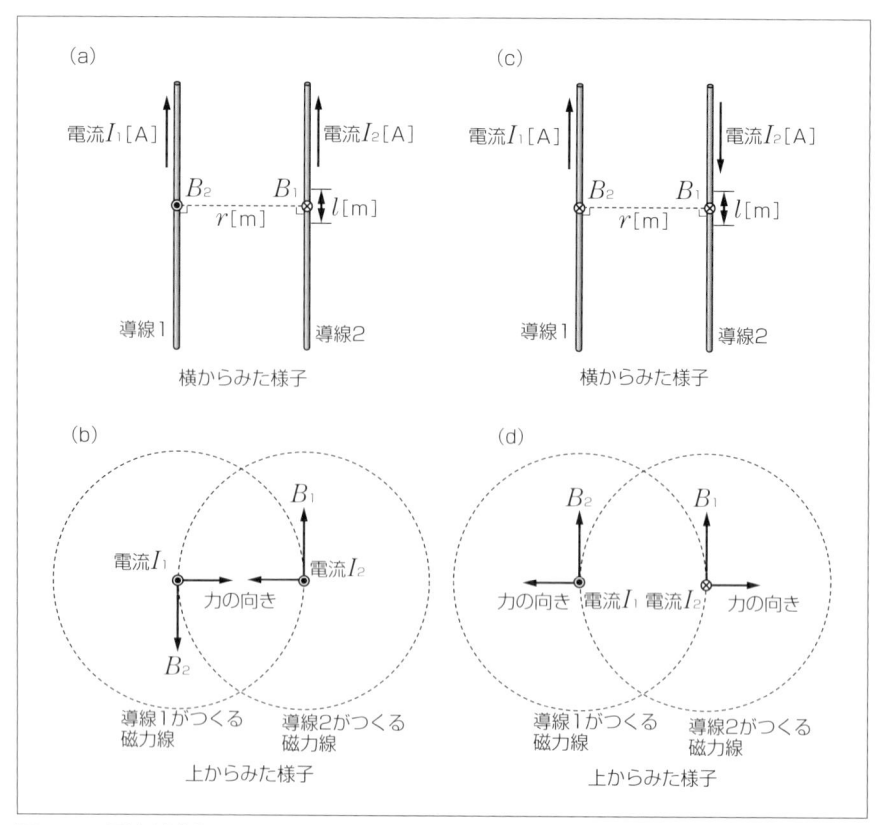

**図11-4 電流が流れている平行導線に作用する力の様子**
a：同じ方向に電流が流れているとき（横からみた様子）.
b：aを上からみた様子.
c：互いに逆向きに電流が流れているとき（横からみた様子）.
d：cを上からみた様子.

---

演習2

　真空中に2本の導線が1m離れて平行に並んでいる．それぞれの導線に電流を1A流したとき，導線1m当たりに働く力の大きさはいくらか．また，2本の導線に働く力は引力か斥力か答えよ．ただし，真空中の透磁率を $\mu_0 = 4\pi \times 10^{-7}$ N/A$^2$，電流の向きは互いに逆向きとする．

解答

　平行電流に働く力 $F$ は，

$$F = \frac{4\pi \times 10^{-7} \times 1 \times 1 \times 1}{2\pi \times 1} = 2 \times 10^{-7} \text{ N}$$

となる．2本の導線に働く力の向きは，電流の向きが互いに逆向きなので，斥力になる．

　なお，国際単位系（SI）において，この問題のように真空中で1m離れた平行電流の1mの長さごとに働く力が $2 \times 10^{-7}$ N のときの電流を1Aと定義するとされている．

## 4　電磁力による仕事

　フレミングの左手の法則によって，導体には力$F = IBl$（式（11-1））が働くことをこれまでに述べた．この状態で外から別の力を加えて導体を動かすと，その距離に応じて仕事がなされる．仕事は力学の法則から「力×距離」で表されるため，導体に働く力の方向に距離$x$［m］だけ動かしたとすれば，導体になされる仕事$W$［J］は，

$$W = IBlx \quad \cdots\cdots\cdots\cdots\cdots\cdots\cdots\cdots\cdots\cdots\cdots\cdots\cdots\cdots\cdots (11\text{-}6)$$

と表される．この式は，力と同じ方向に動かした距離のみに依存する式になっている．図11-5のように，紙面に垂直で奥から手前に向かう磁界中で紙面に平行に電流の流れている導線を磁界に垂直な平面上で動かすとき，a，b，cのどの経路を通った場合も仕事の大きさは同じになる．つまり，仕事の大きさは，力の向きと平行な方向にどれだけ動かしたかのみが問題になる．

　ところで，$S = lx$を導体が動く軌跡がつくる面積と考えると，導体が動くことで磁束$\varPhi = BS = Blx$を横切ることになる．このことから，この仕事の式は，

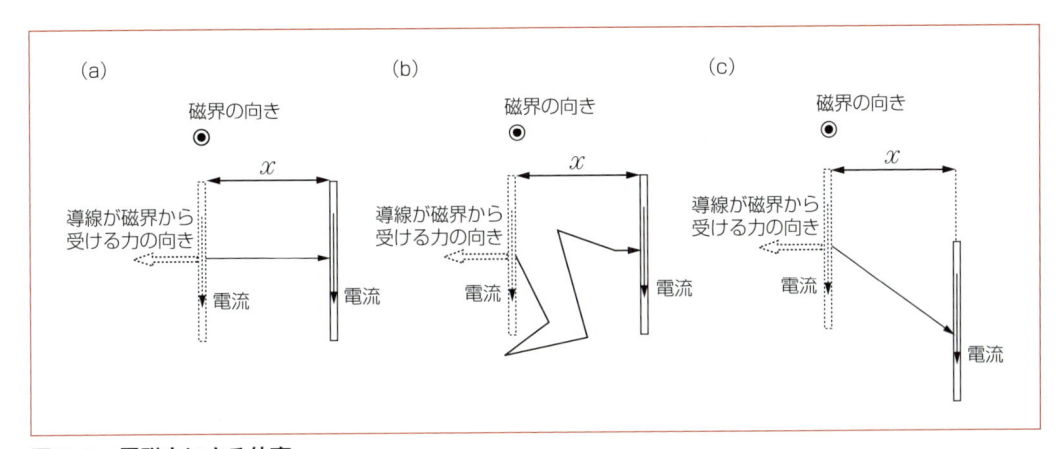

$$W = I\varPhi \quad \cdots\cdots\cdots\cdots\cdots\cdots\cdots\cdots\cdots\cdots\cdots\cdots\cdots\cdots\cdots\cdots (11\text{-}7)$$

と表すこともできる．これは，電流が磁束を横切ると仕事がなされることを意味している．

**図11-5　電磁力による仕事**
電磁力による仕事は電磁力の向きと平行に動かした実質の距離のみに依存する．上記の(a)，(b)，(c)はそれぞれ通った経路が違うが，電磁力の向きに平行な方向に動かした距離はどれも$x$なので，なされた仕事はすべて同じ．

### 章末問題（解答は211頁）

**問題1** 図のように，真空中に長さ1mの導体棒が磁束密度の大きさ$0.5\,\mathrm{Wb/m^2}$の一様な磁界と$60°$の角をなして置かれている．導体棒に電流2Aを流したときに導体棒に働く力の大きさを求めよ．

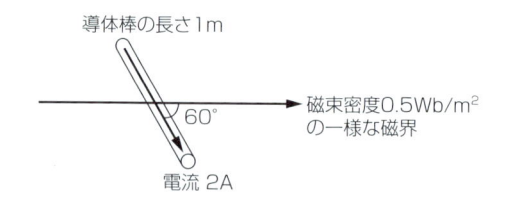

**問題2** 図(a)のように，真空中に3本の平行導線A, B, Cがある．平行導線を上からみたとき，それぞれの導線は図(b)のように正三角形の頂点の位置にあり，互いに$r\,\mathrm{[m]}$ずつ離れている．導線A, Bには紙面の手前から奥に向かって同じ大きさの電流$I\,\mathrm{[A]}$が流れており，導線Cには紙面の奥から手前に同じ大きさの電流$I\,\mathrm{[A]}$が流れている．導線A, B, Cの長さ$1\,\mathrm{[m]}$の部分が受ける力の向きと大きさをそれぞれ求めよ．

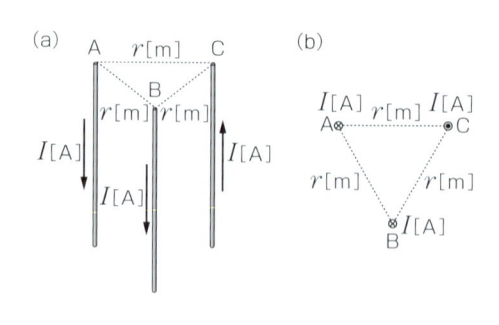

**問題3** 真空中に長さ$l\,\mathrm{[m]}$，質量$m\,\mathrm{[kg]}$の導体棒abが軽い導線で両端を吊されて，地面に平行に静止している．導体棒に電流$I\,\mathrm{[A]}$を流し，磁束密度の大きさ$B\,\mathrm{[Wb/m^2]}$の一様な磁界を鉛直上向きに加えたところ，導体棒は図のように鉛直方向から角度$\theta$の位置で静止した．重力加速度の大きさを$g\,\mathrm{[m/s^2]}$とするとき，流した電流の方向はどちら向きか答えよ．また，$\theta$を求めよ（ヒント，$\tan\theta = X$のとき，$\theta$は逆関数を用いて，$\theta = \tan^{-1} X$と書ける）．

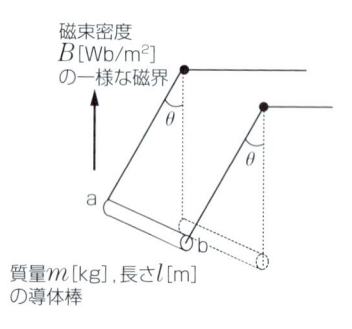

**問題4** 真空中に磁束密度の大きさ$B\,\mathrm{[Wb/m^2]}$の一様な磁界が加わっており，この磁界の向きは鉛直上向きか下向きのどちらかであることはわかっている．この$B$に垂直な面に2本の平行導線があり，図のように$R\,[\Omega]$の抵抗，起電力$E\,\mathrm{[V]}$の電源，スイッチSがつながれている．2本の導線に直交するように，長さ$l\,\mathrm{[m]}$，質量$m\,\mathrm{[kg]}$の導体棒を置き，スイッチSを入れると導体棒が図の右向きに動き出した．

(1) 磁界の向きは鉛直上向き，下向きのどちらか．

(2) スイッチを入れた後，しばらくすると導体棒の速さは一定となった．そのときの速さ$v\,\mathrm{[m/s]}$を求めよ．ただし，平行導線と導体棒の間の動摩擦係数を$\mu'$，重力加速度の大きさを$g$とする．

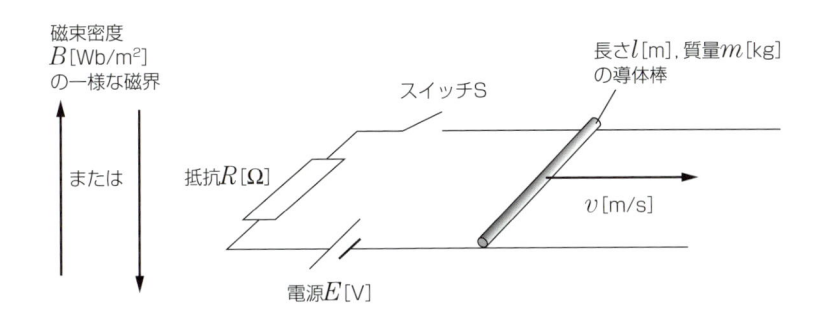

**問題5** 図 (a) のように，真空中に長さ $l$ [m] の導体棒が磁束密度の大きさ $B$ [Wb/m²] の一様な磁界と 150° の角をなして静止している．以下の設問に答えよ．
(1) 矢印の方向に電流 $I$ [A] を流したとき，導体棒に働く力の大きさはいくらか．
(2) 電流を流した状態で図 (b) のように導体棒と磁界に垂直上向き方向へ $x$ [m] 動かすときになされる仕事の大きさはいくらか．

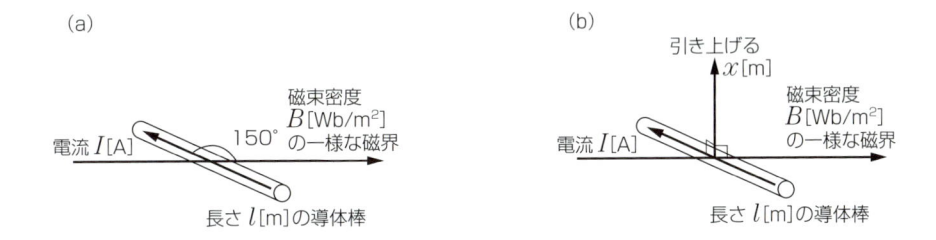

**問題6** 図のように，磁束密度の大きさ 5 Wb/m² の一様な磁界が紙面の奥から手前に向かって加わっている．磁界に垂直な平面上に長さ 80 cm の導体棒を置き，1 A の電流を流した状態で導体棒と 60° の角度をなす方向に 2 m 動かした．導体棒を動かすときになされる仕事の大きさはいくらか．

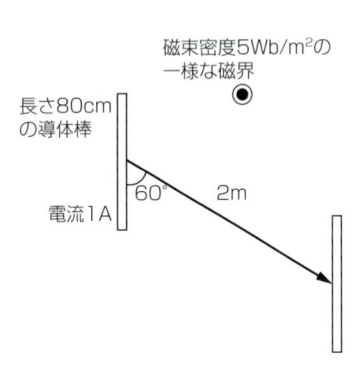

# 第12章 電力装置

## 1 電力装置とは

　電気を伝送する際に電圧を変換したり，電気を機械的なエネルギーに変換したり，機械的エネルギーを電気に変換したりするものを総称して**電力装置**という．ここでは，変圧器，直流・交流電源，電動機（モーター），発電機について述べる．

## 2 変圧器（トランス）

　相互誘導（第10章）の性質を利用したものに**変圧器（トランス）**がある．基本的な変圧器は，図12-1に示すように鉄心に2つの導線をコイル状に巻き付けたもので，交流電圧の電圧変換（変圧）に用いられる．変圧前の電圧が加わるコイルを**1次コイル**，変圧後の電圧を取り出すコイルを**2次コイル**という．1次コイルに流れる交流電流は鉄心を介して2次コイルに鎖交する磁束の変化をもたらし，2次コイルにはその磁束の変化により誘導起電力が発生する．1次コイルに発生する誘導起電力 $V_1$ [V] は，1次コイルに電流を流すため加えた入力電圧と等しい．ここで，1次コイルの巻数を $n_1$ 回，2次コイルの巻数を $n_2$ 回とすると，短時間 $\Delta t$ 秒の間に変化する鎖交磁束 $\Delta \Phi$ [Wb] と，$V_1$ [V] の間には，

$$V_1 = -n_1 \frac{\Delta \Phi}{\Delta t} \quad \text{（微分で表すと } V_1 = -n_1 \frac{d\Phi}{dt}\text{）} \quad \cdots\cdots(12\text{-}1)$$

という関係が成り立つ．また，その磁束変化によって2次コイルに発生する誘導起電力 $V_2$ [V] は，

$$V_2 = -n_2 \frac{\Delta \Phi}{\Delta t} \quad \text{（微分で表すと } V_2 = -n_2 \frac{d\Phi}{dt}\text{）} \quad \cdots\cdots(12\text{-}2)$$

となる．これらの式を比較するとそれぞれのコイルの巻数と電圧の間には，

---

keyword

**1次コイル**
トランスの1次側と表現することもある．

keyword

**2次コイル**
トランスの2次側と表現することもある．

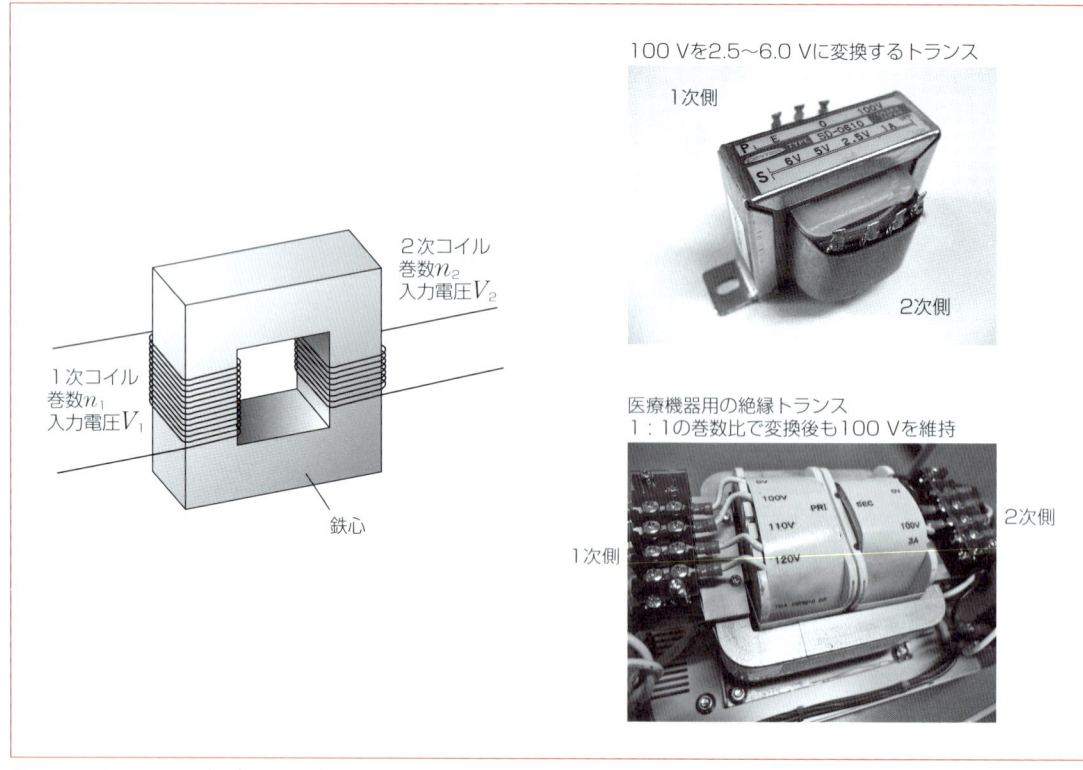

図12-1 トランスの概略図と実際のトランスの例

> **TOPICS**
> **変圧器のエネルギー損失**
> 実際の変圧器は，コイルの銅線抵抗による銅損（負荷損）と鉄心のなかで起こる渦電流やヒステリシス特性によって起こる鉄損（無負荷損）によって電力を100％変換することはできない．なお，銅損と鉄損が等しいとき，最大効率となる．

$$\frac{V_1}{V_2} = \frac{n_1}{n_2} \quad\cdots\cdots\cdots(12\text{-}3)$$

という関係が成り立ち，電圧の比が巻数の比で表される．理想的なトランスでは，エネルギー保存則から1次側（入力側）の電力と2次側（出力側）の電力は等しくなる．電力は電圧と電流の積で表されるので，1次コイルを流れる電流$I_1$と2次コイルを流れる電流$I_2$およびそれぞれの巻数の間には，

$$\frac{I_1}{I_2} = \frac{n_1}{n_2} \quad\cdots\cdots\cdots(12\text{-}4)$$

という関係が成り立つ．

また，1次側の抵抗成分（インピーダンス）を$Z_1$，2次側の抵抗成分（インピーダンス）を$Z_2$とすると，オームの法則から，

$$Z_1 = \frac{V_1}{I_1} \quad\cdots\cdots\cdots(12\text{-}5)$$

$$Z_2 = \frac{V_2}{I_2} \quad\cdots\cdots\cdots(12\text{-}6)$$

となる．ここで，式（12-5）と式（12-6）の辺々をかけ合わせてこれらの関係を用いると，

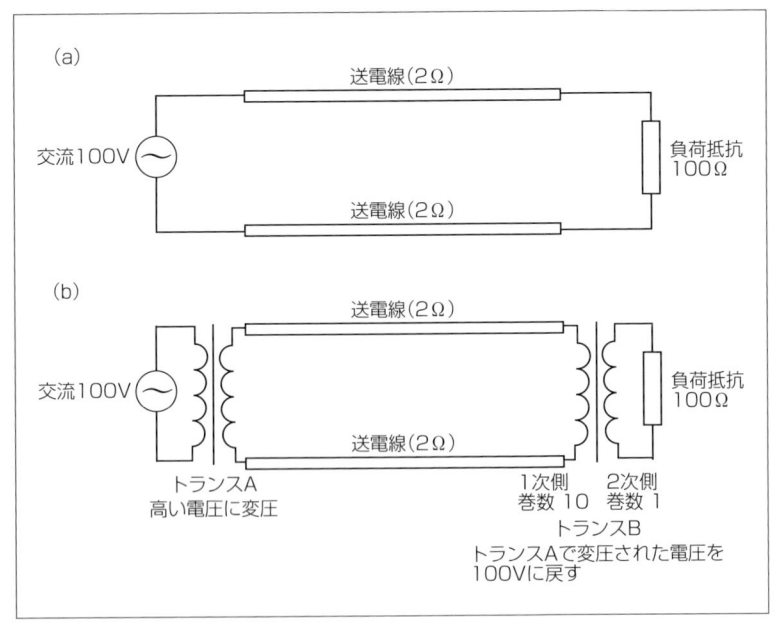

**図12-2** 送電線の等価回路
a：変圧せずにそのまま送電する回路．
b：高電圧に変圧してから送電する回路．

$$\frac{n_1{}^2}{n_2{}^2} = \frac{V_1 \cdot I_2}{V_2 \cdot I_1} = \frac{V_1/I_1}{V_2/I_2} = \frac{Z_1}{Z_2} \quad \cdots\cdots\cdots\cdots\cdots\cdots\cdots\cdots\cdots(12\text{-}7)$$

となるので，1次側と2次側のインピーダンス成分の間には，

$$\frac{n_1}{n_2} = \sqrt{\frac{Z_1}{Z_2}} \quad \cdots\cdots\cdots\cdots\cdots\cdots\cdots\cdots\cdots\cdots\cdots\cdots(12\text{-}8)$$

という関係が成り立つ．以上のことから，トランスでは**インピーダンス変換**もできることがわかる．

このインピーダンス変換の性質は，送電線に利用されている．電力を長距離運ぶためには，導線の抵抗が無視できなくなり，送電線でも電力の損失が起こる．例えば図12-2（a）のように，100 Vの電源と100 Ωの負荷抵抗が片道2 Ωの送電線でつながれており，$I$ [A] の電流が流れているとすると，負荷抵抗の消費電力（$P_R$）と送電線の消費電力（$P_L$）はそれぞれ，

$$P_R = 100 I^2 \ [\text{W}] \quad \cdots\cdots\cdots\cdots\cdots\cdots\cdots\cdots\cdots\cdots(12\text{-}9)$$
$$P_L = (2+2) I^2 = 4 I^2 \ [\text{W}] \quad \cdots\cdots\cdots\cdots\cdots\cdots\cdots(12\text{-}10)$$

となる．したがって，負荷抵抗の消費電力に対する送電線の消費電力の割合（$P_L/P_R$），つまり送電線による電力損失は4%となる．このとき，消費電力の割合は負荷抵抗（100 Ω）と送電線の抵抗（往復で4 Ω）の比になっていることがわかる．ここで，トランスを用いてインピーダンス変換することを考えてみる．図12-2（b）のように，100 Vの電源電

圧をトランスAで高電圧に変換して送電を行い，最終的に巻数比10：1のトランスBで100 Vに戻すとする．トランスBの1次側のインピーダンスを$Z_{B1}$とすると，式（12-8）より，

$$\frac{10}{1} = \sqrt{\frac{Z_{B1}}{100}} \quad \cdots\cdots\cdots\cdots\cdots\cdots\cdots\cdots\cdots\cdots\cdots\cdots\cdots\cdots (12\text{-}11)$$

となるので，1次側のインピーダンスは，

$$Z_{B1} = 10 \text{ k}\Omega \quad \cdots\cdots\cdots\cdots\cdots\cdots\cdots\cdots\cdots\cdots\cdots\cdots\cdots\cdots (12\text{-}12)$$

となる．つまり，送電線の先にはみかけ上，10 kΩの負荷抵抗がつながっているとみなすことができる．このとき，送電線の消費電力の割合は，みかけ上の負荷抵抗（10 kΩ）と送電線の抵抗（4 Ω）の比になるので，送電線による電力損失は0.04 %となり，トランスを使わない場合に比べて抑制することができる．実際に発電所でつくられた電気は数十万 Vの高電圧で送電され，変電所を介して徐々に電圧を下げながら家庭へと運ばれている．

---

**演習1**

トランスの1次コイル側に実効値100 Vを入力したところ，2次コイル側で実効値110 Vの電圧が得られた．1次コイルの巻数が500回のとき，2次コイル側の巻数はいくらか求めよ．

**解答**

トランスの巻数の比は電圧の比と等しいので，

$$2次コイルの巻数 = 500 \times \frac{110}{100} = 550 \text{ 回}$$

となる．

---

**Tips　医療機器や電気設備に利用されているトランス**

トランスは，医療機器や医療用電源設備にも用いられている．トランスを用いると，電源回路から直接導線で接続することなく生体計測用の回路へ電気を供給することができる．これを利用すると，電撃事故（感電）の原因となる漏れ電流が患者へ漏れ出るのを抑えることができる．また，トランスは電圧変換の用途以外にも利用されている．家庭用のコンセントのような通常のコンセントは**片側接地方式**というが，医療機関の電気設備にはトランスを利用した**非接地配線方式**という電源供給方法がある．片側接地方式では電路の一方が接地してあり，もう一方には実効値100 Vが加わっているので，その両者の電位差として100 Vの電圧が供給されている．この場合，故障した機器などが接続されて，100 V側の端子が地絡（大地と接続）すると電源供給ができなくなってしまう（通常は，電気安全のためにブレーカが作動する）．一方，非接地配線方式では，絶縁トランスを用いることにより2つの電路がどちらも接地されていない状態で電位差が100 Vの電源を供給している．この場合，故障した医療機器などが接続されて一方の端子が地絡（一線地絡）したときにでも，電源供給は継続する（一線地絡しても片側接地方式と同じ状態になるだけである）．

## 3 コンバータとインバータ

　例えば，身近な直流（DC）電源としては電池があり，交流（AC）電源としてはコンセントから供給される電源がある．交流と直流はそれぞれ変換することも可能である．そのための回路を**コンバータ**や**インバータ**とよぶ．コンバータは交流を直流に変換するもので，AC-DCコンバータ，整流器，順変換装置などともよばれる．一般的にはトランスで目的の電圧に変換し，ダイオードやキャパシタを組み合わせた回路で平滑化する（医用電子工学を参照）．身近にあるものとしては，パソコンやカメラ，携帯電話の充電に用いられるACアダプタがある．インバータは直流を交流に変換するもので，逆変換装置ともよばれる．基本的にはスイッチを用いて電流の流れる方向を時間とともに切り替えることで交流に変換するが，ダイオードやキャパシタ，インダクタなどを組み合わせた回路で正弦波交流を発生させることができる．停電時などに電源供給を行う，**交流無停電電源**（**UPS**）などに利用されている．UPSは，通常時には商用交流電力をそのまま接続された機器に供給するとともに，内蔵されている蓄電池に電気を蓄えておき，停電時には蓄電池からインバータを介して交流電源を機器に供給する．

**DC**
direct current の略．
**AC**
alternate current の略．

**UPS**
uninterruptible power supply の略．

## 4 電動機（モーター）

　電流が磁界から受ける力を利用し，電気を機械的エネルギーに変換するものに電動機（モーター）がある．モーターには，直流で動くものと交流で動くものがある．ここでは，**直流電動機**（**直流モーター**），**交流電動機**（**交流モーター**）について説明する．

　図12-3に示すように，一様な磁界のなかに長方形のコイルを置き，コイルに直流電流を流した場合を考える．コイルの辺ABと辺CDを流れる電流が常に磁界と垂直であるとすると，フレミングの左手の法則にしたがった力を受ける．図12-3（a）の場合，辺ABは下向き，辺CDは上向きに力が働いて回転し始める．しかし，このままではコイルが90°回転した時点で図12-3（b）のようになり，さらに90°をこえると今度は図12-3（c）のように逆向きの力が働いて，回転し続けることはできない．ここで，整流子とブラシというものを用いて回路を工夫するとコイルを回転し続けることができる．図12-4に，整流子とブラシを用

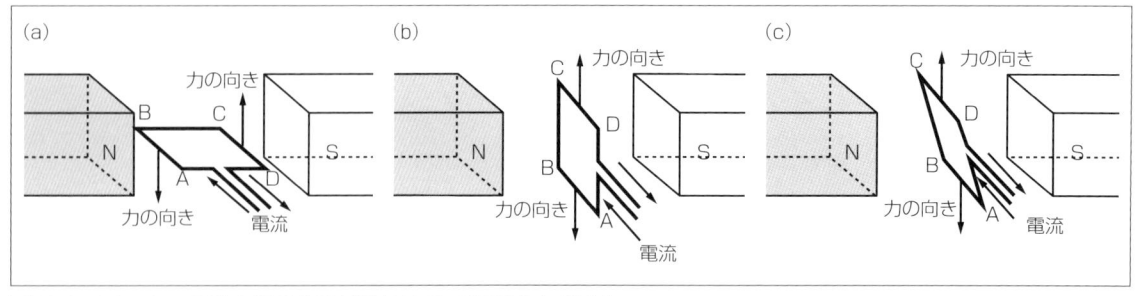

**図12-3 モーターの基本原理（回り続けることができない場合）**
a：フレミングの左手の法則にしたがって，辺ABは下向き，辺CDは上向きの力を受けて回転し始める．
b：90°になると磁界からの力はコイルの回転に寄与しない．
c：90°をこえると(a)とは逆向きに回転する力が働いてしまうのでモーターとしては機能しない．

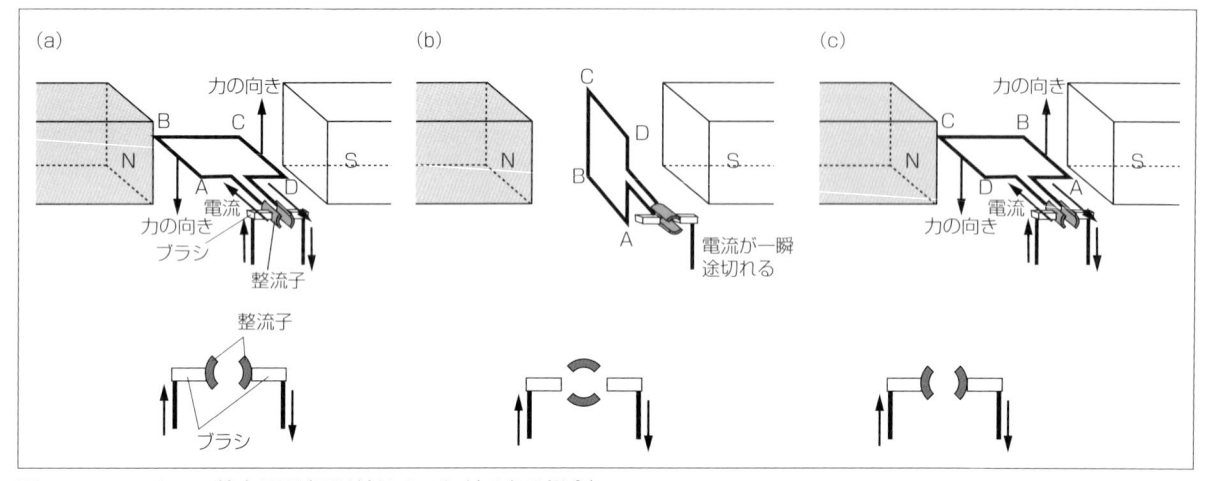

**図12-4 モーターの基本原理（回り続けることができる場合）**
a：フレミングの左手の法則にしたがって，辺ABは下向き，辺CDは上向きの力を受けて回転し始める．
b：90°付近では整流子とブラシの接触が途切れて，一瞬電流が流れなくなるが，コイルは慣性力で回転し続ける．
c：90°をこえると再び整流子とブラシが接触し，電流が流れ始めるが，(a)の場合とは逆向きに電流が流れるため，磁界から受ける力は引き続き回転に寄与する．

いたモーターの原理図を示す．図12-4（a）では，図12-3（a）と同様に辺ABには下向き，辺CDには上向きの力が働き，コイルが回転し始める．回転角が90°に近づくと，図12-4（b）のようにブラシと整流子の接触が途切れてコイルに電流が流れなくなるため，コイルは磁界からの力を受けずに慣性力で回転する．回転角が90°をこえると再びブラシと整流子が接触し，コイルに電流が流れ始めるが，図12-3（a）のときとは逆向きの電流が流れるため，力の向きは図12-4（a）と同じになり，コイルは回転し続ける．この電動機は直流電源を用いているため，**直流電動機**とよばれる．特に，永久磁石とコイルを組み合わせた電動機を**永久磁石型直流整流子モーター**とよぶ．

実際のモーターは，永久磁石による一様な磁界の中に導線を巻いた**ローター（電機子）**を置いて電流を流し，電磁石として働く電機子の磁

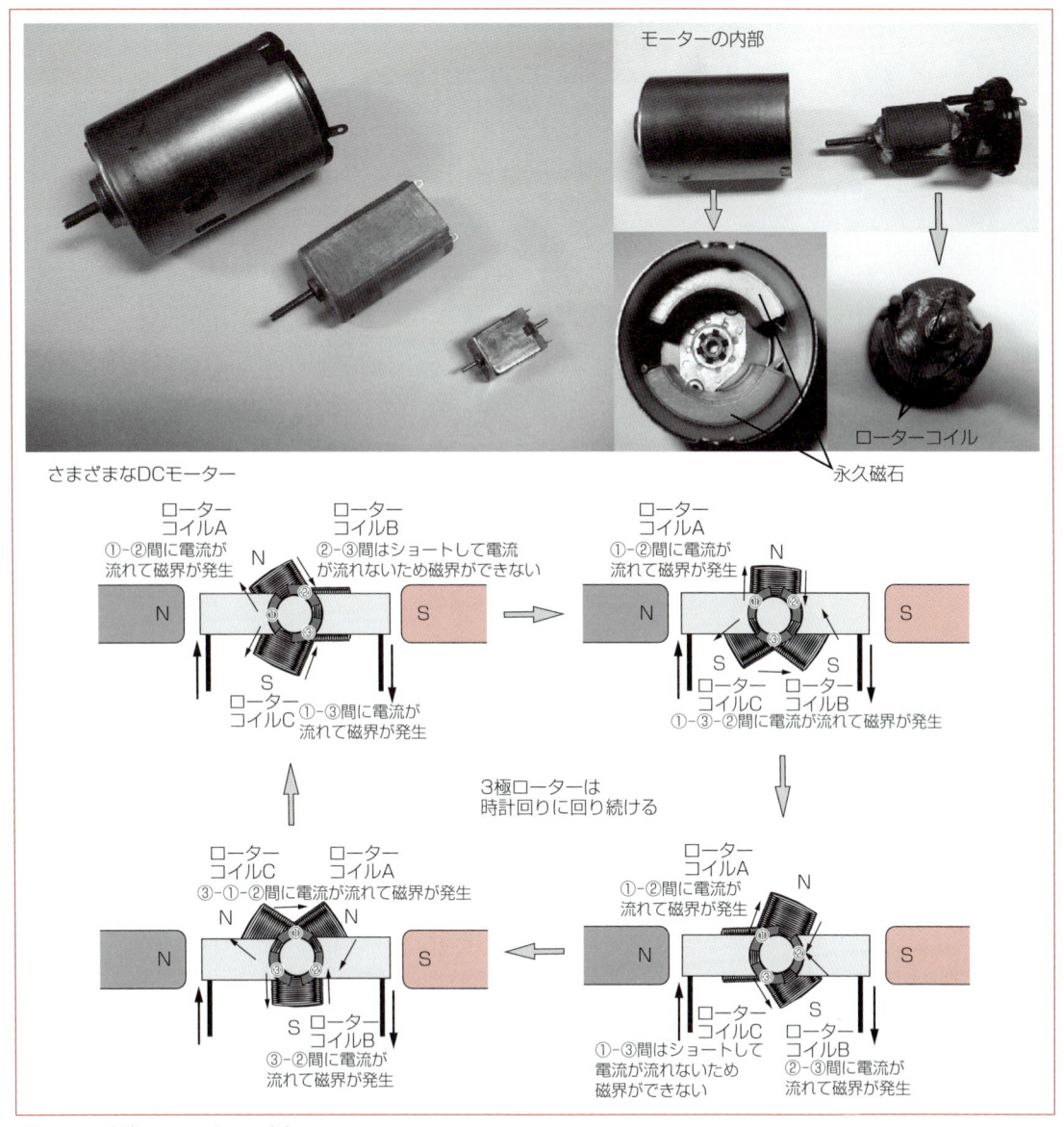

**図12-5 実際のモーターの例**
上：実際のモーターと3極ローターコイルを用いたモーターの内部.
下：整流子とブラシの接触によりコイルに電流が流れる. 位置によってはコイルに電流が流れない場所もあるが, 3つのうち常にどれかのローターコイルに力が加わって回転力が得られるようになっている.

極を変化させながら軸を回転させている. また, 回転を安定させるために, 3極や5極の電機子を用いている. 図12-5に3極の電機子を用いたモーターの内部とその原理を示す. 永久磁石型のモーターのなかには, 永久磁石の数がNとSの一対のみでなく, NとSを交互に4つ並べたものや6つ並べたものもある. また, コイルの巻き方もさまざまな工夫がなされている. 代表的なモーターの種類を表12-1に示す.

　大きな磁力を発生する希土類磁石が普及している現在は利用が減りつ

電動機（モーター）　149

**表12-1 主なモーターの分類**

| 駆動電流 | モーターの種類 | | 用途の例 |
|---|---|---|---|
| 直流 | 永久磁石型モーター | | 自動車, 模型, 掃除機, ドライヤー, 電車, 工作機械など |
| | 巻線形直流整流子モーター | 直巻<br>分巻<br>複巻<br>他励 | |
| 交流 | 誘導モーター | かご形回転子<br>巻線形回転子 | エアコン, 洗濯機, 換気扇, 電車, 新幹線, クレーン, リフト, ロープウェイ, エレベーター, 工作機械, 遠心分離機, など |
| | 同期モーター | 永久磁石形回転子<br>電磁石形回転子<br>ヒステリシス形回転子<br>リラクタンス形回転子 | |
| 矩形波などによる特殊制御 | DCサーボモーター | | パソコン, プリンタ, スキャナ, ロボット, ローラポンプ, 輸液ポンプ, シリンジポンプなど |
| | ACサーボモーター | | |
| | ステッピングモーター | | |
| | ブラシレスDCモーター | | |
| | ブラシレスACモーター | | |

※モーターの分類は多岐にわたるため, ここでは一例を示している. この他にも, 超音波モーターやリニアモーターなどもある.

つあるが, 直流電動機には永久磁石の代わりに電磁石を利用した**巻線形直流整流子モーター**もある. これは, 永久磁石の部分を電磁石にしたもので, 電磁石への電流供給方法の違いにより, 直巻, 分巻, 複巻, 他励といった種類がある (図12-6). 各直流モーターの負荷電流に対する回転数およびトルクに関する特性の概要を図12-7に示す. なお, モーターの始動直後は各コイルには逆起電力が発生していないため, 負荷電流が非常に大きくなり, 条件によっては巻線などが焼き切れてしまうこともある. そのため, 始動電流を制御するための**始動抵抗**を電機子に直列に入れて, 回転速度の上昇とともに徐々に始動抵抗を小さくするようにしている.

交流で動くモーターには, 直流整流子モーターと同じ原理で動く**交流整流子モーター**があるが, 一般的に交流モーターという場合は**誘導モーター**と**同期モーター**を指す場合が多い. 交流整流子モーターの一般的なものは**単相直巻整流子モーター**であり, 直流直巻整流子モーターと同じ回路構造で電源を単相交流に変えたものと考えればよい. 誘導モーターや同期モーターは, 回転する磁界をつくる固定子 (ステータ) とその磁界によって回転する回転子 (ローター) から構成されている. 誘導モーターの回転子の回転には電気料金のメーターなどに利用されている**アラゴの円板**と同じ原理を利用している (図12-8). 誘導モーターの回転子には, かご状の形状をもつかご形回転子と, コイルを利用した巻線形回

図12-6 (a)～(c)は自励モーターともよばれる.

モーターの回転数は通常1分間当たりの回転数で表す. なお, rpm (rotation per minute) で表すこともある.

誘導モーターは非同期モーターともよばれる.

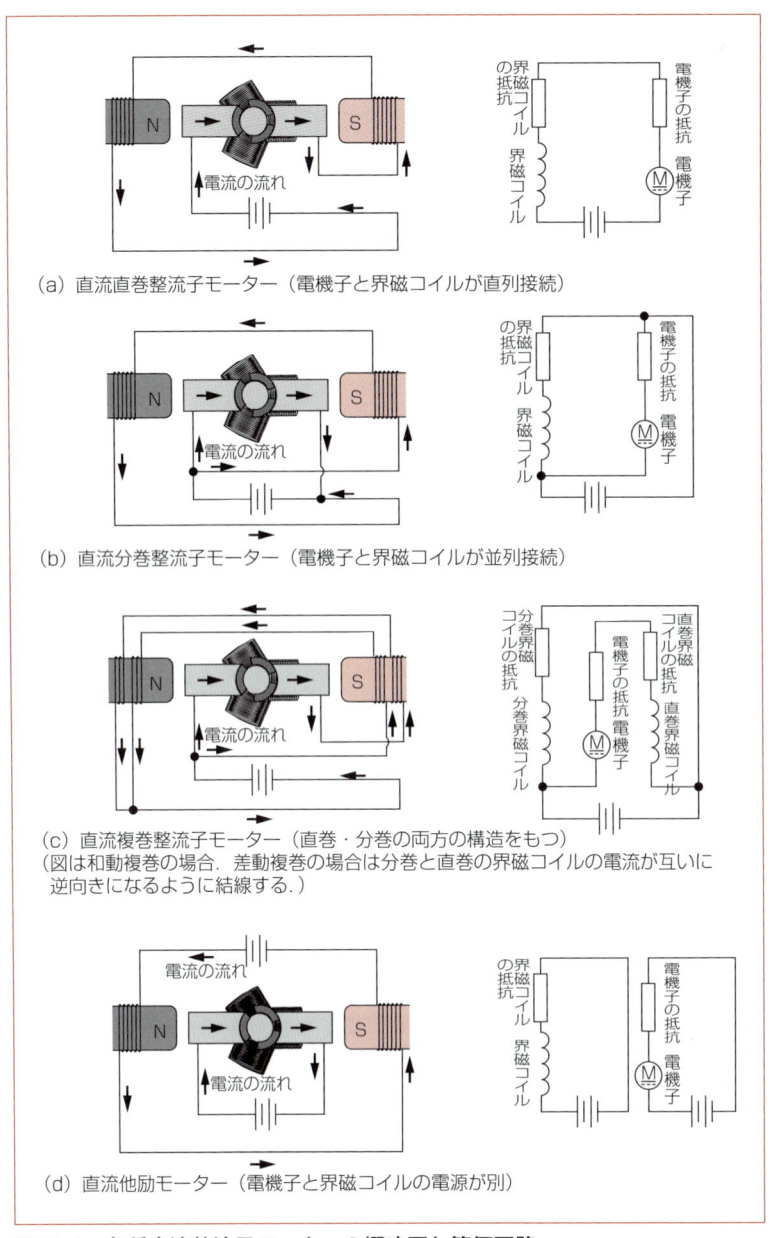

(a) 直流直巻整流子モーター(電機子と界磁コイルが直列接続)

(b) 直流分巻整流子モーター(電機子と界磁コイルが並列接続)

(c) 直流複巻整流子モーター(直巻・分巻の両方の構造をもつ)
(図は和動複巻の場合．差動複巻の場合は分巻と直巻の界磁コイルの電流が互いに逆向きになるように結線する．)

(d) 直流他励モーター(電機子と界磁コイルの電源が別)

**図12-6　各種直流整流子モーターの概略図と等価回路**

転子がある．かご形の回転子をもつモーターの始動特性の例を図12-9に示す．始動時は回転子の速さが0であるため，電流も多く流れるが，回転子の回転数が大きくなり，電流が低下するとともにトルクは上昇する．なお，始動時に始動トルクよりも大きな負荷がモーターに加わっていると回転することができない．

　一方，同期モーターは，回転磁界と同じ速さで回転するモーターである．同期モーターの回転原理を図12-10に示す．回転する磁界のなかに磁石の性質をもつ回転子を置くと，磁極におけるクーロンの法則による

**始動特性**
かごの形状によっては，始動時にトルクが大きいものもある．

電動機(モーター)　　151

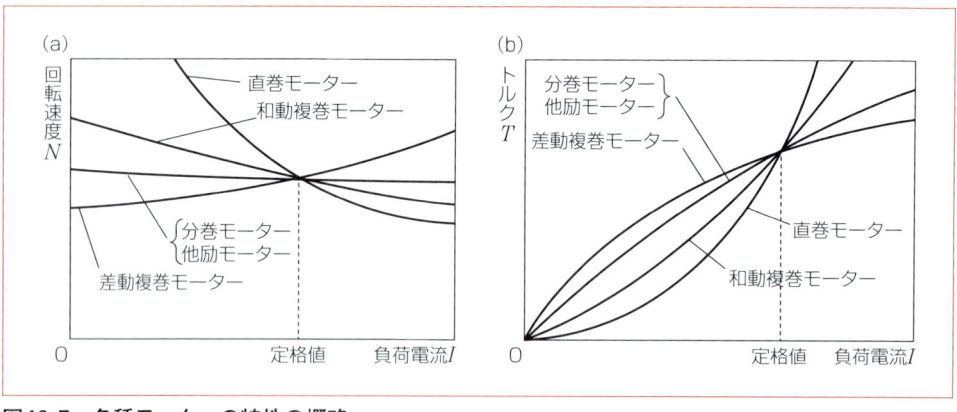

**図12-7　各種モーターの特性の概略**

a：負荷電流に対する回転速度Nの特性．
　直巻では負荷電流Iに反比例する．
　分巻・他励モーターでは負荷電流Iに対して直線的に減少するがほぼ一定に近い．
　複巻では，直巻と分巻の中間のような性質を示す．
b：負荷電流に対するトルクTの特性．
　直巻では負荷電流Iの2乗に比例する．
　分巻・他励モーターでは負荷電流Iにほぼ比例する．
　複巻では，直巻と分巻の中間のような性質を示す．
（電気工学ハンドブック第7版．一般社団法人電気学会，オーム社，2013より）

### keyword
**同期モーターの回転子**

永久磁石を用いる永久磁石形回転子，電磁石を用いる電磁石形回転子，固定子の磁界によって磁性材料が磁化する性質を用いるヒステリシス形回転子，固定子の磁界によって強磁性体に発生する磁気抵抗を利用したリラクタンス形回転子がある．

サーボモーターにも，DCサーボモーター，ACサーボモーターがある

### keyword
**ブラシレスモーター**

モーターの駆動に矩形波を用いたものをブラシレスDCモーター，正弦波を用いたものをブラシレスACモーターという．

　引力で，回転子も回転する．

　誘導モーターや同期モーターでは，回転する磁界を発生させる必要がある．その際に三相交流を利用した**三相回転磁界**が用いられる．図12-11に示すように，三相交流からは，120°ずつ位相のずれたa相，b相，c相の3つの交流電流が供給される．図12-12のように，3つのコイルにそれぞれの相から電流を流したとき，コイルに囲まれた領域の磁界は3つのコイルから発生する磁界の合成磁界となる．三相交流の時間変化とともに発生する磁界も変化するため，回転磁界が生じる．なお，容易に回転磁界を発生させることができるのは三相交流であるが，単相交流からも回転磁界を発生させることができる．単相交流モーターの場合は，2つの単相交流に位相差をつけて回転磁界を発生させている．

　モーターの回転子の位置やトルクを検出し，回転速度やトルクを制御信号によってコントロールできるのが**サーボモーター**とよばれるものである．また，ステップ状のパルス信号が入力されるたびに一定の角度だけ回転させる**ステッピングモーター**というものもある．このようなモーターは回転数やトルクを制御できるため，ロボットの関節やさまざまな製造工場の機械制御に利用されている．

　整流子モーターの場合，整流子とブラシという機械的スイッチを電流反転に利用しているが，ホール素子を利用して磁界の変化から電流反転すべきタイミングを検知する方法を用いたブラシレスモーターというものもある．ブラシレスモーターは，摩耗や電気的スパーク発生のおそれのあるブラシをなくすことができるという利点がある．

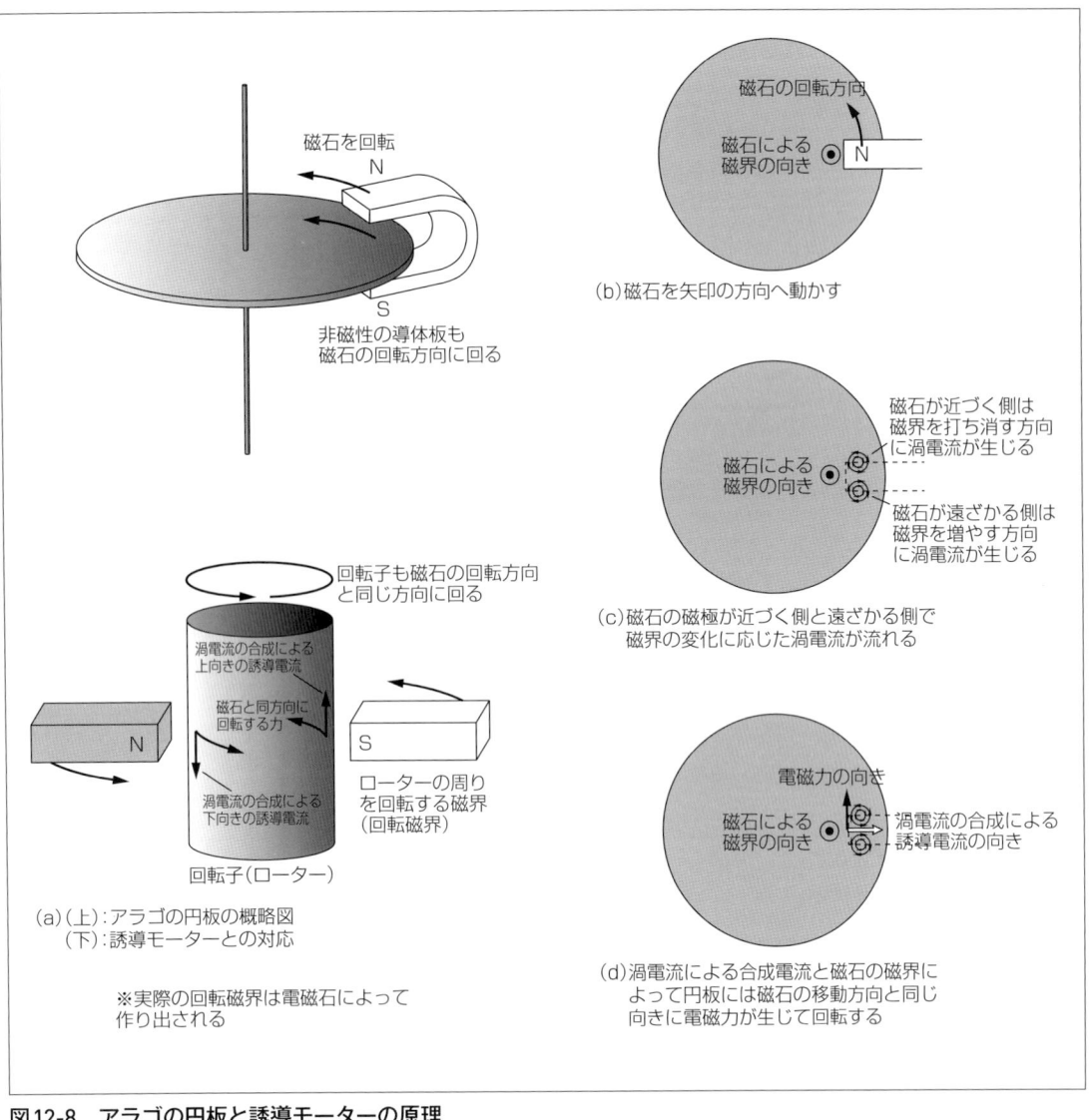

図12-8 アラゴの円板と誘導モーターの原理

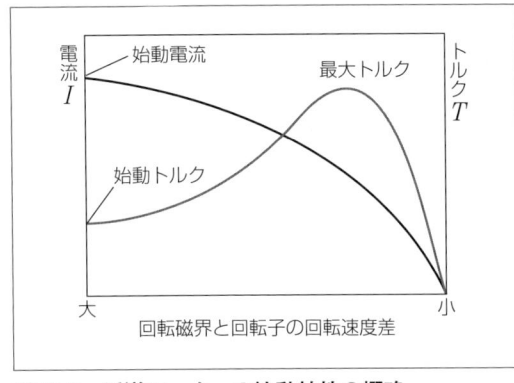

図12-9 誘導モーターの始動特性の概略
(電気工学ハンドブック第7版. 一般社団法人電気学会, オーム社, 2013, p.794より)

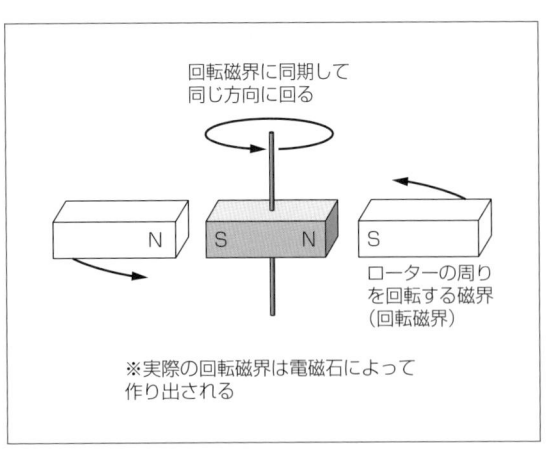

図12-10 同期モーターの基本原理

電動機（モーター） 153

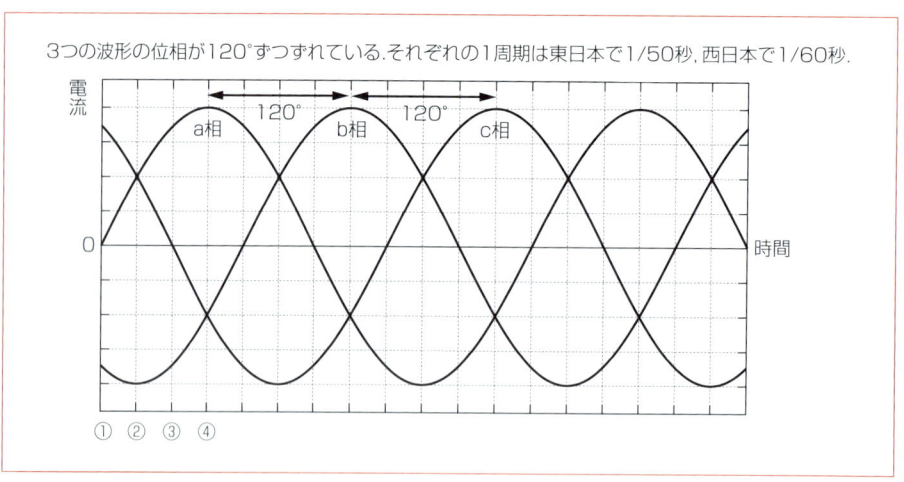

**図12-11 三相交流の電流波形の概略図**

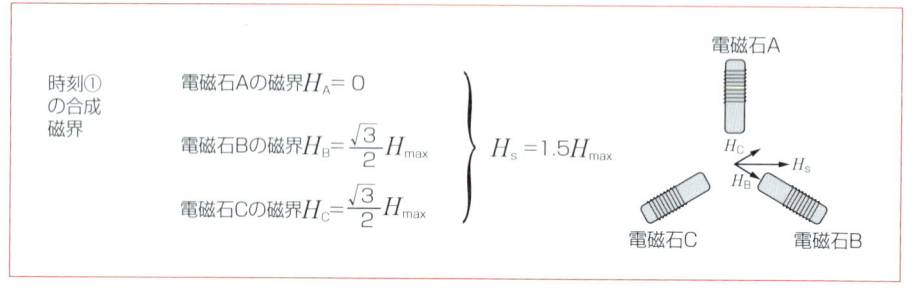

3つの波形の位相が120°ずつずれている．それぞれの1周期は東日本で1/50秒，西日本で1/60秒．

**図12-12**

時刻①の合成磁界

電磁石Aの磁界 $H_A = 0$

電磁石Bの磁界 $H_B = \frac{\sqrt{3}}{2} H_{max}$

電磁石Cの磁界 $H_C = \frac{\sqrt{3}}{2} H_{max}$

$H_s = 1.5 H_{max}$

3つの電磁石A, B, Cにそれぞれ図12-11のa相，b相，c相に相当する電流を供給し，①の時刻における合成磁界$H_s$を求めた場合．ただし，個々の電磁石において電流が最大値をとるときの磁界はすべて$H_{max}$とし，磁界の大きさは電流の大きさに比例しているものとする．時間の経過とともに$H_s$は時計回りに回転するが，最大値は常に$1.5 H_{max}$になる．②, ③, ④の場合については各自考えてみてほしい．

## 5 発電機

　モーターは，インダクタに電気を流すことで回転力を得るものである．言い換えると，電気エネルギーを機械的エネルギーに変換している機械だといえる．

　ここで逆の発想をしてみる．図12-5に示したコイルを機械的に回転させると，コイルを貫く磁束の数がコイルの回転とともに変化する．すると，電磁誘導の法則によって，コイルの導線の両端には誘導起電力が発生する．これは，回転による機械的エネルギーを電気エネルギーに変換しているといえる．これが発電機の基本原理である．発電機には，ガソリンエンジンなどを用いて回転力を生み出し，電気を発生させるもの

> **Tips**

## 医療機器に用いられているモーター

　モーターは，人工透析や人工心肺装置のローラポンプとよばれる血液ポンプなどに用いられている．ローラポンプとは，図12-13のようにローラのついた軸が回転することによってチューブをしごき，血液や薬液を送ることができるポンプである．ポンプの回転数とチューブの内径から時間当たりの送液流量を算出することができるという特徴がある．

　また，モーターの原理は心電計や脳波計の記録計であるガルバノメータにも応用されている（図12-14）．生体信号を増幅して得られた電流をコイルに流すと，モーターと同様にコイルが回転する．そのコイルにペンをつけておけば，コイルの回転がペンの振れになって，紙に記録することができる．ペン先には，熱ペンという発熱体が使われ，熱を加えると色が変わる感熱紙に記録する（最近は普通紙のファックスが増えてきたが，この感熱紙が使われているものもある）．ただし，最近はこのようなガルバノメータを用いた記録計は減ってきて，ICを利用したサーマルヘッド式の記録計に代わりつつある（コンビニエンスストアなどでもらうレシートのように，熱をもった記録ヘッドにより感熱紙に記録する方式）

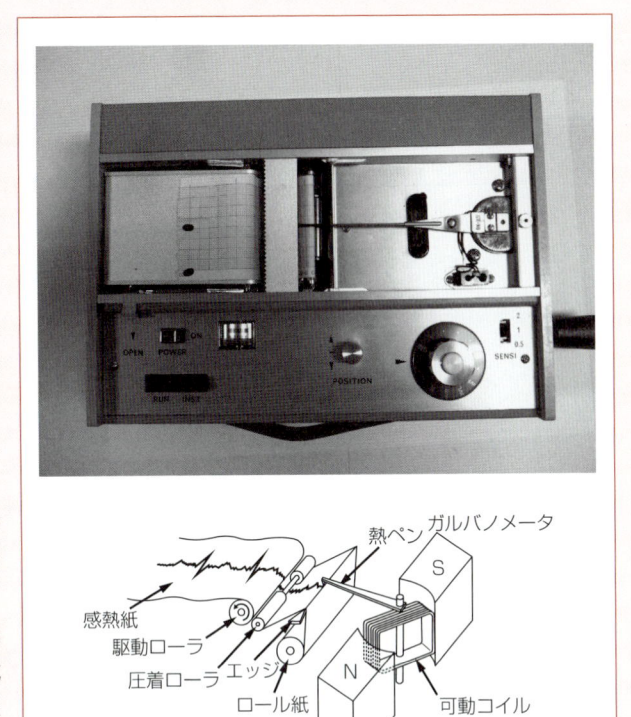

**図12-14　ガルバノメータの応用例**
上：熱ペン式記録計をもつタイプの心電計．
下：熱ペン式記録計の原理図．
（下図：木村雄治：医用工学入門．コロナ社，2001より）

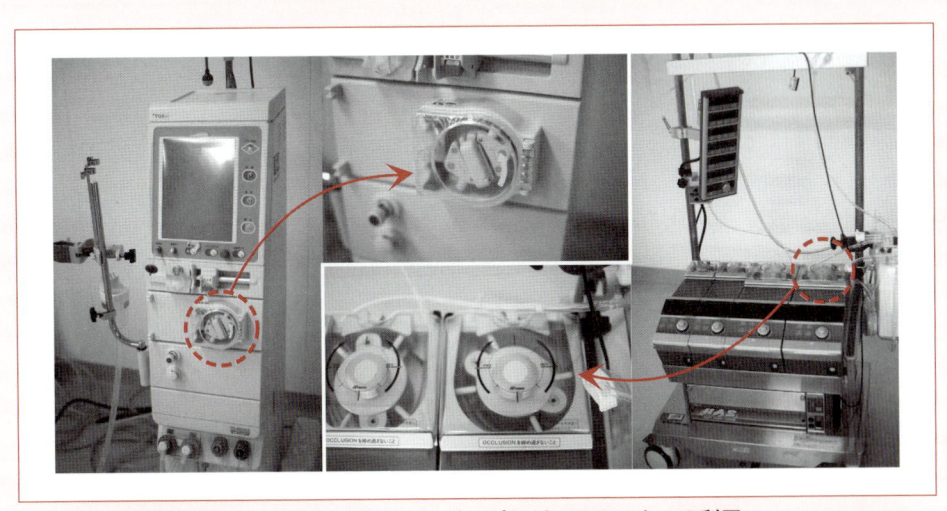

**図12-13　医療機器に用いられているローラポンプなどへのモーターの利用**
左：人工透析装置の血液ポンプ．
右：人工心肺装置の血液ポンプ．

がある．また，水力発電ではダムの水を高いところから流し，その水流によりタービン（羽根車）を回して機械的エネルギーをつくり，電気に変換している．発電機はモーターとしても使えるため，日中は水流でタービンを回して発電し，夜間には逆に余剰電力を利用し，タービンをモーターとして動かすことで水をくみ上げるといった揚水型の発電所もある．なお，火力発電の場合は，燃焼によって水を加熱して水蒸気を発生させ，その水蒸気の圧力によってタービンを回している．原子力発電の場合は，核分裂の際に発生する熱を利用して加熱する点が異なるだけで，火力発電と同様の原理でタービンを回している．

### 章末問題（解答は213頁）

**問題1** 1次側の巻数が1,000回，2次側の巻数が50回のトランスがある．1次側に実効値100 Vの電圧を入力したとき，出力側（2次側）の電圧の実効値はいくらか．ただし，トランスは理想的なものとする．

**問題2** 1次側の巻数が500回，2次側の巻数が50回のトランスがある．1次側に実効値2 Aの電流を入力したとき，出力側（2次側）の電流の実効値はいくらか．ただし，トランスは理想的なものとする．

**問題3** 図のように，トランスの1次側に100 Vの電圧を加え，2次側に負荷抵抗10 Ωを接続した．1次側，2次側に流れる電流はそれぞれいくらか．ただし，トランスは理想的なものとする．

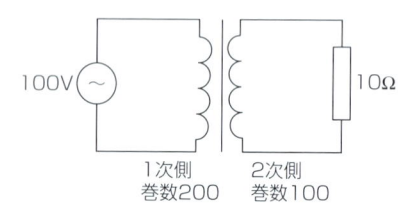

**問題4** 図のように，磁束密度が $B$ [Wb/m$^2$] の一様な磁界中に一辺が長さ $l$ [m] の正方形のコイル ABCD を置く．コイルの中心を通る回転軸の周りに一定の角速度 $\omega$ で回転させたとき，コイル両端のab間に発生する誘導起電力 $E$ [V] を時間 $t$ [s] の関数として求めよ．ただし，図の状態を時刻 0 s とする．

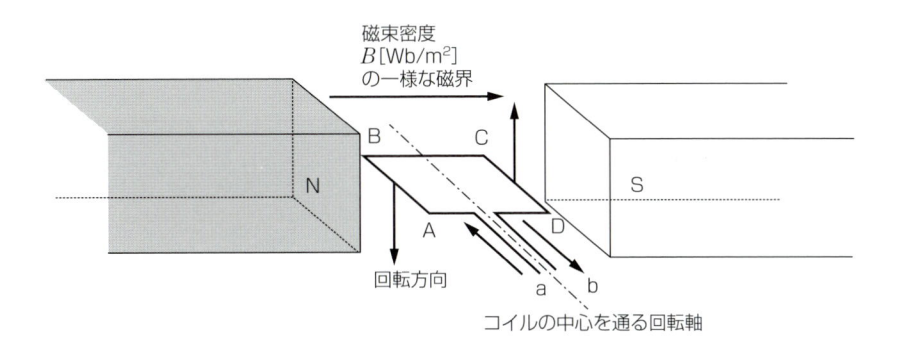

磁束密度
$B$ [Wb/m²]
の一様な磁界

回転方向

コイルの中心を通る回転軸

**問題 5** 周期 $T_0$ で変化する正弦波交流電圧 $v(t)$ の実効値は $V_e = \sqrt{\dfrac{1}{T_0}\displaystyle\int_0^{T_0} v^2(t)\,dt}$ で与えられる．$v(t) = V_m \sin(\omega t)$ を用いて，実効値を計算せよ．

**問題 6** 図 12-11 に示される三相交流において，a 相の電圧が $e_a = E\sin\omega t$ で表されるとき，b 相の電圧 $e_b$，c 相の電圧 $e_c$ をそれぞれ示せ．

# 第13章 電磁波の性質

## 1 ヘルツの実験

　電磁波とは，電磁誘導によって電界と磁界の振動が互いに誘導しながら空間を伝わっていく現象である．電磁波以外で空間を伝わっていく波の例としては，ヒトの声（可聴音領域の音波）やコウモリの出す超音波などがある．空気中を伝わっていく音波は，媒質の密度が進行方向に周期的に変化しながら伝わっていく**疎密波**とよばれる**縦波**である（ただし，固体のなかを伝わっていく音波（弾性波）には**横波**も存在する）．一方電磁波は，電界と磁界の波が進行方向と垂直な方向に変化しながら伝わっていく**横波**である．図13-1 (a) と (b) に縦波と横波の例を示す．

　電磁波の存在は，スコットランドの物理学者ジェームス・クラーク・マクスウェルによって1861年に予測されていた．マクスウェルは，電磁気学の基礎となるマクスウェル方程式を導き出した理論物理学者である．電磁波が実際に存在することは，1888年にドイツの物理学者ハインリヒ・ルドルフ・ヘルツによって実験的に証明された．ヘルツは，図13-2に示すような誘導コイルの両端に小さな間隙をあけた装置（ヘルツの振動子）と，同じく間隙をあけた受信用のアンテナ（ヘルツの共鳴器）を用いて実験を行った．ヘルツはライデン瓶に電荷を溜め，溜まった電気を誘導コイルに流すことにより間隙の間に放電を起こすと，離れたところに置いたアンテナの間隙に火花放電が起こることを観測した．ヘルツの振動子と共鳴器の間の空間には電気を通すものは何もなく，こ

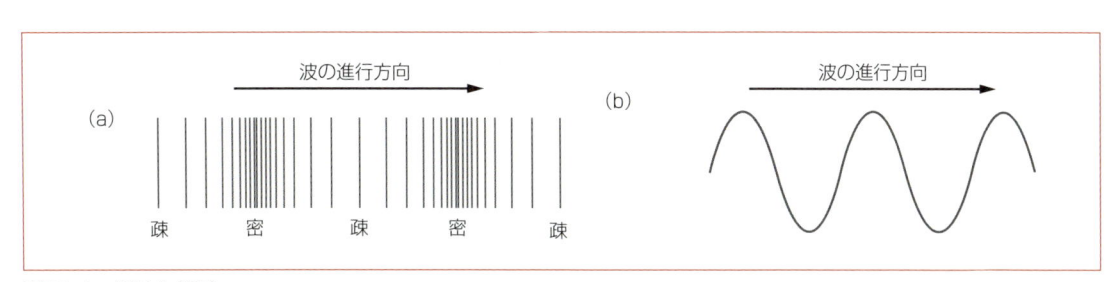

**図13-1 縦波と横波**
a：縦波は振動が波の進行方向と同じ方向．疎密波ともよばれる．ヒトの声や超音波などは縦波である．
b：横波は振動が波の進行方向と垂直方向．水面を伝わる波や電磁波などは横波である．

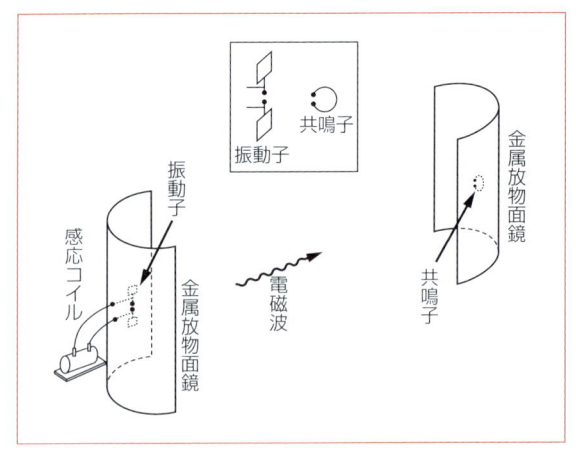

図13-2 ヘルツの実験装置
(信貴豊一郎：現代物理学への道標. 内田老鶴圃, 1998より)

の実験によって初めて電磁波が空間を伝わったことが証明された．ヘルツはさらに，電磁波が特定の波長をもっていることや偏りをもつこと，光のように反射や屈折を起こすことも見出した．なお，ヘルツの名前は周波数の単位 [Hz] にもなっている．

# 2 電磁波の種類と性質

## keyword
**ISM バンド**
たとえば，2.4 GHz 帯など，工業・科学・医療用の目的で利用する周波数帯は ISM (Industrial, Scientific, and Medical) バンドとして規定されているものもある．

電磁波はその波長（または周波数）に応じて，さまざまなよびかたがある．実は，我々の目にみえる光（可視光）や，X線CTに利用されているX線も電磁波の一種である．主な電磁波の波長と周波数を表したものを図13-3に示す．図には参考までに磁束密度と関連する現象も示している．このなかには，レーザ手術器に使われるレーザやテレビやラジオの電波，γ（ガンマ）線とよばれる放射線も含まれている．

電磁波はその名が示す通り，波動の一種である．電磁波の波長を$\lambda$ [m]，伝わる速さを$c$ [m/s]，周波数（振動数ともいう）を$\nu$ [Hz] とすると，次のような関係が成り立つ．

$$c = \nu \cdot \lambda \quad \cdots\cdots\cdots\cdots\cdots\cdots\cdots\cdots\cdots\cdots\cdots\cdots\cdots\cdots\cdots\cdots (13\text{-}1)$$

真空中において電磁波が伝わる速さは，光が真空中を伝わる速さと等しく，

$$c = 2.99792458 \times 10^8 \text{ m/s} \fallingdotseq 3.0 \times 10^8 \text{ m/s} \quad \cdots\cdots\cdots (13\text{-}2)$$

となる．これは，1秒間におよそ30万km進む速さで，地球を7周半する距離に相当する．また，光（電磁波）の速さは，真空の誘電率と透磁率を用いて，

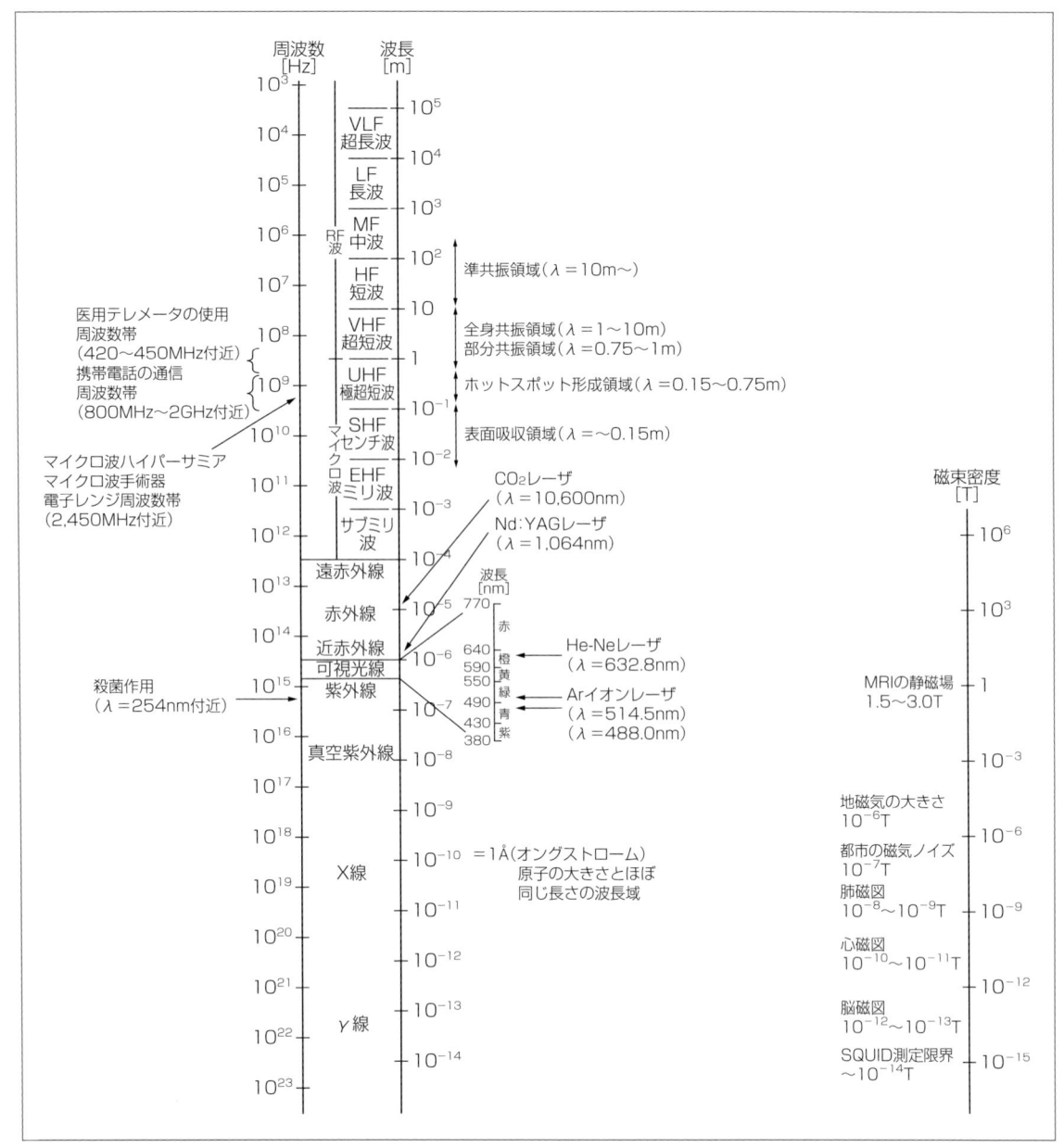

**図13-3 電磁波の種類および磁界**
(国立天文台 編：理科年表第85冊, 丸善, 2012, p.441に加筆)

$$c = \frac{1}{\sqrt{\varepsilon_0 \mu_0}} \quad \cdots\cdots\cdots\cdots\cdots\cdots\cdots\cdots\cdots\cdots\cdots\cdots\cdots\cdots (13\text{-}3)$$

と表すことができる．なお，比誘電率$\varepsilon_r$，比透磁率$\mu_s$の物質中における速さは，式（13-3）の$1/\sqrt{\varepsilon_s \mu_s}$倍となる．

演習1
　ラジオのAM放送で使われている帯域付近の900 kHzの電波と，FM放送で使われている帯域付近の90 MHzの電波について，それぞれ波長はいくらか．ただし，光の速さを$3.0 \times 10^8$ m/sとする．

解答
　電磁波の速さ（$c$），周波数（$\nu$），波長（$\lambda$）の関係式より，$\lambda = c/\nu$であるから，

900 kHzの電波の波長 $= \dfrac{3.0 \times 10^8}{900 \times 10^3} \fallingdotseq 333$ m

90 MHzの電波の波長 $= \dfrac{3.0 \times 10^8}{90 \times 10^6} \fallingdotseq 3.33$ m

となる．同じラジオの電波でも，AMとFMでは波長が100倍程度違う電波を使用していることがわかる．ラジオに外付けされている伸縮できるアンテナの長さは数十cmであり，これはFMラジオの電波の波長の約1/4程度になっている．実は，ラジオの外付けアンテナはFM用であり，AM用のアンテナとしては，フェライトアンテナというものが本体に内蔵されている（AM用のアンテナは，最近は外付けループアンテナが付属したラジオもある）．

　電磁波は，**反射**，**屈折**，**透過**，**回折**といった性質をもっている．まずは，身近な電磁波である光の反射の例を挙げてみる．鏡をのぞき込んだときに自分の顔がみえるが，これは太陽光や蛍光灯の光が顔に当たって反射し，その光が鏡でまた反射してそれが目に入ってくるためである．屈折や透過は，光が空気中から水中やガラス中に入射したときに観測することができる．例えば図13-4に示すように，光を空気中から水中に向かって入射すると，光の一部は水面で反射されるが，一部は透過する．そのとき，入射前の媒質（媒質1とする）と入射後の媒質（媒質2とする）の**屈折率**の違いに応じて，透過した光は屈折する．図13-5に示すように，**絶対屈折率**が$n_1$の媒質1と$n_2$の媒質2の境界面に垂直な線（法線）に対して，光の入射角を$\theta$，反射角を$\theta'$，屈折角を$\gamma$とすると，次の関係が成り立つ．

反射の法則：入射角($\theta$) = 反射角($\theta'$) ・・・・・・・・・・・・・・・・・・・・(13-4)

屈折の法則：$n_{12} = \dfrac{n_2}{n_1} = \dfrac{\sin\theta}{\sin\gamma}$ ・・・・・・・・・・・・・・・・・・・・(13-5)

**keyword**

**絶対屈折率**
真空中からある媒質へ単色の光が進む場合の屈折率を絶対屈折率という．

　ここで，$n_{12}$を媒質1に対する媒質2の屈折率という．さまざまな物質の空気に対する屈折率を表13-1に示す．屈折率の近い物質どうしの境界では屈折角が小さくなる．例えば，図13-6のように大きいビーカーの中に小さいビーカーを入れ，中に油を注ぐと小さいビーカーがみえなくなる．これは，ビーカーと油の屈折率が近いために，光が中の小さいビーカーでほとんど屈折することなく進むために起こる現象である．

　屈折率が大きい物質から小さい物質に光が進むとき，屈折の法則から

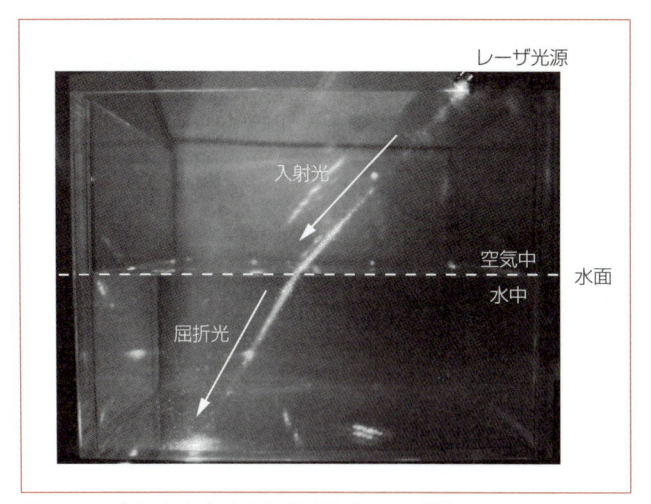

図13-4　空気中から水中に入射したレーザ光
屈折率の違いにより，水面で屈折を起こす．

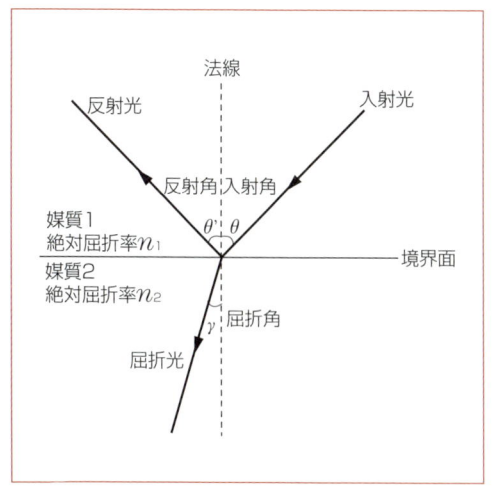

図13-5　反射の法則と屈折の法則

表13-1　主な物質の空気に対する屈折率（20℃）

| 物質 | 屈折率 |
| --- | --- |
| エチルアルコール | 1.3618 |
| メチルアルコール | 1.3290 |
| グリセリン | 1.4730 |
| パラフィン油 | 1.48 |
| セダ油 | 1.516 |
| 水 | 1.3330 |
| ダイヤモンド | 2.4195 |
| ポリスチレン（15℃の値） | 1.592 |
| ポリメタクリル酸メチル（PMMA） | 1.491 |
| ケイ素 | 3.448 |

（国立天文台 編：理科年表第85冊，丸善，2012，p. 460 より）

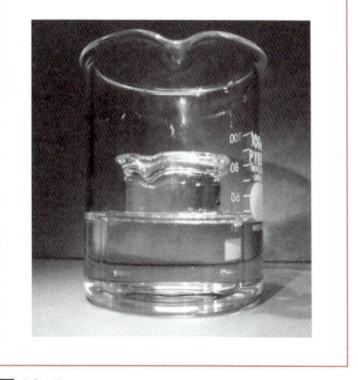

図13-6
食用油とガラスは屈折率が近いので，光がほとんど屈折せずに透過してみえなくなる．

わかるように，入射角$\theta$よりも屈折角$\gamma$の方が大きくなる．したがって，入射角を次第に大きくしていくと，ある入射角$\theta_0$で屈折角が90°になる．この角度$\theta_0$を**臨界角**といい，臨界角よりも入射角を大きくすると，光は媒質の境界面で**全反射**（すべての入射光が反射）する．これも簡単な実験で確かめることができる．**図13-7**（a）のように透明なガラスコップの下に硬貨を置くと，コップの中が空気の場合にはコップの下の硬貨はみえるが，コップの中に水を注ぐと下の硬貨はみえなくなる（図13-7（b））．全反射の性質は，内視鏡やレーザ手術器における導光やインターネット回線に使われている光ファイバーに利用されている．光ファイバーは，**図13-8**に示すようにコアとよばれる芯の外側をコアよりも屈折率の小さいクラッドとよばれるもので覆った構造をしている．光ファイバーに入射された光は，コアとクラッドの境界で全反射しなが

電磁波の種類と性質　163

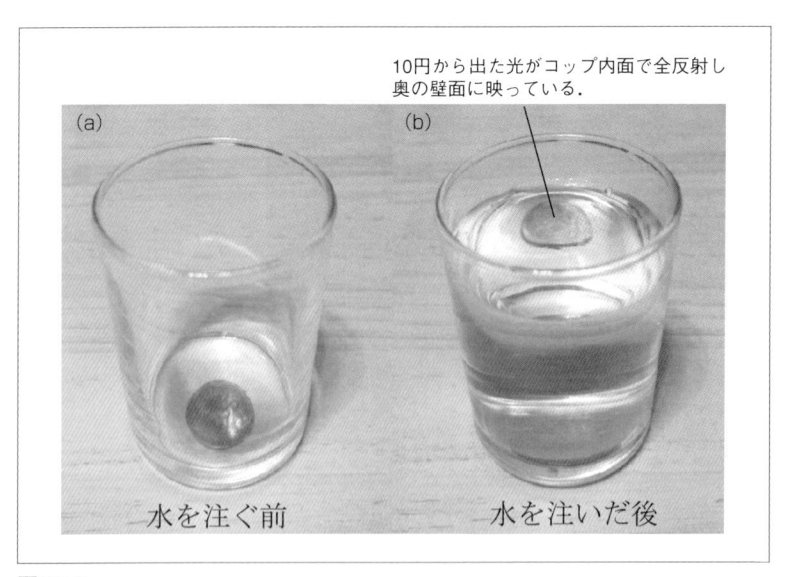

**図13-7**
コップの下に10円玉を置き,水を注ぐとコップの内面が鏡のようになり全反射が起きる.

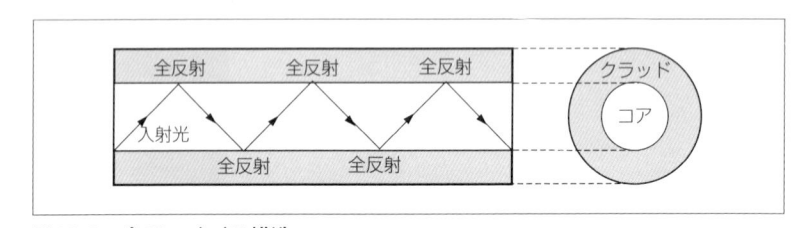

**図13-8　光ファイバの構造**
入射光はコアとクラッドの境界面で全反射しながらコアの中を進む.

ら伝搬していく.

　遠いところにある電波塔から送られてくるラジオやテレビの電波がビルが建ち並ぶ街中でも受信できるのは,電波がビルなどの建物を回り込んでいるためである.この現象を**回折**とよぶ.もし,電磁波が回折を起こさなければ,携帯電話や無線機器なども役に立たなくなる.

　ヘルツが発見したように,電磁波には偏りもある.図13-9(a)のように,電磁波の進む向きに対して電界の振動の方向が常に変わらないものを**直線偏波**という.そのほかに,時間とともに電場の振動方向が回転する**円偏波**(図13-9(b))などもある.偏波の身近な例としては太陽光がある.太陽光はさまざまな方向に偏波している光が入り交じった光である.偏光サングラスとよばれるものがあるが,これは偏光レンズとよばれるレンズを通すことにより,いろいろな方向に偏った光のなかからある方向にそろった光だけを通過させている.これによって単に減光するだけでなく,乱反射の影響などをおさえ,視界をよりはっきりさせることができる.特定の偏波だけを取り出すもの以外に,直線偏光を円

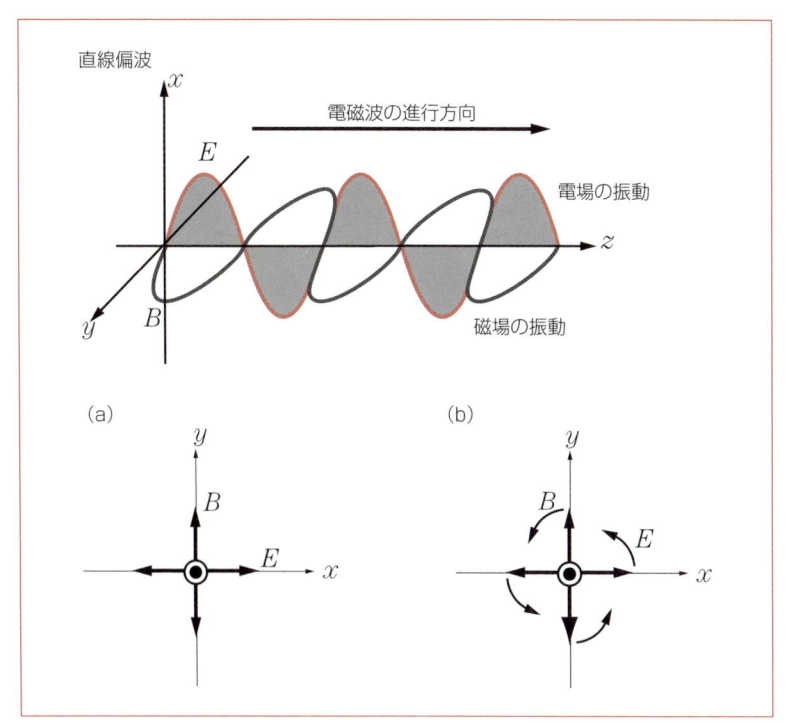

図13-9 直線偏波と円偏波
a：直線偏波の電磁波は，電界と磁界の振動方向が時間とともに変化しない．
b：円偏波の電磁波は，電界と磁界の振動方向が回転しながら電磁波が伝搬する．

偏光に変えるものもある（偏光を作り出す光学素子のことを**偏光子**といい，トルマリンや方解石，水晶，雲母，人工的に作られたポリマーフィルムなどがある）．

真空中を伝わる速さが1秒間に約30万kmであることや，反射や屈折などを起こす性質というのは電磁波の共通の特徴である．電磁波の性質を大きく左右するのはその波長（周波数）である．X線で体内の様子を画像化できるのは，その波長が体を構成している原子の間隔に近いために体内まで進入し，反射，屈折などを起こすためである．同じ電磁波であっても，蛍光灯の光では波長が長すぎて体内の様子を画像化することはできない．逆に，X線のように波長の短い電磁波はさまざまなものに吸収されやすく，ラジオやテレビ，携帯電話などの送信には使用できない．したがって，ラジオやテレビ，携帯電話などの送信には，障害物があっても回り込みやすく，また比較的発生させやすい長波長の**電波**が利用されている．

# 3 電磁波の放射と伝搬

　電磁波の発生と伝搬の様子を電気力線と磁力線を用いて模式的に表してみる．図13-10のような導線に交流電流を流した場合，導線の下から上に向かって電流が流れると，その周りにはアンペールの右ねじの法則にしたがって，図13-11（a）のように磁界が発生する（わかりやすくするために磁力線1本だけに注目する）．直流電流の場合には，導線の周りにできた磁界は時間的に変化しない．しかし，交流電流を流した場合は，時間とともに導線の周りにできた磁界も変化する．導線に下から上に向かって流れる電流が次第に大きくなっていった場合，導線の周りにできた磁界も電流に依存して次第に大きくなる．つまり，導線周りの磁束が変化し，磁束の変化をさまたげる向きに誘導起電力が生じる．その結果，図13-11（b）のように磁力線のある平面に垂直な平面で電界が変化する．その電界の変化はさらに磁界の変化をもたらし，次々と空

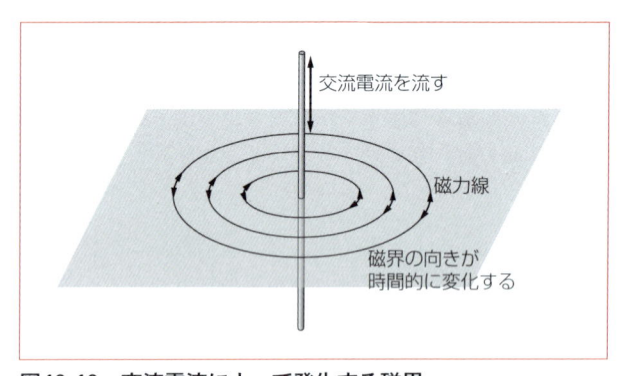

**図13-10　交流電流によって発生する磁界**
まっすぐな導線に交流電流を流すとその周りの磁界も時間的に変化する．

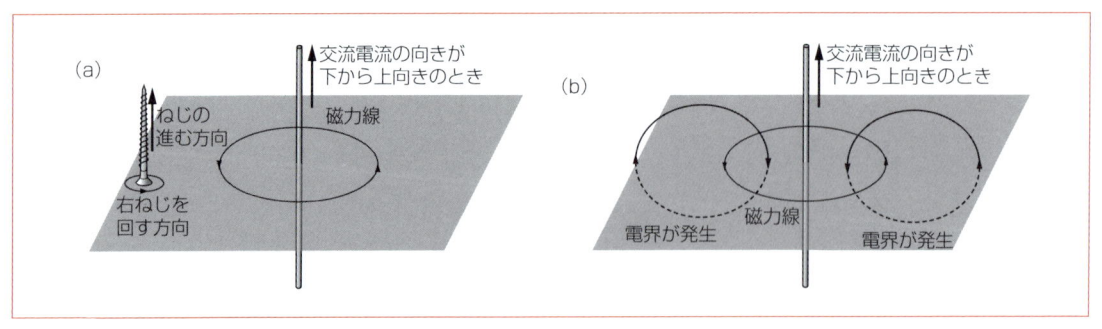

**図13-11　電磁波の伝搬の模式図**
交流の場合，導線周りの磁界が時間変化するので，電界が誘導される．その電界は新たな磁界を誘起し，周囲に次々と広がっていく．
(b)では電界の様子を2本だけ描いているが，実際は導線の周囲360°にわたって電磁波は広がっていく．

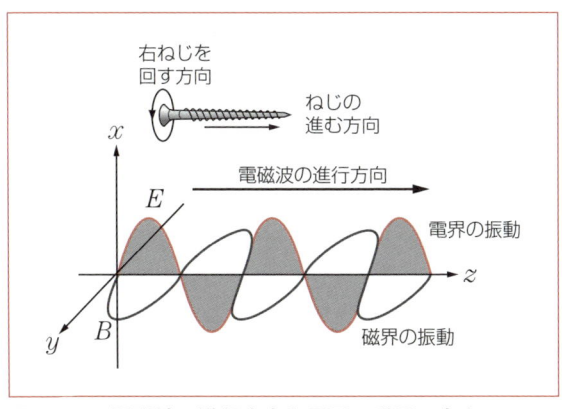

**図13-12 電磁波の進行方向と電界・磁界の向き**
電界と磁界の振幅方向はつねに垂直．電磁波の進行方向は，電界から磁界の向きに右ねじを回すとき，ねじが進む向きとなる．

間を伝わっていく．このとき，電磁波の進行方向は，電界の向きから磁界の向きに右ねじを回したときのねじの進む向きに一致する（図13-12）．

# 4 電磁波障害とノイズ対策

　電磁波は医療のなかで治療などにも利用されているが，逆に電磁波が診断や治療の邪魔をすることがある．これは，医療機関では電気を利用した医療機器が同時に多数利用されており，常に電磁波に囲まれた環境にあるからである．電磁波による障害のことを **EMI**（electromagnetic interference）という．医療機関にあるものでEMIを起こすものとしては，電気手術器（電気メス）やマイクロ波メスなどの高周波機器などがあるが，そのほかにも瞬間的に大電流を流す除細動器，MRI，電気毛布や商用交流電源，携帯電話，パソコン，蛍光灯，静電気，雷などもノイズ源になる．心臓ペースメーカや植込み型除細動器，医療用テレメータなどは，電磁波障害による誤動作の報告が多い医療機器である．医療機器には **EMC**（electromagnetic compatibility：**電磁環境適合性**）規格が求められている．EMCとは，他の機器に電磁波障害を及ぼさないようにし，なおかつ他の機器からの電磁波障害を受けにくい能力をもっていることを意味する．また，電磁波妨害が存在するような環境においても，その機器やシステムが性能の劣化を伴うことなく作動する能力のことを **イミュニティ**（immunity）とよぶ．
　病院内では比較的，電磁波環境への配慮がなされているが，病院外で

**keyword**
**RFID 機器**
電子回路を内蔵したタグと読み取り機との間で非接触で通信を行い，タグのデータを読み書きすることが可能な機器のこと．物流や在庫管理の際に利用されている．

**keyword**
**EAS 機器**
万引きの防止のため店の入口などに置かれている監視機器．

総務省報道資料，電波の医用機器への影響に関する調査結果（総務省のホームページから閲覧できる）．

はさまざまな電磁波が飛び交っている．携帯電話が心臓ペースメーカなどに影響を及ぼす可能性があることはよく知られているが，最近では，RFID機器，電子商品監視装置（EAS機器），IH調理器（いわゆるIHクッキングヒーターやIH炊飯器など），無線LANなども心臓ペースメーカや植込み型除細動器に影響を及ぼすことが報告されている．なお現在は，国際基準にしたがって携帯電話やPHSは心臓ペースメーカや植込み型除細動器から15 cm以上離すことが明記されているが，実際はもう少し短い距離でも安全性が確認されている．

雑音の対策としては，医療機器の置かれている環境にもよるが，例えば以下のようなことが挙げられる．
①静電シールドを用いる
②磁気シールドを用いる
③フェライトコアを用いる
④交流電磁界の発生源から遠ざける
⑤リード線を必要以上に長くしない
⑥リード線をより線（ツイストペア）にする
⑦電極の接触インピーダンスを極力小さくする
⑧複数の機器を一点接地する（各機器間の電位差をなくす）

①と②の静電シールドや磁気シールドはその名前の通り，電磁波を防ぐ役割を果たすものである．なお，磁気シールドの材料としては透磁率が大きいものを用い，静電シールドの材料としては，誘電率が小さくて電気を流しやすいものを使うことが重要である．

③のフェライトコアは図13-13のようなもので，家庭用の電気機器でもよくみかけると思う．フェライトコアは透磁率の高い物質でできており，高周波がつくる磁界のノイズを吸収し，熱としてそのエネルギーを放出しているものである．

④の「交流電磁界の発生源から遠ざける」というのはいうまでもないことである．

⑤と⑥に関しては，リード線は信号の送受信としての機能だけでなく，アンテナになりうるためである．したがって，無意味に長くしない方がよい．また，1本のリード線がアンテナになってノイズを拾うこともあるが，複数のリード線が関与することもある．例えば，リード線で図13-14のようにループができてしまった場合を考えてみる．この場合，ループの中の磁束が変化すると起電力が発生してしまいノイズの元になる．したがって図13-15のように，より線（ツイストペア）にすることでノイズをおさえることができる．

⑦は，患者に接続する電極の接触をできるだけ小さくした方がよいという意味である．ノイズのパワー（電力）を$P$ [W]，ノイズの電圧を$V$ [V]，電極を介して流れる電流を$I$ [A]，接触インピーダンスを$Z$ [Ω]とすると，

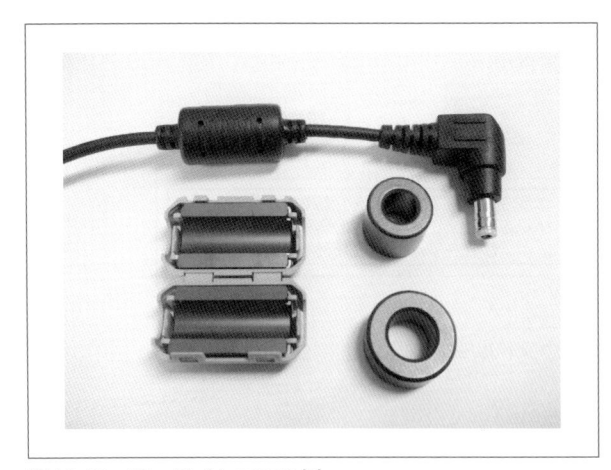

**図13-13 フェライトコアの例**
穴の中にケーブルを通して使用する．

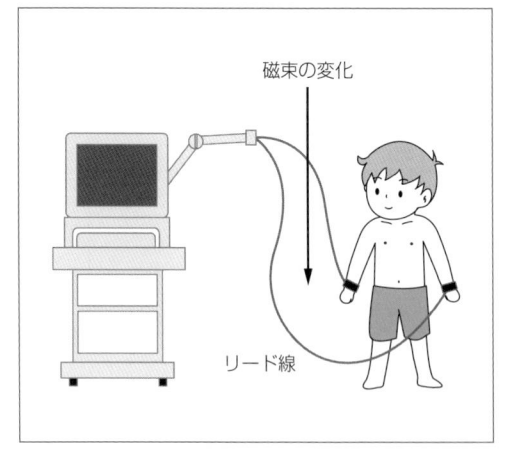

**図13-14 リード線のループによるノイズの発生**
リード線がループを作ってしまうと，ループ内の磁束が変化したときノイズが発生する可能性がある．

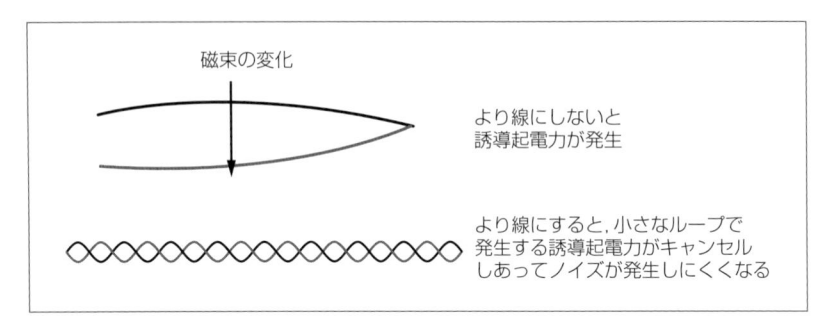

**図13-15 ツイストペア**

$$P = VI \quad \cdots\cdots\cdots\cdots\cdots\cdots\cdots\cdots\cdots\cdots\cdots\cdots\cdots\cdots(13\text{-}6)$$

より，

$$V = ZI = \sqrt{Z \cdot P} \quad \cdots\cdots\cdots\cdots\cdots\cdots\cdots\cdots\cdots\cdots(13\text{-}7)$$

となる．この式から，接触インピーダンス $Z$ が大きくなるとノイズの電圧も大きくなることがわかる．

⑧の一点接地というのは，複数の機器のアースをとる場合はなるべく同じ系統のアースに接続するということを意味している．アースも100％完璧ではないため，すべてのアースが等電位とはかぎらない．異なるアースに接続するとわずかな電位差が生じる可能性があり，その電位差によって意図しない電流が流れてノイズの元になることがある．ただし，アースを一点接地する場合は，次のような点に注意した方がよい．

・デジタル信号機器とアナログ信号機器のアースは分離する
・電流が多く流れるアースとそうでないアースは分離する
・グラウンドループを作らないようにする
・なるべく最短距離でアースをとる

グラウンドループとは，図13-16のようにアース（大地）を介して大

**ツイストペア**
LANケーブルなどにこのツイストペアが施してある場合がある．

**抵抗と熱雑音**
一般的に絶対温度 $T$ [K] における抵抗 $R$ [Ω] には，$V = \sqrt{4k_B T R B}$ [V] の大きさの熱雑音が生じる．ただし，$k_B$ [J/K]：ボルツマン定数，$B$ [Hz]：周波数帯域幅である．
※周波数ではなく周波数の幅に依存する．

電磁波障害とノイズ対策

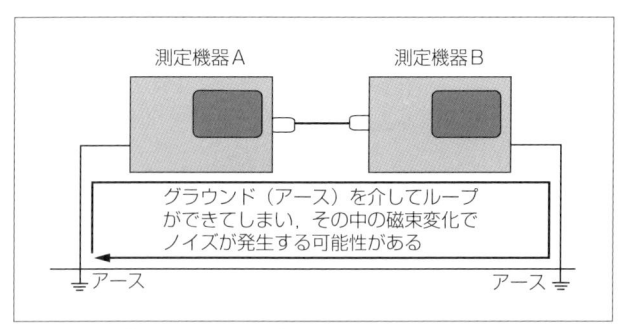

図13-16 グラウンドループの概略図

きなループができてしまうことである.この場合も,ループ内の磁束変化により思わぬ誘導起電力が発生し,ノイズの元となる.

以上はあくまでもノイズ対策の一例である.実際には,機器の種類や環境によって適したノイズ対策が必要になってくる.

---

演習2

電磁波のエネルギーは距離の2乗に反比例して減衰する.携帯電話を2.2 cm離したときに比較して22 cm離したときでは,エネルギーはどの程度小さくなるか.

解答

エネルギーは距離の2乗に反比例して減衰するので,

$$\text{減衰倍率} = \frac{1}{(22 \times 10^{-2})^2} \div \frac{1}{(2.2 \times 10^{-2})^2} = \frac{(2.2 \times 10^{-2})^2}{(22 \times 10^{-2})^2} = \frac{1}{100}$$

となる.したがって,2.2 cmから22 cmまで離すだけで,携帯電話からの電磁波のエネルギーは100分の1に減衰することがわかる.

## Tips 導体に対する電磁波の浸透，高周波電流の流れ方〜表皮効果〜

導体に高周波の電磁波を照射すると，電磁場は内部に侵入せずに導体の表面に局在する．これを**表皮効果**という．高い周波数の電流（高周波電流）を導体に流した場合も，電流は導体の表面上を流れやすく，内部は流れにくくなる．導体の電気伝導率を $\sigma$ [S/m]※，透磁率を $\mu$ [N/A$^2$]，電磁波の角周波数を $\omega$ [rad/s]※※（周波数に $2\pi$ かけたもの．すなわち周波数を $f$ とすると，$\omega = 2\pi f$）とするとき，次の式で表されることがわかっている．

$$\delta = \sqrt{\frac{2}{\omega\sigma\mu}} \tag{13-8}$$

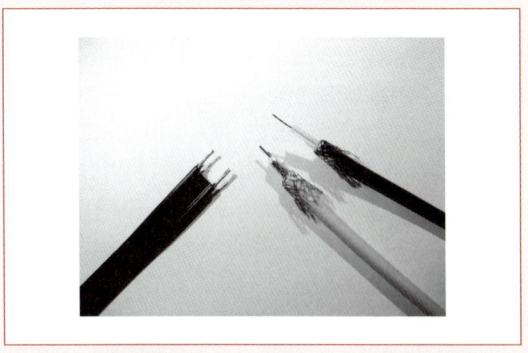

図13-17 平行導線（左）と同軸ケーブル（右）（2本）

このような性質から，アンテナの給電線のように高い周波数で電力を送電する場合は，導線も工夫する必要がある．高周波の電力を導線で送るというのは，電磁波を導線を通して伝搬させると言い換えることもできる．高周波を送電しようとすると，普通の導線では送信元から出た高周波が導線の反対側の端で反射を起こしてしまう．反射が起こるということは，本来送りたい電力の一部が戻ってきてしまうということであり，効率よく送電できないことになる．その対策として，実際の高周波の送電には工夫がなされている．高周波領域では導線がもつわずかなインダクタやキャパシタとしての成分が抵抗の役割をもつようになる（そのような抵抗をインピーダンスとよぶ）．その抵抗は，ある程度の周波数を超えると周波数の値に関わらずほぼ一定の値に近づく．これをその導線の**特性インピーダンス**という．詳細は割愛するが，導線の特性インピーダンスと同じ大きさの負荷抵抗を導線の終端に接続すると反射が起きないという性質がある．実際の高周波の送電には図13-17のような並行導線（フィーダ線）や同軸ケーブルなどが用いられている．

フィーダ線は，2本の導線が平行に延びた構造をしており，特性インピーダンスは 200 Ω や 300 Ω のものが一般的である．一方，同軸ケーブルは，中心の導線を絶縁体が覆い，さらにその外側を導体，被覆の順で覆った構造をしている．同軸ケーブルの特性インピーダンスは 50 Ω や 75 Ω のものがよく利用されている（これらのケーブルの特性インピーダンスは，内部の導線の直径や2つの導体間の間隔などで決まる）．以上のことから，アンテナなどに高周波の電力を効率よく給電するためには，これらのケーブルを用いて，その特性インピーダンスに合うように末端の整合をとればよいことになる（これを**インピーダンス整合**または**インピーダンス・マッチング**とよぶ）．

また，同軸ケーブルは外側の導体がシールドの役割を果たすため，導線からの電磁波の漏洩も少なく，また，外部からの雑音の影響を受けにくいという性質をもっている．

※ S：電気伝導の単位．ジーメンスと読む．

※※ rad：角度の単位．ラジアンと読む．なお，360° は $2\pi$ [rad] に相当する．

## Tips 電磁波を利用した治療機器～マイクロ波手術器，レーザ手術器～

電磁波を利用した医療機器には，マイクロ波手術器やレーザ手術器などがある．マイクロ波手術器はメス先からマイクロ波領域の電磁波を出して，凝固や止血，切除などに使用する手術器で，マイクロ波メスともいう．周波数としては 2,450 MHz がよく利用される．実は，この周波数は家庭用の電子レンジに利用されている周波数と同じである．電子レンジで食品が加熱できるのは，誘電加熱という現象のためである．誘電加熱は，誘電体（絶縁体）に交流電界を加えたときに，電界の変動に分極の変化がついていけないために電界のエネルギーの一部が熱エネルギーとして失われる誘電損失という現象によって起こる．マイクロ波手術器も同様な原理を利用している．生体組織の場合は，主に水分子を主体として誘電加熱が起きている．

レーザ手術器はその名の通り，レーザを利用して切開や凝固，あざの治療，疼痛治療を行うものである．レーザは単色であり，指向性が高く（広がりが少なく，平行光線が作りやすい），高輝度（非常に明るい）で，コヒーレントである（位相がそろっていて可干渉性をもっている）という性質をもっている．発表会などでスクリーンを指し示すのに使うレーザポインタを思い出してみると，赤色（最近は緑色のものも増えてきた）の明るい光が広がることなくまっすぐ進んでスクリーンに点状に照射されていることからこれらの性質がよくわかると思う．

レーザもその波長（または周波数）に応じて性質が大きく変わる．例えば，ガスレーザとよばれるもののひとつである炭酸ガスレーザ（$CO_2$ レーザ）は，波長が 10,600 nm で色は無色である．水に吸収されやすいという性質をもっており，切開に利用される．また，固体レーザとよばれるもののひとつである Nd-YAG レーザ（ネオジム・ヤグ・レーザ）[※]は，波長が 1,064 nm で色は無色，組織への深達度が大きいため止血凝固や深部のあざ治療に用いられている．また，水に吸収されにくい Ar イオンレーザ（アルゴンイオンレーザ）は，波長が 514.5 nm の青緑色の可視光で，網膜凝固手術に利用されている．このように，レーザ手術器でも無色のものから可視光まであり，その用途もさまざまである．なお，無色のレーザを治療に利用するときは照射位置を確認するために，赤色（波長 632.8 nm）の He-Ne レーザ（ヘリウム・ネオン・レーザ）がガイド光として用いられている．

※ YAG：Yttrium Aluminum Garnet の略語．$Y_3Al_5O_{12}$ からなる結晶の一種．

---

### 章末問題（解答は 214 頁）

**問題1** 光の速さを $c$ とするとき，真空中の誘電率 $\varepsilon_0$ と透磁率 $\mu_0$ は，それぞれ

$$\varepsilon_0 = \frac{1}{4\pi c^2} \times 10^7 \text{ F/m} \quad \mu_0 = 4\pi \times 10^{-7} \text{ H/m}$$

で与えられる．これらを用いて，式（13-3）が成り立つことを示せ．

**問題2** レーザ手術器に使用されている赤外線レーザの波長は 10,600 nm である．このレーザの周波数はいくらか．ただし，光の速さを $3.0 \times 10^8$ m/s とする．

**問題3** 通信周波数 850 MHz 帯と 1.5 GHz 帯の携帯電話があるとき，これらの携帯電話で利用している電磁波の波長はそれぞれいくらか求めよ．ただし，光の速さを $3.0 \times 10^8$ m/s とする．また，電磁波は，波長の半分（半波長）の大きさのものと共振する可能性がある．生体内においてどのような部分で共振する可能性があるか調べよ．

**問題4** 電磁波が導体へ浸透する深さは，導体の電気伝導率を $\sigma$ [S/m]，透磁率を $\mu$ [N/A$^2$]，電磁波の周波数を $f$ [Hz] とするとき，次の式で表される．

$$\delta = \sqrt{\frac{2}{2\pi f \sigma \mu}} \ [\text{N}]$$

銅の比透磁率を1，電気抵抗率を $1.7 \times 10^{-8}$ [Ωm] とするとき，60 Hz，1 kHz，1 MHz の電磁波が銅に浸透する深さをそれぞれ求めよ．

**問題5** 電磁波を受信するためには共振回路が用いられる．1 MHz の電磁波を受信するために 0.2 mH のインダクタを使用する場合，キャパシタの容量はいくらにすればよいか．

**問題6** 0～30 Hz の領域の生体信号を計測した．電極の接触インピーダンスが 10 kΩ，温度が37℃のとき，電極で発生する熱雑音の電圧はいくらか．

# 付録 1　ベクトル

## A　ベクトルの導入

### A-1 ベクトル

大きさだけで表される量をスカラー[注1]，大きさと方向で表される量をベクトルとよぶ[注2]．

混乱しやすいところとしては，スカラーでも正負の量を使い分け，それを「反対**向き**」とよんでしまう場合や，ベクトルでも状況的に右か左しかありえないので正負の量で表現してしまう場合があるが，向きの情報が変数に入っているかどうかはたいていの場合は自明なので，わざわざ問題にする必要はないだろう．

ベクトルは，矢印で表すのが一般的である．矢印なら向きが明確だし，その大きさを表すのに矢印の長さを使うこともできるからである（狭い範囲にたくさんは描けないという問題はあるが）．しかし，表記や計算のために毎回ものすごく正確な図を描くのも無理なので，適当な表現方法が必要になる．

そこで，変数名として矢印付きの文字（$\vec{a}$）または太字（$\boldsymbol{a}$）を導入する．また，計算に便利なように，その中身を明示する成分表示（縦に書く場合と横に書く場合がある）も導入する．

$\vec{a}$の大きさを$|\vec{a}|$とする[注3]．方向を変えないまま大きさだけを変えるのは簡単で，例えば大きさだけを2倍にしたい場合は$2\vec{a}$とする（$\vec{a} \cdot 2$のような表記はしない）．方向を完全に逆にしたい場合も簡単で，$-\vec{a}$とする．

> **ベクトルのスカラー倍**
>
> 既知のベクトル$\vec{a}$とスカラー$k$の積を定義でき，$k\vec{a}$は「大きさ$|k| \cdot |\vec{a}|$で，$k>0$なら$\vec{a}$と同方向，$k<0$なら$\vec{a}$と反対方向のベクトル」である．
> 成分表示では，$\vec{a} = (a_x, a_y)$に対して
> $$k\vec{a} = (ka_x, ka_y) \quad \cdots\cdots\cdots\cdots\text{(A-1)}$$
> となる．

定義に従えば，$\vec{a} \div 2$という割算はありえないが，$\left(\dfrac{1}{2}\right)\vec{a}$は存在し，慣習的に$\dfrac{\vec{a}}{2}$という表記も許されている（これは上の定義で$a = \dfrac{1}{2}$とした掛算である）．

---

注1：scalarという英語表記をみれば，それが「目盛り（スケール）」と関係して「基準の何倍なのか」だけで表せる量だと分かるだろう．
注2：ただし「距離はスカラー，位置はベクトル」，「速さはスカラー，速度はベクトル」などと言葉にばかりとらわれても仕方ない．「凄い速さだ，どんなエンジンを積んでいるんだ？」という場合なら，どっち向きに進んでいても構わないのでスカラーを気にしていることになり，「この速度だと5分後には国境を越えるぞ！」という場合なら方向も重要なのでベクトルを気にしていることになる．
注3：たいていの場合は$a = |\vec{a}|$とするが，ルールというわけではないので明記すべきである．

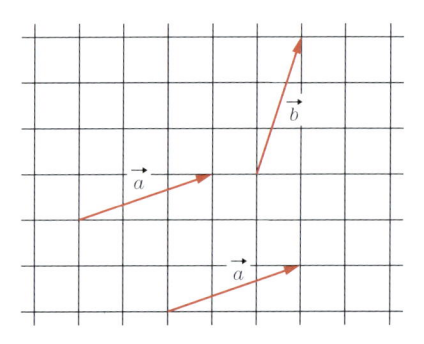

**図A-1 大きさと向きをもった量**
ベクトルは「それがどこに描かれているか」を区別しないので，図中の2つの$\vec{a}$は同じベクトルである．$\vec{b}$は大きさは同じだが方向が異なるので$\vec{a} \neq \vec{b}$．成分表示すると$\vec{a} = (3, 1)$, $\vec{b} = (1, 3)$．

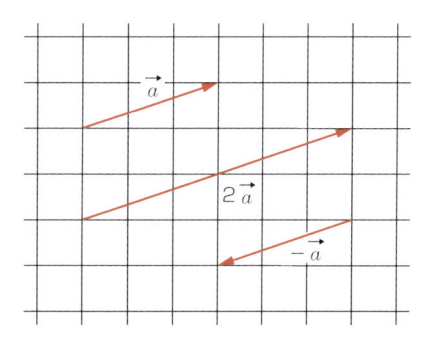

**図A-2 ベクトルのスカラー倍**
$2\vec{a} = (6, 2)$, $-\vec{a} = (-3, -1)$．スカラー倍では方向を変えることはできない（正反対は可能）ので，$k\vec{a} = \vec{b}$とすることはできない．

ところで，大きさが0の場合は方向のもちようがない．大きさ0のベクトルをゼロベクトルとよび，$\vec{0}$と書く．$\vec{a} - \vec{a} = \vec{0}$など，$\vec{0}$は普通の数字の0と似た働きをする．

### A-2 ベクトルの和，差

明らかに，ベクトルとスカラーの和は定義できない．ベクトル同士の和は新たなベクトルになり，**図A-3(a), (b)**のように定義されるが，力の合成や電界の合成などで**図A-3(b)**の方がよくみかける図であろう．

$\vec{a} + \vec{b}$と$\vec{a}$, $\vec{b}$それぞれの成分表示に注意すると，次のことにも気がつく．

> **ベクトルの和**
> 成分表示で$\vec{a} = (a_x, a_y)$, $\vec{b} = (b_x, b_y)$に対して，
> $$\vec{a} + \vec{b} = ((a_x + b_x), (a_y + b_y)) \quad \cdots\cdots\cdots (\text{A-2})$$
> となる．

ベクトル同士の差に関してはわざわざ新しく定義する必要はない．$\vec{a} - \vec{b} = \vec{a} + (-\vec{b})$とすればベクトル同士の和で処理できるからである（$-\vec{b}$はすでに定義したように，$\vec{b}$と同じ大きさで反対向きのベクトル）．一応，「差」として新たに定義すれば，
$$\vec{a} - \vec{b} = ((a_x - b_x), (a_y - b_y))$$
となる．

基本的に，ベクトルの取り扱いは「図で理解しておいて，成分で計算する」と思っておくとよいだろう．

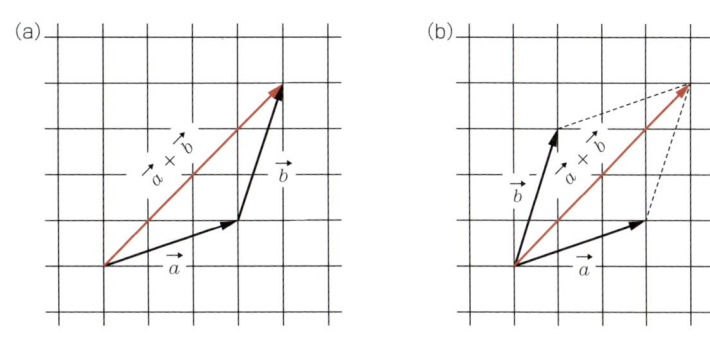

**図A-3　ベクトルの和**
(a) では「$\vec{a}$の移動の後で$\vec{b}$の移動を行った」という印象が強く，(b) では「$\vec{a}$と$\vec{b}$が同時に作用した」という印象が強い．いずれにせよ$\vec{a}+\vec{b}=(4,4)$が得られる．

## A-3 内積

　仕事の定義として「力×距離」という掛算が紹介されることが多いが，その前後をていねいに読んでみよう．たとえ低学年用の教科書であっても，真面目な本ならば必ず「力の方向に移動したとする」などの条件付けがあるはずで，**図A-4**のように，斜め移動をする場合を除いている．

　もちろん，斜め移動の場合でも仕事を定義することは簡単で，**図A-4(a)**の移動は**図A-4(b)**のように「まず力と同方向の移動によってP点まで移動し，その後，力と無関係にG点まで移動した」と考えることができる．この場合，仕事を伴う移動は前半のみで後半は仕事を伴わない移動だから，全体の仕事は$W=fx$で求められる．

　$f$と$r$は方向情報をもっていない量のため，$fr$という掛算には「力の方向と移動の方向が揃っていない」という重要な情報が抜け落ち，間違った値を返してしまう．しかし，$\vec{f}$と$\vec{r}$でなら何とかできそうである．

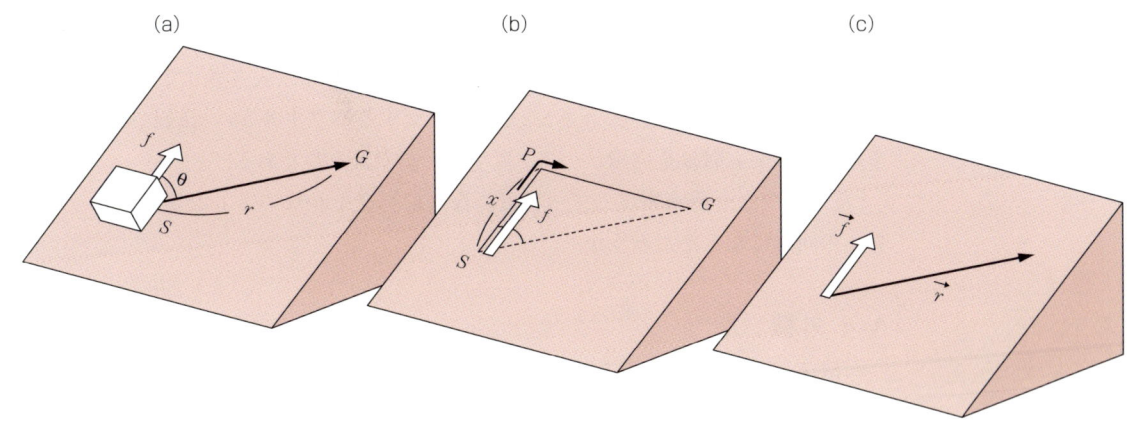

**図A-4　内積の導入**
(a) 斜面を斜めに駆け上がる物体が減速しないように，大きさ$f$の力を加えてS点からG点まで移動させる．斜め移動なので$W\neq fr$．
(b) 実際に仕事をしているのは，S点からP点までの(距離$x$だけの)移動である．$W=fx$，ただし$x=r\cos\theta$．
(c) 「$f$と$r$」には含まれていない，間の角度$\theta$の情報が，「$\vec{f}$と$\vec{r}$」には含まれている．$W=\vec{f}\cdot\vec{r}$．

$\vec{f}$ と $\vec{r}$ の間の角を $\theta$ とすると $x = r\cos\theta$ となるので,ほしい結果は $W = fx = fr\cos\theta$ である.次のように新たな演算を定義すると,この状況がうまく解決できるだろう.

---
**内積**

2つのベクトル $\vec{a}, \vec{b}$ の内積 $\vec{a}\cdot\vec{b}$ はスカラーとなり,それぞれのベクトルの大きさと,2つのベクトルの間の角 $\theta$ を使って,
$$\vec{a}\cdot\vec{b} = |\vec{a}||\vec{b}|\cos\theta \quad \cdots\cdots\cdots\cdots\cdots\cdots\text{(A-3)}$$
とする.

---

この「・」は後述の「×」と区別され,いずれも,これまでに知っている**通常の掛算とは(同じ記号を使っているし,意味も似てもいるけれど)違う計算だ**ということを忘れてはならない.私たちはスカラー同士の掛算には慣れ親しんできたが,「内積」は2つのベクトルからスカラーを返すというまったく別の計算である.

証明は略すが,成分表示されている場合の内積計算は非常に簡潔である.

---
**成分表示からの内積計算**

二次元のベクトル $\vec{a} = (a_x, a_y)$, $\vec{b} = (b_x, b_y)$ に対して,
$$\vec{a}\cdot\vec{b} = a_x b_x + a_y b_y \quad \cdots\cdots\cdots\cdots\cdots\cdots\text{(A-4)}$$
となる.
さらに,三次元のベクトル $\vec{a} = (a_x, a_y, a_z)$, $\vec{b} = (b_x, b_y, b_z)$ に対して,
$$\vec{a}\cdot\vec{b} = a_x b_x + a_y b_y + a_z b_z \quad \cdots\cdots\cdots\cdots\cdots\cdots\text{(A-5)}$$
となる.

---

もう一つ例を挙げておこう.面密度 $\sigma = \dfrac{N}{S}$ の電気力線が面積 $S'$ に斜めに入射する場合,この面 $S'$ への正味の入射量はもちろん $\sigma S'$ よりも少なく,$\sigma S = \sigma S' \cos\theta$ となる($S = S'\cos\theta$ であるから).

この形は内積計算そのものだと気づくだろう.つまり,大きさ $\sigma$ で電気力線と同方向のベクトル $\vec{\sigma}$ と,大きさ $S'$ で面と直交するベクトル $\vec{S'}$ (法線ベクトル)を用いれば,入射量を内積 $\vec{\sigma}\cdot\vec{S'}$ で表すことができるのである.

「電束密度とか磁束密度って『密度』なのにベクトルなの?」と疑問に思った方への回答になっただろうか.

## A-4 外積

内積は「2つのベクトルが同じ向きを向いているのが基本,そうでない場合には補正が必要」という状況で使われるが,逆に,「2つのベクトルが直交しているのが基本,そうでない場合には補正が必要」という場合もある.一番簡単な例は,平行四辺形の面積(各辺が直交していれば長方形なので簡単)を出す場合だが,もっと電気工学らしい例を挙げてみよう.

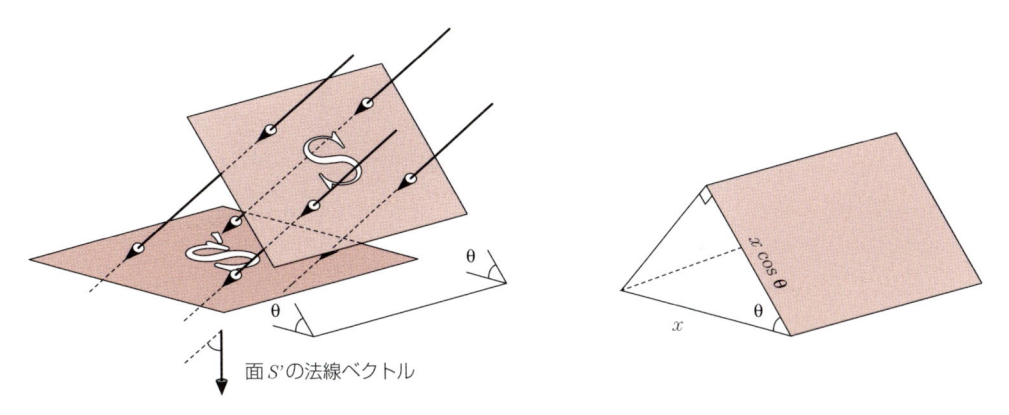

**図A-5　垂直でない面への入射**

入射の方向と垂直でない面$S'$への入射を正しく評価するには，入射方向に対して垂直な面$S$を考える必要がある．面$S'$の法線ベクトル$\vec{S'}$を使えば，$\vec{\sigma}\cdot\vec{S'}$と簡潔に表現できる．

　　**ローレンツ力**である．「磁界中で電荷が磁界と**垂直**な運動をするとき，その電荷は磁界とも運動方向とも垂直な**3番目の方向**の力を受け，その大きさは，電荷$q$，速度$v$，磁束密度$B$から$f = qvB$と求められる．具体的な方向はフレミング左手の法則による」．これは大きさだけの式で，「垂直」は前提条件となっている．

　当然，磁束密度と速度が垂直でなければ適当な補正が必要で，極端な話，それらの間の角度が0だとローレンツ力は働かない．$\vec{v}$と$\vec{B}$の間の角度$\theta$のsinを取りたくなるだろう．さらに力はベクトル量であることも考えると，少々無理をしてでも計算結果は**図A-6**の$\vec{f}$と同じ方向のベクトルであってほしいところである．

> **外積**
>
> 2つの三次元[注4]ベクトル$\vec{a}, \vec{b}$の外積$\vec{a} \times \vec{b}$は三次元ベクトルとなり，その大きさに関しては，それぞれのベクトルの大きさと，2つのベクトルの間の角$\theta$を使って，
>
> $$|\vec{a} \times \vec{b}| = |\vec{a}||\vec{b}|\sin\theta \quad \cdots\cdots\cdots\cdots\cdots\cdots\text{(A-6)}$$
>
> となる．向きに関しては$\vec{a}, \vec{b}$の両方と垂直で，$\vec{a}, \vec{b}, \vec{a}\times\vec{b}$がこの順で右手系（3つのベクトルを右手親指，人差し指，中指に対応させる向き）をなすように定める．

　「この順で」という部分は注意が必要で，$\vec{a}\times\vec{b}$と$\vec{b}\times\vec{a}$では順が逆になっているので結果は方向が反対になる．つまり，

$$\vec{b}\times\vec{a} = -\vec{a}\times\vec{b}$$

となり，通常の掛算に期待する交換法則がなりたっていない．

$\vec{f} = q(\vec{v}\times\vec{B})$ は正しくて，$\vec{f} = q(\vec{B}\times\vec{v})$ は間違いなので注意を要する．

---

注4：すぐ気づくように，二次元空間内では外積は定義できない．常識的な範囲で考えるなら，外積は三次元ベクトル専用の演算である．

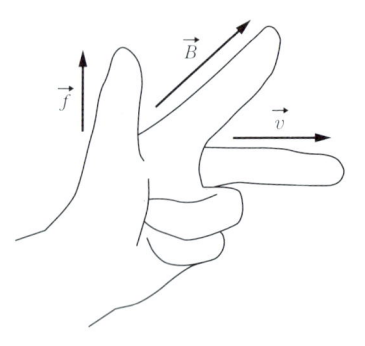

**図A-6 ローレンツ力**

ローレンツ力の方向を憶えるための左手の法則．最初に紹介される時は電流，磁界，力の向きの関係とされるが，「電流」は微視的には「電荷の移動方向」だし，「磁界」よりも，(同じ方向で大きさが定数倍だけ違う)「磁束密度」の方が使いやすい．

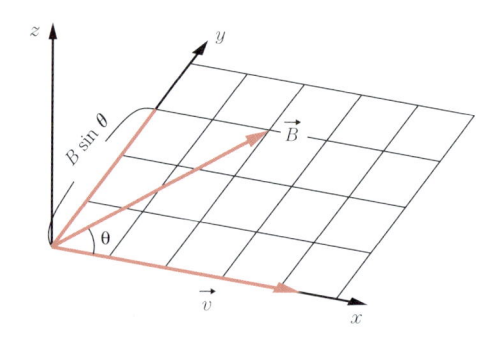

**図A-7 $\vec{v}$ と $\vec{B}$ が垂直でない場合**

磁界の方向(磁束密度の方向)と運動の方向が垂直でない場合は修正が必要になる．

---

**成分表示からの外積計算**

三次元のベクトル $\vec{a} = (a_x, a_y, a_z)$, $\vec{b} = (b_x, b_y, b_z)$ に対して，
$$\vec{a} \times \vec{b} = ((a_y b_z - a_z b_y), (a_z b_x - a_x b_z), (a_x b_y - a_y b_x)) \quad \cdots(\text{A-7})$$
となる．

---

式 (A-7) は式 (A-5) に比べていかにも煩雑にみえるが「$x$ 成分には $x$ の文字がなく $y$ 成分には $y$ の文字がなく，…」や「$x, y, z, x, y, \cdots$ の順を守ると正，逆順は負」というルールを意識すれば，これはこれですっきりとまとまっていることに気づく．

スカラー倍は1つのベクトルと1つのスカラーからベクトルを返す演算．

**内積**「・」はスカラー積ともよばれ，2つのベクトルからスカラーを返す演算．同方向だとうれしいけれど，そうでない場合の補正．

**外積**「×」はベクトル積ともよばれ，2つのベクトルからベクトルを返す演算．直交しているとうれしいけれど，そうでない場合の補正．

いずれも「掛算」の拡張になるわけだが，その意味合いをきちんと区別する必要がある．

# 付録 2　微分・積分

## A　微分

数学教科書での微積分と物理現象への応用での微積分ではかなりのギャップがある．ここでは「連続性」や「微分可能性」の話には近寄らず，数学と応用との橋渡しを心掛けてみたい（導出や定義などは数学の教科書を探してみてほしい）．

### A-1　微分の表現

部屋の温度を $T$ としよう……いや，部屋の場所ごとに温度は違いそうなので $T(x, y, z)$ としよう……いやいや，時間経過で温度も変わるので $T(x, y, z, t)$ としよう．さて次に，「$T$ を微分してみよう」といわれたら，すかさず「何で？」と問わなければならない．「$t$ で」なら「室温の時間変化」を求めることになるし，「$x$ で」等なら「場所ごとの温度差」を求めることになりそうである[注1]．

高校数学でよくみる「$f(x)$ の微分を $f'(x)$ とする」という表現は，残念ながら，このようなニーズに対応していない[注2]．

ライプニッツ形式といわれる下の形式の方が，応用面では圧倒的に優れているので，最初は戸惑っても，こちらの書き方に慣れておきたい．

---

**微分表現**

$f(x)$ を $x$ で微分して得られる新しい関数は（「関数」らしくない表現ではあるが），

$$\frac{df(x)}{dx} = \frac{d}{dx}\bigl(f(x)\bigr) \quad \cdots\cdots\cdots\cdots (\text{A-1})$$

と書く．$f(x)$ が例えば $ax^2 + bx + c$ のように長い場合には，右側のように「分子」[注3]から降ろして書く．特定の値を代入したい場合は例えば $\left.\dfrac{df(x)}{dx}\right|_{x=1}$ とする．

二階微分は，

$$\frac{d^2 f(x)}{dx^2} = \frac{d}{dx}\left(\frac{df(x)}{dx}\right) \quad \cdots\cdots\cdots\cdots (\text{A-2})$$

と書く．$n$ 階微分も同様．

---

注1：「部屋の中を歩いて移動する場合は $x$ と $t$ が両方とも変化するんじゃない？」といったことに絡んで偏微分という計算があるが，ここでは立ち入らない．
注2：かのニュートンは「時刻 $t$ での微分しか表さない」と強引に決め，とにかく $\dot{f}$ と書くことにしていた（電気工学とは別の科目で $\dot{V}$ とか $\dot{\gamma}$ とかに見覚えがあるだろう）．この使いづらい表記法のせいで，イギリスの数学は100年停滞したといわれている．
注3：「分子」と書いたが，式（A-1）は分数ではない（例えば d を約分することなどは許されない）ので用語が気になる読者もいるかもしれない．微分の導入では「微分と分数は違う」ということがかなり強調されるが，そもそも微分は「割算の拡張版」だという認識も忘れないようにしたい．

## A-2 基本的な微分公式とグラフの傾き

(1) $x^n$ の微分

> **$x^n$ の微分**
>
> $$\frac{\mathrm{d}x^n}{\mathrm{d}x} = nx^{n-1} \quad \cdots\cdots\cdots\cdots\cdots\cdots\cdots\cdots\cdots\cdots\cdots\cdots\cdots\text{(A-3)}$$

　試しに，$f(x) = x^3 - 3x$ のグラフを**図A-1(a)** に，その傾きのグラフを**図A-1(b)** に描いた．**図A-1(a)** のグラフの**傾き**が**図A-1(b)** のグラフの**値**になっている．

　式（A-3）によれば，

$$\frac{\mathrm{d}}{\mathrm{d}x}(x^3 - 3x) = 3x^2 - 3$$

となるはずだが，**図A-1(b)** に現れたグラフは，確かに $3x^2 - 3$ となっているようである．

　**微分の図形的な意味は，元の関数の傾きを新たな関数として扱うことである．**

　$x^n$ 型の微分を利用すると，例えば，時刻 $t$ での位置 $x(t)$ が

$$x(t) = \frac{1}{2}at^2 + v_0 t + x_0 \quad \cdots\cdots\cdots\cdots\cdots\cdots\cdots\cdots\cdots\cdots\text{(A-4)}$$

である場合（等加速度直線運動の式），速度や加速度を出すために $t$ で微分すると，

$$v(t) = \frac{\mathrm{d}x(t)}{\mathrm{d}t} = at + v_0 \quad \cdots\cdots\cdots\cdots\cdots\cdots\cdots\cdots\cdots\cdots\text{(A-5)}$$

$$\frac{\mathrm{d}v(t)}{\mathrm{d}t} = \frac{\mathrm{d}^2 x(t)}{\mathrm{d}t^2} = a \quad \cdots\cdots\cdots\cdots\cdots\cdots\cdots\cdots\cdots\cdots\cdots\text{(A-6)}$$

となり，式（A-4）による運動が確かに「加速度が一定」であると確かめられる．

　また，式（A-3）は $n$ が自然数以外の場合にもそのまま適用できる．例えば，$x$ を $r$ に書き直し，$n = -1$ とすると，

$$\frac{\mathrm{d}}{\mathrm{d}r}\left(\frac{1}{r}\right) = \frac{\mathrm{d}r^{-1}}{\mathrm{d}r} = -1 \cdot r^{-2} = -\frac{1}{r^2} \quad \cdots\cdots\cdots\cdots\cdots\cdots\text{(A-7)}$$

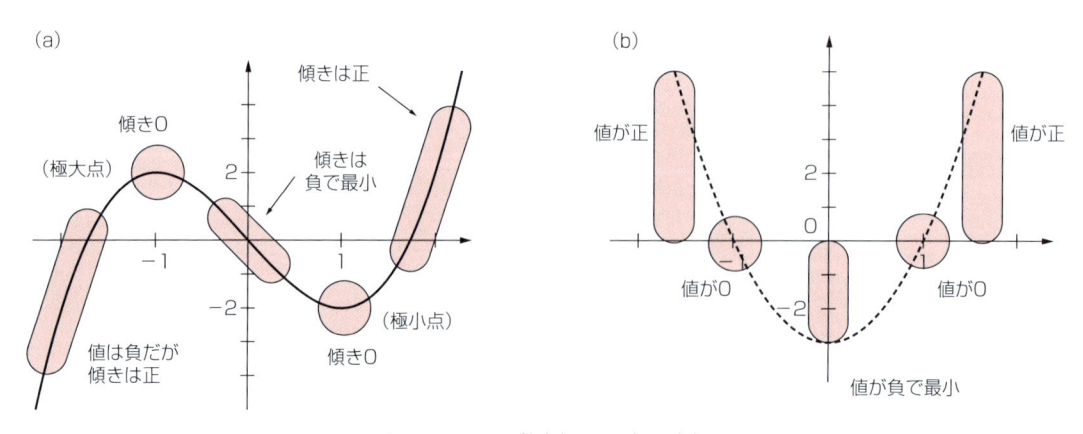

**図A-1　元の関数（a）とその傾き（b）**

となる．式(A-3)を理解していれば，点電荷の作る電位と電界の式の関係もすっきりと理解できるのである．

$$E(r) = -\frac{\mathrm{d}V(r)}{\mathrm{d}r} = -\frac{\mathrm{d}}{\mathrm{d}r}\left(\frac{1}{4\pi\varepsilon_0}\cdot\frac{Q}{r}\right) = \frac{1}{4\pi\varepsilon_0}\cdot\frac{Q}{r^2}$$

### (2) 三角関数の微分

> **三角関数の微分**
>
> $$\frac{\mathrm{d}\sin x}{\mathrm{d}x} = \cos x \quad \cdots\cdots\cdots\cdots\cdots\cdots\cdots\cdots\cdots\cdots\text{(A-8)}$$
>
> $$\frac{\mathrm{d}\cos x}{\mathrm{d}x} = -\sin x \quad \cdots\cdots\cdots\cdots\cdots\cdots\cdots\cdots\cdots\text{(A-9)}$$

**図A-2(a)** は $f(x) = \sin x$ のグラフである．$x = 0$, $\pi/2$, $\pi$, ……など，特徴的な点について傾きを取り，その傾きのグラフを**図A-2(b)** に示したが，式(A-8)が確認できる（**図A-2(a)** のグラフを目でみるだけでは，「傾きの最大値が1であること」などは確認できないが，「どこで傾きが最大になるか」などは簡単に確かめられる）．

同様に，**図A-2(c)**, **(d)** には $f(x) = \cos x$ のグラフとその傾きのグラフを示したが，式(A-9)が確認できるであろう．

また，式(A-8), (A-9)の正負の符号は，式の見た目だけを暗記しようとすると混乱するが，「$x$ を増やしたときに $\sin x$ や $\cos x$ の値は増えるのか減るのか」を考えれば，納得できるだろう．

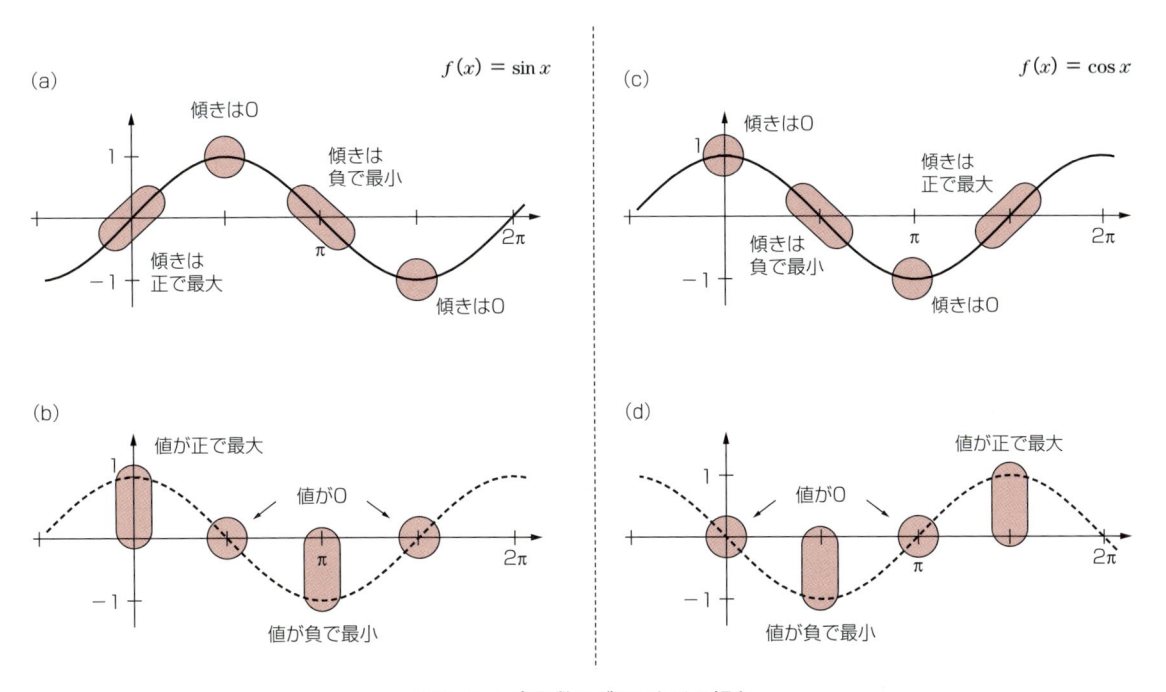

**図A-2 三角関数のグラフとその傾き**

(a) $f(x) = \sin x$

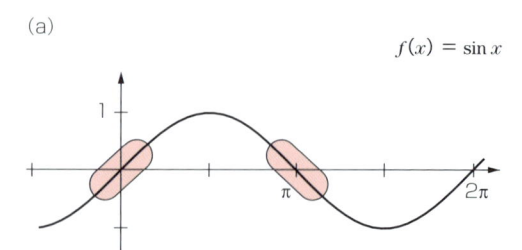

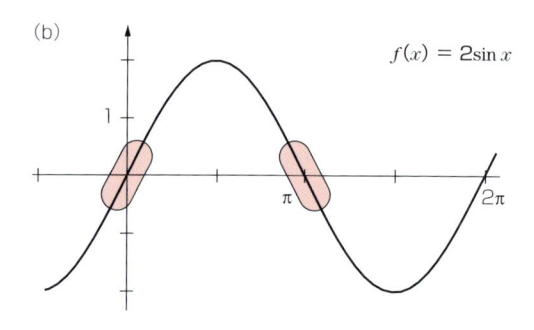

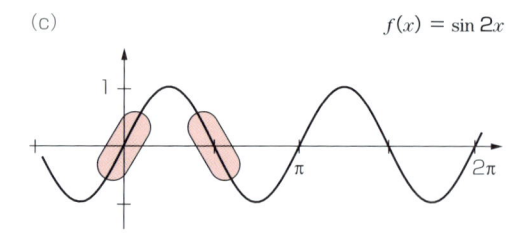

(b) $f(x) = 2\sin x$

(c) $f(x) = \sin 2x$

**図A-3  $A$, $\omega$の傾きへの影響**
(b)では値そのものと同時に傾きも(a)の2倍になる．
(c)の場合も対応する場所で比べれば(a)の2倍の傾きといえる．

実際には，式（A-8），（A-9）のままでは役に立たず，時刻$t$の関数としての三角関数を微分できる必要がある．

**実用的な三角関数の微分**

$$\frac{\mathrm{d}}{\mathrm{d}t}\bigl(A\sin(\omega t + \theta)\bigr) = \omega A\cos(\omega t + \theta) \quad\cdots\cdots\cdots\cdots\text{(A-10)}$$

$$\frac{\mathrm{d}}{\mathrm{d}t}\bigl(A\cos(\omega t + \theta)\bigr) = -\omega A\sin(\omega t + \theta) \quad\cdots\cdots\cdots\text{(A-11)}$$

図A-3 (a)，(b)，(c) には$A$，$\omega$の値を変えた$A\sin\omega t$のグラフを示した．(a) と (b) を比べれば「$A$が大きいほど傾きが大きくなる」ことは明らかである．

また，(a) と (c) を比べれば，$\omega$が異なれば周期が異なり，「**$\omega$が大きいほど（周期が短いほど）傾きが大きくなる**」ことも納得できる（同じ時刻で比べているわけではないが，比べるべき場所は図をみれば自明だろう）．

**(3) 指数関数の微分**

**指数関数の微分**

$$\frac{\mathrm{d}e^x}{\mathrm{d}x} = e^x \quad\cdots\cdots\cdots\cdots\cdots\cdots\cdots\cdots\cdots\cdots\cdots\cdots\text{(A-12)}$$

驚くべきことに，指数関数$e^x$は，微分して新たに得られた関数も元とまったく同じというきわめて重要な特徴をもっている．自然対数の底[注4]，またはネイピ

---

**注4**：むしろ「自然指数の底」とよびたい．

図A-4　指数関数

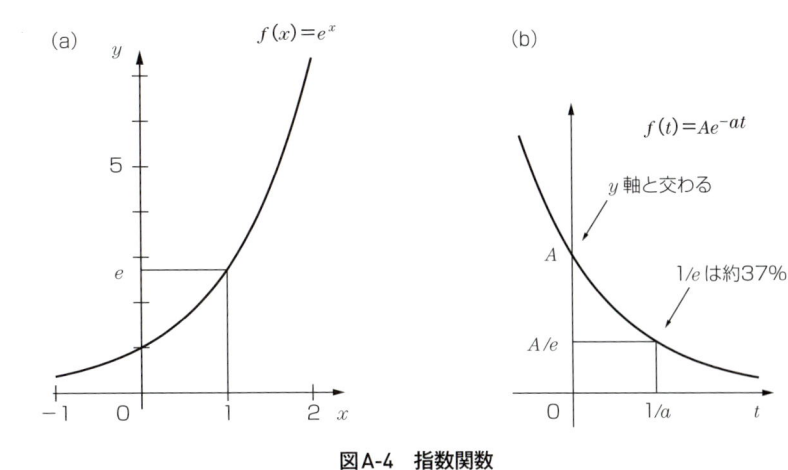

アの数として知られている $e = 2.71828\cdots$ を底とした指数関数は，このように素晴らしい性質をもっているので，$2^x$ でも $10^x$ でも何でも，$a$ を調整して $e^{ax}$ の形で表現することが好まれる．

実用的には，「時刻 0 s より前は無限大でも問題ないが，最終的には値が 0 になる，時刻 $t$ の関数（**図A-4(b)**）」がほしいので，次の形の微分が重要となる．

> **実用的な指数関数の微分**
>
> $$\frac{\mathrm{d}}{\mathrm{d}t}\left(Ae^{-at}\right) = -aAe^{-at} \quad \cdots\cdots\cdots\cdots\cdots\cdots\cdots\cdots\cdots\cdots\text{(A-13)}$$

式（A-13）と式（A-3）をはっきり区別しよう[注5]．

ちなみに，この形の式は CR 回路や LR 回路の過渡現象の解となっている．このため，$1/e \simeq 0.37$ はキャパシタの充放電に関して非常に重要な値となる．

# B 積分

## B-1 積分の基本

積分は微分の逆演算である．つまり，

$$f(x) = \frac{\mathrm{d}F(x)}{\mathrm{d}x} \iff F(x) = \int f(x)\,\mathrm{d}x + C \quad \cdots\cdots\cdots\cdots\cdots\cdots\text{(B-1)}$$

という関係がある（$C$ は積分定数[注6]とよばれ，定数なので微分すると 0 になる項）．

これまでに知っている微分公式を裏返すことで，次の積分公式が得られる（各自，式（B-2）～式（B-8）の右辺を微分して確認しておこう）．

---

注5：$\dfrac{\mathrm{d}x^n}{\mathrm{d}n}$ なら式（A-13）と似ているといえる．「分母」の変数が「分子」でどう使われているのかに注目しなければならない．

注6：constant の C なのだが，電気分野では，キャパシタ（コンデンサ）容量と混同しやすいので省略することがある．本当はイケナイこと．

> **積分公式**
>
> $$\int x^n \, dx = \frac{1}{n+1} x^{n+1} + C \quad \cdots\cdots\text{(B-2)}$$
>
> $$\int \sin x \, dx = -\cos x + C \quad \cdots\cdots\text{(B-3)}$$
>
> $$\int \cos x \, dx = \sin x + C \quad \cdots\cdots\text{(B-4)}$$
>
> $$\int e^x \, dx = e^x + C \quad \cdots\cdots\text{(B-5)}$$

> **実用的な積分公式**
>
> $$\int A \sin(\omega t + \theta) \, dt = -\frac{A}{\omega} \cos(\omega t + \theta) + C \quad \cdots\cdots\text{(B-6)}$$
>
> $$\int A \cos(\omega t + \theta) \, dt = \frac{A}{\omega} \sin(\omega t + \theta) + C \quad \cdots\cdots\text{(B-7)}$$
>
> $$\int A e^{-at} \, dt = -\frac{A}{a} e^{-at} + C \quad \cdots\cdots\text{(B-8)}$$

(注：積分に関しては「積分公式を憶えておく」という考え方よりも，「いくつかの微分公式を試して，ちょうどよいように現物あわせする」という考え方をした方がよい．)

式（B-1）では $C$ が決定できないことが気になるかもしれない．$C$ を引算でキャンセルするように次のような約束をすることもできる．

> **定積分**
>
> $$\int_a^b f(x) \, dx = F(b) - F(a) \quad \cdots\cdots\text{(B-9)}$$

典型的な例はこのような感じとなる．

$$L = \int_{t_0}^{t_1} v(t) \, dt = x(t_1) - x(t_0) = x_1 - x_0$$

この式が表しているのは，「時刻 $t_0$ から時刻 $t_1$ までの間，速度 $v(t)$ を時刻 $t$ で積分するということは，最後の位置 $x_1$ と最初の位置 $x_0$ の差をとるということで，それは，$t_0 \sim t_1$ の間に進んだ距離 $L$ を求めることである」ということである[注7]．

---

注7：これに対応する不定積分 $\int v(t) \, dt = x(t) + C$ は「速度が分かっているので，移動距離から現在地を知ろうと思ったのに，初期位置を知らなかったので行方不明中」ということになる．初期位置でなくても構わないが，何時何分何秒かの時点での目撃情報があれば，$C$ が決定できるので現在地も判明する．

## C 微積分によって定義される物理量

当初の目的に戻って，微積分の使いどころについて少し述べていこう．

まず，時間での割算で説明されるほぼすべての物理量が，本来は時間微分で定義される．例を挙げると，すでに何度か当たり前のように使ったが，「位置 $x$ の時間 $t$ での微分が速度 $v$」，「速度 $v$ の時間 $t$ での微分が加速度 $a$」という定義はもっとも有名な例である．

$$v(t) = \frac{\mathrm{d}x(t)}{\mathrm{d}t} \quad \cdots\cdots\cdots\text{(C-1)}$$

$$a(t) = \frac{\mathrm{d}v(t)}{\mathrm{d}t} = \frac{\mathrm{d}^2 x(t)}{\mathrm{d}t^2} \quad \cdots\cdots\cdots\text{(C-2)}$$

特に，式 (C-1) は「割算の一般形（強力バージョン）が微分」という好例になっている．

電気関係でいえば，帯電しているキャパシタの電荷 $q(t)$ が時間変化する場合，「電荷が変化するのは外部から電荷が流れ込んできた（または外部へ流れ出ていった）ためである」から，$q(t)$ の時間微分と流れ込む電流 $i(t)$ は等しい，つまり，

$$i(t) = \frac{\mathrm{d}q(t)}{\mathrm{d}t} \quad \cdots\cdots\cdots\text{(C-3)}$$

や，そもそも微分なしで書くことの方が少ないコイルの基本式,

$$v_\mathrm{L}(t) = L\frac{\mathrm{d}i(t)}{\mathrm{d}t} \quad \cdots\cdots\cdots\text{(C-4)}$$

などいくらでもある．さらにいうと，○○**変化率**，○○**速度**とよばれる量は，**たいてい何かの総量を時間で微分した量である**．

積分についても同様に，掛算で説明されている物理量の多くが，本来は積分で定義される．例を挙げると，仕事 $W$ は，**一定の**力 $F$ で距離 $x$ だけ動かした場合には掛算で定義されていたが，一様でない坂道やバネ，静電界内でのクーロン力の場合など，力が**一定でない**場合には積分が使われる[注8]．

$$W = F \times x \quad \Longrightarrow \quad W = \int F(x)\,\mathrm{d}x \quad \cdots\cdots\cdots\text{(C-5)}$$

電力量 $W$ は，**一定の**電力 $P$ で時間 $t$ の間だけ電気器具を使った場合には掛算で定義されていたが，交流回路では電圧も電流も時間変化するため，電力 $p(t)$ も**時間変化**することになり，積分が使われる．

$$W = P \times t \quad \Longrightarrow \quad W = \int p(t)\,\mathrm{d}t \quad \cdots\cdots\cdots\text{(C-6)}$$

$x$ や $t$ での積分以外に，以下のような例もある．

キャパシタ $C$ に，$0\,\mathrm{C}$ から始めて $Q$ まで電荷を帯電させるために必要なエネルギー $U$ を計算すると，充電中は電圧が**一定ではない**ので，

---

注8：方向の問題も考慮に入れて，$W = \int \vec{F}(\vec{x}) \cdot \mathrm{d}\vec{x}$ と内積を使うのが本当の本当．

$$U = Q \times V \implies U = \int_{0C}^{Q} v(q)\,dq = \int_{0C}^{Q} \frac{q}{C}\,dq = \frac{1}{2}\frac{Q^2}{C} \cdots \text{(C-7)}$$

となる．通常は $\frac{1}{2}CV^2$ の形で憶えている．

これらの式を眺めて「どのような場合に微積分計算が必要になるのか」を理解することは，計算そのものができることよりも重要ともいえる．

## D 微分方程式

通常「方程式を解く」とは，「特定の値でしか成り立たない式」が与えられた状態から，変数の**値**を探す作業である．

対して，「微分方程式を解く」とは，「特定の関数でしか成り立たない微分式」が与えられた状態から，その**関数**を探す作業である．

一般的にいってその作業は難しいので，微分方程式を解く技法の紹介はしないが，次の2つの微分方程式は多用されるので，この2つについてだけは微分方程式（左側：条件式）と解（右側：$f(t)$ の正体）をセットで憶えておきたい．

$$\frac{df(t)}{dt} = -af(t) \iff f(t) = Ae^{-at} \quad \cdots\cdots\cdots\text{(D-1)}$$

$$\frac{d^2f(t)}{dt^2} = -\omega^2 f(t) \iff f(t) = A\sin(\omega t + \theta) \quad \cdots\cdots\text{(D-2)}$$

$$= A\cos(\omega t + \theta') \quad \cdots\cdots\text{(D-3)}$$

式 (D-1) は減衰型微分方程式とよばれ，粘性抵抗（空気抵抗等）の下で運動が減衰していく場合や，CR放電などの過渡現象の解として重要である．

式 (D-2) は振動型微分方程式とよばれ，バネや振り子の単振動の解として重要である（すべての周期的現象の基本は単振動であるから）．また，その解は $\theta$ と $\theta'$ を適当に選ぶことにより sin 関数でも cos 関数でも表せるので，静止状態から始まる場合には cos 関数を，中心位置から始まる場合には sin 関数を使うと，式の見かけが簡単になる．

# 付録 3　コンデンサの種類と構造

## A-1 マイカコンデンサ（図A-1）

　誘電体として，薄くはがれる性質をもった天然の鉱物であるマイカ（雲母：花崗岩などのケイ酸塩鉱物）を使用する．①静電容量が数千pF以下と低容量である，②温度係数が小さく安定性に優れていて，温度に対して容量が変化しにくいため誤差も小さい，③絶縁耐圧にも優れていて，高電圧回路や高周波回路で用いられている，④電極極性はない，などの特徴がある．

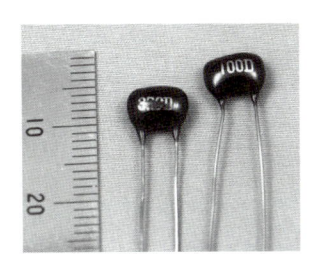

**図A-1　マイカコンデンサ**
右：10 pF

## A-2 電解コンデンサ（ケミカルコンデンサ）（図A-2，A-3，A-4）

　誘電体に酸化アルミニウム（$Al_2O_3$）を用いたアルミ電解コンデンサと，誘電体に酸化タンタル（$Ta_2O_5$）を用いたタンタル電解コンデンサがある．これらコンデンサの大きな特徴としては，極性が決まっており，一般的に2本のリード線の長い方がプラス極となっている．印加電圧や容量の大きさが直接プリントされているので，大きさを識別しやすいことも特徴の1つである．極性を間違えたり，定格電圧を超えて使用すると，コンデンサが破裂し，内容物が飛び散る可能性があり危険である．

　アルミ電解コンデンサは，0.1 μF～0.1 Fと大容量化が可能で，定格電圧も大きいが使用温度範囲が狭く，高温では寿命が累乗的に短くなる．また，インダクタンス成分が大きいため高周波領域には用いられず，主に電源の平滑回路や低周波バイパス用，交流回路のカップリング用など，比較的低周波帯域用（DC～数100 kHz）として使われている．

　タンタル電解コンデンサは，周波数特性が比較的よいため（DC～数10 MHz），ノイズリミッタや電源フィルタ，バイパス・カップリング用として用いられている．

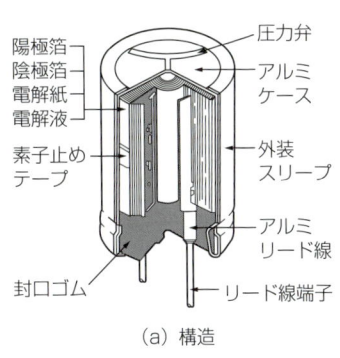

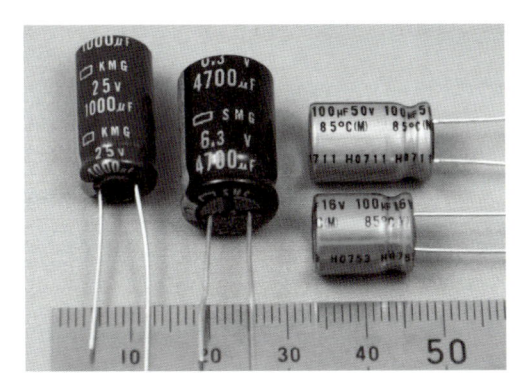

（a）構造

（b）外観（左2つ：小型アルミ電解コンデンサ，右2つ：オーディオ用アルミ電解コンデンサ）

**図A-2　アルミ電解コンデンサの構造と外観**

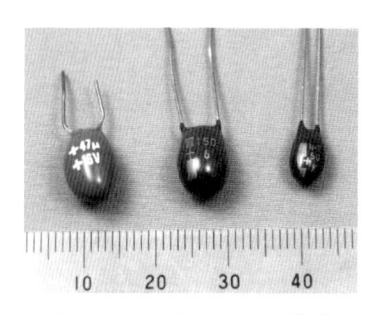

**図A-3 固定タンタルコンデンサ**
左：47μF, 16V　中：150μF, 6V
右：4.7μF, 50V.

**図A-4 チップ型タンタルコンデンサ**

## A-3 セラミックコンデンサ，積層セラミックコンデンサ（図A-5，A-6）

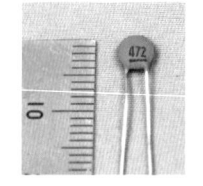

**図A-5 セラミックコンデンサ**
180pF, DC50V

　セラミックコンデンサは，比較的容量が小さいコンデンサで（約0.5 pF～0.1 μF），極性がなく，定格電圧があり高電圧に耐えられる．積層セラミックコンデンサには極性があるタイプもあり，インダクタンス成分が少なく周波数特性がよいという特徴をもち，小型・大容量化されたチップ型がさまざまな電子回路基板で用いられている．積層セラミックコンデンサには，温度特性の違いにより，誘電体に酸化チタンを用いた低誘電率系と，チタン酸バリウムを用いた高誘電率系の2つのタイプがある．前述した電解コンデンサと比較した場合の長所としては，異常電圧に対して強く，例えば定格電圧が16 Vで静電容量が10 μFのタイプで比較した場合，アルミ電解コンデンサの直流破壊電圧が約30 Vに対し，積層セラミックコンデンサでは約200 Vと高いため，電子機器にパルス電圧やサージ電圧が発生した場合も，絶縁破壊による故障の可能性を低く抑えることができる．

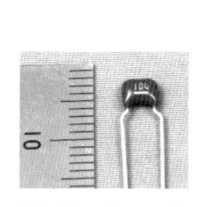

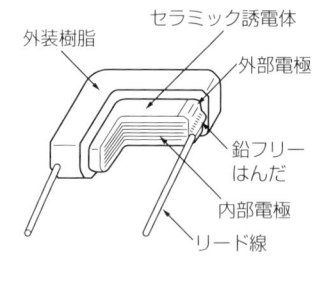

(a) 外観（0.1 μF）　(b) ラジアルリード形　(c) チップ形

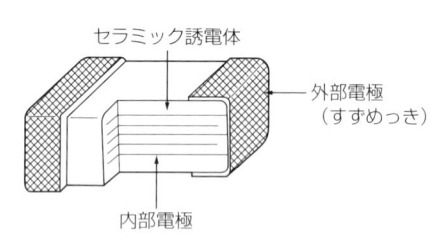

**図A-6 積層セラミックコンデンサ**

### A-4 スチロールコンデンサ（図A-7）

　誘電体としてスチロール樹脂（CDケースなどに使用されるポリスチレン）のフィルムを用いたもので，容量の温度に対する依存性が小さい特性をもっている．電極の極性はなく，外層はエポキシ樹脂で固められている．コイル状にフィルムが巻かれているため，インダクタンス成分が大きく高周波数特性が悪いため，タイミング回路など，主として低周波回路（＜数百kHz）などに用いられている．

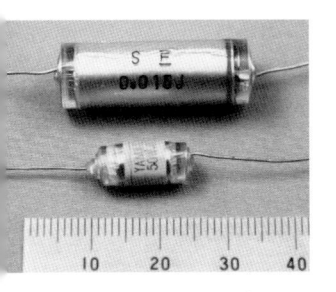

図A-7　スチロールコンデンサ
1,000pF

### A-5 フィルムコンデンサ（図A-8）

　誘電体として，ペットボトルなどで使用されているポリエステルフィルムや，ポリプロピレンフィルムを用いている．薄いポリエステルフィルムを両側から金属で挟み，円筒状に巻き，リードを付け，樹脂をディップした構造となっている．フィルムにアルミを蒸着してから円筒状に巻いたメタライズド型もある．誘電率・耐電圧は高いが精度が悪く，±5〜20％程度の誤差がある．温度特性や雑音特性に優れているため，オーディオ機器の回路などに用いられている．電極の極性はない．

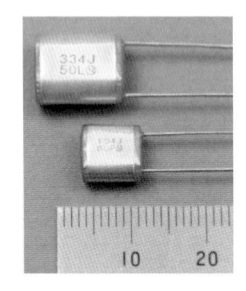

(a) ポリエステルフィルムコンデンサ
上：0.33 μF，下：0.1 μF

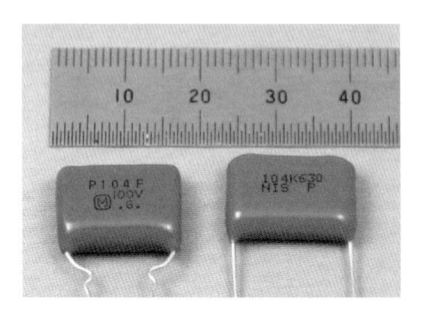

(b) メタライズドPETフィルムコンデンサ
0.1 μF，左：100 V　右：630 V

図A-8　フィルムコンデンサ

### A-6 電気二重層コンデンサ（スーパーキャパシタ）（図A-9）

　電池とコンデンサの間に位置するもので，目にみえる誘電体膜は用いていない．活性炭（固体）と電解液（液体）の界面に電位差が起こり，プラスとマイナスの電極がきわめて短い距離を隔てて相対的に分布し，厚みがほぼ分子1個分という超薄の誘電体膜が形成された状態となる（電気二重層が界面に発生する）．特徴としては，小型でF単位の大きな静電容量が得られること，過充電・過放電を行っても寿命に影響がないことなどがあげられる．一方短所としては，電解液を使用しているので寿命が有限であること，液漏れを起こす可能性があること，内部抵抗が高いので平滑回路などには使用できないことなどがあげられる．用途としては，オーディオ機器類のタイマーやメモリバックアップ，小型モータなどの起動電源などがある．電極には極性がある．

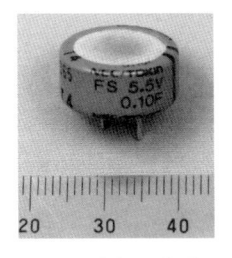

図A-9　電気二重層コンデンサ外観

## A-7 可変コンデンサ（バリコン）（図A-10, A-11）

可変コンデンサは，コンデンサ容量が電極の対向面積に比例することを利用して値を調節している．誘電体として何も用いない，つまり空気が誘電体のバリコン（valuable condenser）がAMラジオのチューニング用などに用いられてきたが，近年は可変容量ダイオードを使った電子的なチューニングが普及したため，バリコンをみかける機会は少なくなった．現在では，電極間にポリエチレンシートを挟み込んだポリバリコンが，計測器や大電力の高周波回路などに用いられている．

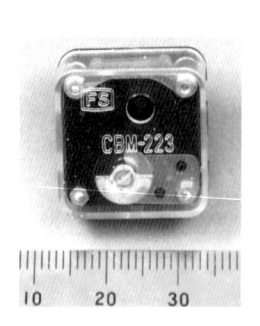

図A-10　ポリバリコン外観　　　図A-11　エアバリコン外観

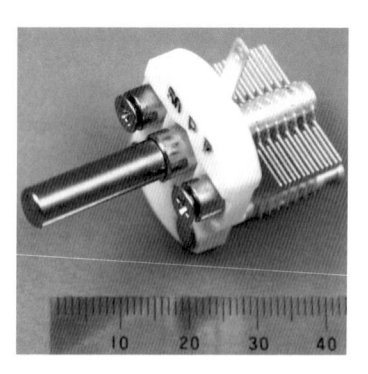

## A-8 半固定コンデンサ（トリマ）（図A-12）

周波数同調の微調整などに使用されるバリコンで，トリマ（trimmer）とよばれている．トリマには，エアトリマ，ポリエチレントリマ，ピストントリマ，セラミックトリマなどがあり，プリント基板への直付け型の形状をもつセラミック円盤を利用したセラミックトリマが，コンパクト化，周波数特性の面から現在主に利用されている．

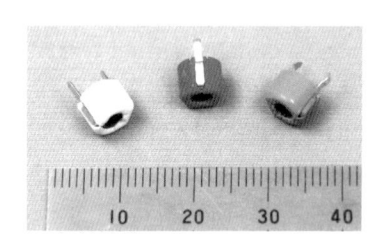

図A-12　ピストントリマ外観

# 付録 4　電気・電子に関する単位（物理量）と図記号

## A　単位と文字

　電気工学，電子工学を理解するには，「単位」，つまりその物理量がもっている意味を理解することが一番の近道[注1]です．とはいっても，電気磁気学などまで含めると，多くの単位が出てきて一見複雑そうに見えますが，基本的な単位系（SI単位）を理解してしまえば，後はその単位を用いてどのような組み合わせ（組み立て単位）になっているかを，メモ前の物理量に対して1つ1つ考えればよいのです．

　現在，国際的に最も一般的に用いられているのは，国際単位系（SI単位系：Le Système International d'Unités）です（**表1**）．これは，以前用いられていたCGS（長さcm，質量g，時間s）をもとにした単位系MKS単位系（長さm，質量kg，時間s）を拡張した単位系となっていて，7つの基本単位が定められています．ほかのすべての単位は，これら7つの単位の組み合わせとしてつくられる量であるため，「組立て単位」といい，電気工学・電子工学に関連する単位を**表2**に表しました．

　また，量の大きさを表すのに「10,000（一万）」とか，「0.001 = 1/1000（千分の一）」までの範囲なら日常的に判断できる大きさですが，とても大きい量「1,000,000,000」や，逆にとても小さい量「0.000 000 001」などを判断したり記述したりするのは難しいと思ったことはありませんか．そこで，SI単位系において，SI単位の十進の倍量や分量を表すために，SI単位の前につけられる接頭辞（接頭語）として「SI接頭辞」があります（**表3**）．電気工学・電子工学の世界では，$10^{15}$（ペタ）から$10^{-15}$（フェムト）の範囲を覚えておけばよいでしょう．

　もう1つ，電気工学・電子工学を学ぶときに知っておくと便利なものがあります．私たちが日常使っている文字は，日本語（漢字・ひらがな・カタカナ）や英語（アルファベット）と数字（漢数字やローマ数字）ですが，電気や電子の単位

表1　SI単位表[5]

| 量 | | 時間 | 長さ | 質量 | 電流 | 熱力学温度 | 物質量 | 光度 |
|---|---|---|---|---|---|---|---|---|
| 基本単位 | 名称 | 秒 | メートル | キログラム | アンペア | ケルビン | モル | カンデラ |
| | 記号 | s | m | kg | A | K | mol | cd |

---

注1：単位から考える電気工学・電子工学
　電気工学，電子工学のもと（理論・理屈）は，物理学になります．物理を学ぶうえで単位は最も基本であり，どの教科書でも最初に単位のことが書かれています．本シリーズでは，「生体計測装置学」の計測工学導入部分で単位について詳しく学びますが，ここでは電気工学，電子工学に関連する単位についてまとめます．また単位や基本の物理的な考えについては，いくつか参考になる参考書[1-4]がありますので，参考にしてください．

**表2　電気工学・電子工学に関係する単位（組立て単位）**[5]

| 量 | 記号 | 名称 | SI単位系で表した単位 |
|---|---|---|---|
| 周波数 | Hz | ヘルツ | $s^{-1}$ |
| 起電力 | V | ボルト | $m^2 kg\, s^{-3} A^{-1}$ |
| 電気抵抗 | Ω | オーム | $m^2 kg\, s^{-3} A^{-2}$ |
| コンダクタンス | S | ジーメンス | $m^{-2} kg^{-1} s^3 A^2\ (=\Omega^{-1})$ |
| 電気量（電荷） | C | クーロン | $A\, s$ |
| 電気容量（静電容量） | F | ファラド | $m^{-2} kg^{-1} s^4 A^2$ |
| 電界の強さ | V/m | ボルト/メートル | $m\, kg\, s^{-3} A^{-1}$ |
| 電束密度 | C/m² | クーロン/平方メートル | $A\, s\, m^{-2}$ |
| 誘電率 | F/m | ファラド/メートル | $m^{-3} kg^{-1} s^4 A^2$ |
| 磁界の強さ | A/m | アンペア/メートル | $A\, m^{-1}$ |
| 磁束 | Wb | ウェーバー | $m^2 kg\, s^{-2} A^{-1}$ |
| 磁束密度 | T | テスラ | $kg\, s^{-2} A^{-1}$ |
| インダクタンス | H | ヘンリー | $m^2 kg\, s^{-2} A^{-2}$ |
| 透磁率 | H/m | ヘンリー/メートル | $m\, kg\, s^{-2} A^{-2}$ |
| 力 | N | ニュートン | $m\, kg\, s^{-2}$ |
| 圧力・応力 | Pa | パスカル | $m^{-1} kg\, s^{-2}$ |
| エネルギー | J | ジュール | $m^2 kg\, s^{-2}$ |
| 電力・仕事率 | W | ワット | $m^2 kg\, s^{-3}$ |
| 熱容量 | J/K | ジュール/ケルビン | $m^2 kg\, s^{-2} K^{-1}$ |
| 比熱 | J/(kg・K) | ジュール/(キログラム・ケルビン) | $m^2 s^{-2} K^{-1}$ |

**表3　SI接頭辞**[5]

| $10^n$ | 接頭辞 | 記号 | 漢数字表記 | 十進数表記 |
|---|---|---|---|---|
| $10^{15}$ | ペタ (peta) | P | 千兆 | 1 000 000 000 000 000 |
| $10^{12}$ | テラ (tera) | T | 一兆 | 1 000 000 000 000 |
| $10^9$ | ギガ (giga) | G | 十億 | 1 000 000 000 |
| $10^6$ | メガ (mega) | M | 百万 | 1 000 000 |
| $10^3$ | キロ (kilo) | k | 千 | 1 000 |
| $10^2$ | ヘクト (hecto) | h | 百 | 100 |
| $10^1$ | デカ (deca, deka) | da | 十 | 10 |
| $10^0$ | | | 一 | 1 |
| $10^{-1}$ | デシ (deci) | d | 十分の一（分） | 0.1 |
| $10^{-2}$ | センチ (centi) | c | 百分の一（厘） | 0.01 |
| $10^{-3}$ | ミリ (milli) | m | 千分の一（毛） | 0.001 |
| $10^{-6}$ | マイクロ (micro) | μ | 百万分の一 | 0.000 001 |
| $10^{-9}$ | ナノ (nano) | n | 十億分の一 | 0.000 000 001 |
| $10^{-12}$ | ピコ (pico) | p | 一兆分の一 | 0.000 000 000 001 |
| $10^{-15}$ | フェムト (femto) | f | 千兆分の一 | 0.000 000 000 000 001 |

には，「ギリシャ文字」がよく使われます．**表4**に，電気工学・電子工学の分野でよく用いられているギリシャ文字を使う単位を表しました．そのなかでも最もポピュラーで皆さんが知っている単位は，「オームの法則」で有名な，抵抗の単位であるオーム［Ω］でしょう．オームの法則は，「導体に流れる電流は，導体の2点間の電位差に比例する」，つまり「2点間において1Vの電位差のある導体を1Aの電流が流れるとき，その導体が示す電気抵抗」が1Ωになることは学んできましたね．「オーム」という単位も，発見したドイツの物理学者からちなん

**表4 電気工学・電子工学で用いられるギリシャ文字**
(用途に☆印がついている文字は必須．用途が空欄の文字はあまり用いられない)

| ギリシャ文字 小文字 | ギリシャ文字 大文字 | 綴り | 読み方 | 主な用途(単位など) |
|---|---|---|---|---|
| $\alpha$ | A | alpha | アルファ | 角度, 係数, 一般定数 |
| $\beta$ | B | beta | ベータ | 角度, 位相, 係数, 一般定数 |
| $\gamma$ | $\Gamma$ | gamma | ガンマ | 角度, 比重, 伝搬定数, 一般定数 |
| $\delta$ | $\Delta\ \varDelta$ | delta | デルタ | 角度, 変化分, 密度, デルタ関数 |
| $\varepsilon$ | E | epsilon | エプシロン, イプシロン | 誤差, 誘電率(☆) |
| $\zeta$ | Z | zeta | ゼータ | |
| $\eta$ | H | eta | エータ, イータ | 効率, 損失, ヒステリシス係数 |
| $\theta$ | $\Theta$ | theta | シータ, テータ | 角度(☆) |
| $\iota$ | I | iota | イオタ | |
| $\kappa$ | K | kappa | カッパ | |
| $\lambda$ | $\Lambda$ | lambda | ラムダ | 波長(☆) |
| $\mu$ | M | mu | ミュー | 透磁率(☆), 摩擦係数, 接頭辞：マイクロ(☆) |
| $\nu$ | N | nu | ニュー | 振動数 |
| $\xi$ | $\Xi$ | xi | クシー, クサイ | |
| $o$ | O | omicron | オミクロン | |
| $\pi$ | $\Pi$ | pi | パイ | 円周率(☆) |
| $\rho$ | P | rho | ロー | 電気抵抗率(☆), 気体密度 |
| $\sigma$ | $\Sigma\ \varSigma$ | sigma | シグマ | 導電率(☆), 標準偏差, 総和 |
| $\tau$ | T | tau | タウ | 時定数(☆) |
| $\upsilon$ | Y | upsilon | ウプシロン, イプシロン | |
| $\phi$ | $\Phi\ \varPhi$ | phi | ファイ, フィー | 角度, 直径(☆), 空集合, 周回積分 |
| $\chi$ | X | chi | カイ, キー | $\chi$2乗検定 |
| $\psi$ | $\Psi$ | psi | プサイ, プシー | |
| $\omega$ | $\Omega$ | omega | オメガ | 電気抵抗の単位(☆), 角速度(☆) |

で名付けられたわけですが，ではなぜオームだけギリシャ文字なのでしょうか．**表2**に示したように，電流の単位Aはアンペア(ampere)の頭文字，電圧の単位Vはボルト(volt)の頭文字から取ったことはわかりますね．それでは，オームは英語で「ohm」となり，頭文字は「O」です．しかし，「O(大文字のオー)」を抵抗の単位とすると，数字の「0」とややこしくなりますね．よって，アルファベットの「O」に当たるギリシャ文字の「Ω(オメガ)」が，抵抗オームの単位に使用されたわけです．ほかにも，電気工学・電子工学の分野で使われているギリシャ文字の由来を調べてみると，より身近に感じられるかも知れませんね．

## B 図記号 (JIS C 0617電気用図記号)

本講座シリーズの回路図などで用いている図記号は，1999年に国際規格(IEC)に合わせて制定された電気用図記号(JIS C 0617)に準拠しています．しかし，他参考書などでは旧JISの図記号がまだ用いられていることもあるため，本講座シリーズでよく用いられる電気用図記号について，JIS C 0617と旧JISの図記号とを併記したので参考にしてください(**表5**).

表5　電気用図記号新旧の比較（JIS C 0617と旧JISとの比較）

| | 形状 | 新図記号 | 旧図記号 | 関連の図記号 |
|---|---|---|---|---|
| 固定抵抗 | | | | 可変抵抗　　摺動抵抗 |
| 電解コンデンサ | 短い方　長い方 | | | 可変コンデンサ |
| マイラコンデンサ セラミックコンデンサ | | | | |
| インダクタ | | | | |
| トランス（変圧器） | | | | |
| ダイオード | 白帯　黒地 K A カソード　アノード ←電流方向 | | | ツェナーダイオード　フォトダイオード |
| LED（発光ダイオード） | K A カソード　アノード （短い方）（長い方） | | | 光電池 |
| トランジスタ pnp形 npn形 | B E C | | | G—D S N チャネル FET G—D S P チャネル FET |
| ランプ | | （豆球,白熱灯）（蛍光灯） ⊗NI ⊗FL | | |
| スイッチ | | または | | |
| 理想電流源（交流） | 形状なし | | | 電池, 直流電源 |
| 理想電圧源（交流） | 形状なし | | | |
| 増幅器 | 形状なし | | ▷または▷ | 三角形の向きは信号の流れを表す |
| その他（新図記号） ||||||

モーター　発電機　電圧計　電流計　検流計　　電圧および電流の種類　　　接続点
　Ⓜ　　　Ⓖ　　　Ⓥ　　　Ⓐ　　　↑　　　　直流　　交流
直流, 交流の違いを示すために, 文字の下に
＝または〜の記号をつけてもよい.　例 直流電流計 Ⓐ

| ヒューズ | | アース 一般 ケース接地 等電位 | ヘッドホン スピーカー |
|---|---|---|---|

**参考文献**

1) 嶋津秀昭:医療専門職のための二度目の物理学入門.秀潤社,2008.
2) 佐藤文隆:物理定数とSI単位.岩波書店,2005.
3) 和田純夫,大上雅史:単位がわかると物理がわかる.ベレ出版,2002.
4) 水崎高浩:数式を使わずに物理がわかる本(第1巻 力学,電磁気学,相対論編).秀和システム,2006.
5) 理科年表.丸善,2007.

# 付録 5　令和3年版　臨床工学技士国家試験出題基準（医用電気電子工学）

## Ⅱ．医用電気電子工学

【現行】臨床工学に必要な理工学的基礎
臨床工学に必要な医療情報技術とシステム工学の基礎
【旧】電気工学，電子工学，医用工学概論，応用数学，システム工学，情報処理工学，システム・情報処理実習

### （1）電気工学

| 大項目 | 中項目 | 小項目 |
|---|---|---|
| 1. 電磁気学 | (1) 電荷と電界 | ①静電気 |
| | | ②クーロンの法則 |
| | | ③電界 |
| | | ④ポテンシャルエネルギー |
| | | ⑤電圧と電位 |
| | | ⑥導体・絶縁体 |
| | | ⑦静電誘導 |
| | | ⑧静電シールド |
| | | ⑨分極 |
| | | ⑩誘電率と比誘電率 |
| | | ⑪キャパシタと静電容量 |
| | | ⑫誘電体 |
| | (2) 磁気と磁界 | ①磁石と磁界 |
| | | ②透磁率と比透磁率 |
| | | ③磁束と磁束密度 |
| | | ④磁気シールド |
| | | ⑤電流と磁界 |
| | | ⑥ローレンツ力 |
| | | ⑦電磁誘導 |
| | | ⑧インダクタとインダクタンス |
| | | ⑨自己誘導と相互誘導 |
| | | ⑩電磁力（電磁気力） |
| | (3) 電磁波 | ①反射，屈折，透過，回折 |
| | | ②放射と伝搬 |
| | | ③周波数による分類，性質 |
| | | ④電磁波障害と雑音対策 |
| 2. 電気回路 | (1) 受動回路素子 | ①抵抗器 |
| | | ②コンデンサ（キャパシタ） |
| | | ③コイル（インダクタ） |
| | (2) 電圧・電流・電力 | ①直流と交流 |
| | | ②電流，電流密度 |
| | | ③抵抗 |
| | | ④コンダクタンス |
| | | ⑤電圧降下（電位差） |
| | | ⑥電池（起電力，内部抵抗） |
| | | ⑦ジュールの法則 |
| | | ⑧電力と電力量 |
| | (3) 直流回路 | ①抵抗・抵抗器 |
| | | ②オームの法則 |
| | | ③キルヒホッフの法則 |
| | | ④重ねの理 |
| | | ⑤テブナンの定理 |
| | | ⑥分圧と分流 |
| | | ⑦ブリッジ回路 |
| | | ⑧電圧降下（電位差） |
| | | ⑨電圧源と電流源 |

| 大項目 | 中項目 | 小項目 |
|---|---|---|
| 2. 電気回路 | (4) 交流回路 | ①正弦波交流<br>　a. 周波数<br>　b. 角周波数<br>　c. 振幅<br>　d. 位相<br>　e. 実効値<br>　f. 平均値 |
| | | ②複素数 |
| | | ③ベクトル表示・ベクトル軌跡 |
| | | ④キャパシタとインダクタ |
| | | ⑤インピーダンスとアドミタンス |
| | | ⑥RC直列・並列回路 |
| | | ⑦RL直列・並列回路 |
| | | ⑧RLC直列・並列回路 |
| | | ⑨共振回路 |
| | | ⑩有効電力と皮相電力 |
| | (5) 過渡現象 | ①時定数と遮断周波数 |
| | | ②充放電 |
| | | ③過渡応答 |
| 3. 電力装置 | (1) 変換器 | ①変圧器（トランス） |
| | | ②相互誘導 |
| | | ③直流と交流の交換<br>　a. コンバータ<br>　b. インバータ |
| | (2) 電動機 | ①直流電動機 |
| | | ②交流電動機 |
| | (3) 発電機 | ①直流発電機 |
| | | ②交流発電機 |

## (2) 電子工学

| 大項目 | 中項目 | 小項目 |
|---|---|---|
| 1. 電子回路 | (1) 回路素子 | ①半導体<br>　a. 真性半導体<br>　b. p形半導体, n形半導体<br>　c. キャリア |
| | | ②ダイオード<br>　a. pn接合 |
| | | ③トランジスタ<br>　a. バイポーラトランジスタ<br>　b. 電界効果トランジスタ（FET） |
| | | ④集積回路 |
| | | ⑤光デバイス<br>　a. 受光素子<br>　b. 発光素子<br>　c. イメージング素子<br>　d. フォトカプラ |
| | | ⑥センサデバイス<br>　a. 温度センサ<br>　b. 磁気センサ<br>　c. 機械量センサ<br>　d. 圧電センサ<br>　e. 化学センサ<br>　f. 静電容量センサ |
| | (2) 電子回路要素 | ①表示器<br>　a. 液晶ディスプレイ<br>　b. プラズマディスプレイ<br>　c. 有機ELディスプレイ<br>　d. LEDディスプレイ, 7セグメントLED<br>　e. CRTディスプレイ |
| | | ②電源装置<br>　a. 整流・平滑回路<br>　b. 安定化電源 |
| | | ③電池<br>　a. 一次電池<br>　b. 二次電池 |

| 大項目 | 中項目 | 小項目 |
|---|---|---|
| 1. 電子回路 | (3) アナログ回路 | ①差動増幅器<br>　a. 差動利得と同相利得<br>　b. 同相除去比 (CMRR)<br>　c. 理想演算増幅器 |
| | | ②演算増幅器回路<br>　a. 非反転増幅回路<br>　b. 反転増幅回路<br>　c. 加算回路<br>　d. 差動増幅回路 |
| | | ③応用電子回路<br>　a. 積分回路<br>　b. 微分回路<br>　c. 波形整形回路<br>　d. フィルタ回路<br>　e. コンパレータ |
| | | ④計測回路<br>　a. 電流電圧変換回路<br>　b. 計装増幅回路 |
| | (4) ディジタル回路 | ①組合せ論理回路 |
| | | ②フリップフロップ, カウンタ回路 |
| | | ③AD 変換回路 |
| | | ④DA 変換回路 |
| 2. 通信工学 | (1) 通信理論 | ①情報量 |
| | | ②符号化 |
| | (2) 通信方式 | ①アナログ通信, ディジタル通信 |
| | | ②シリアル通信, パラレル通信 |
| | | ③変調方式 |
| | | ④伝送誤り, 誤り検出, 誤り訂正 |
| | | ⑤多重化方式 |
| | | ⑥アンテナ |
| | (3) 通信システム | ①移動通信システム |

※最新の出題基準は公益財団法人医療機器センターのホームページでご確認ください

## 章末問題　解答

**第2章・問題1**

式 (2-1) に代入すると静電気力は 45 MN となる．ちなみに負の値なので引き合う力である．

$$F = 9 \times 10^9 \times \frac{1 \times (-0.5)}{10^2} = -45 \times 10^6$$

**第2章・問題2**

電界中の電荷に加わる静電気力（式 (2-9)）から，電界の強さは 18 kV/m となる．

$$E = \frac{F}{Q} = \frac{18}{1 \times 10^{-3}} = 18 \times 10^3$$

**第2章・問題3**

式 (2-10) より，強さ 9 kV/m で電荷からみて外向きの電界となる．

$$E = k\frac{Q}{r^2} = 9 \times 10^9 \times \frac{100 \times 10^{-6}}{10^2} = 9 \times 10^3$$

**第2章・問題4**

10 μC の点電荷から出る電気力線の総数はおよそ $1.13 \times 10^6$ 本である．

$$n = \frac{Q}{\varepsilon_0} = \frac{10 \times 10^{-6}}{8.854 \times 10^{-12}} \approx 1.13 \times 10^6$$

この電気力線が放射状に広がっているので，ある距離離れた点の電気力線密度は球の表面積で割れば求めることができる．なお，電気力線密度は電界の強さと同じ大きさである．

$r = 10^{-1}$ のとき：電気力線密度 $= 9 \times 10^6$ 本/m²
$r = 10^0$ のとき：電気力線密度 $= 9 \times 10^4$ 本/m²
$r = 10^1$ のとき：電気力線密度 $= 9 \times 10^2$ 本/m²

**第2章・問題5**

点Aと点Pの距離は 0.5 m である．点Aの負電荷による点Pの電界の強さは 180 V/m で，負電荷を向いている．

$$E_A = k\frac{Q}{r^2} = 9 \times 10^9 \times \frac{-5 \times 10^{-9}}{0.5^2} = -180$$

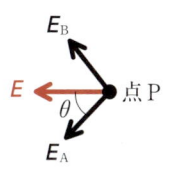

同様に，点Bの正電荷による点Pの電界の強さは 180 V/m で正電荷と反対向きである．

$$E_B = 9 \times 10^9 \times \frac{5 \times 10^{-9}}{0.5^2} = 180$$

次に，$E_A$ と $E_B$ を合成する．合成ベクトル $E$ と $E_A$ がなす角 $\theta$ は，角 PAB と同じ大きさで，$E_A$ と $E_B$ は $E$ を中心に対称であることから，$E$ の大きさは 216 V/m，向きは線分 AB と平行で，点Aの方向を向いている．

$$\cos\theta = \frac{0.3}{0.5}$$

$$E = 2 \times E_A \cos\theta = 2 \times 180 \times \frac{0.3}{0.5} = 216$$

点Pに −5 nC の点電荷を置いたときに働く静電気力は 1.08 μN で，電界 $E$ とは反対向きとなる．

$$F = EQ = -1.08 \times 10^{-6}$$

**第2章・問題6**

(1) 導体球Aに帯電している電荷は，内部電界がゼロになるようにすべて球の表面に分布する．よって表面電荷密度は約 63.7 μC/m² となる．

$$\sigma_A = \frac{2 \times 10^{-6}}{4\pi \times 0.05^2} \approx 63.7 \times 10^{-6}$$

(2) 導体球Bに帯電している電荷も導体球Aと同様に，内部の電界がゼロになるように分布する．ここでは，導体内部にガウスの法則を適用して，内側表面電荷密度を考えてみる．導体球B内部の半径 8 cm の球状閉曲面を貫く電気力線は 0 本なので，内部のみかけの電荷はゼロとなる．導体球Aには 2 μC の正電荷が帯電しているので，導体球Bの内側表面には −2 μC の負電荷が分布しているはずである．よって，内側表面電荷密度は約 32.5 μC/m² となる．

外側表面には残りの −3 μC が分布しているので，表面電荷密度は約 29.5 μC/m² となる．

(3) 導体内部にあたる中心から 4 cm，8 cm の電界はゼロである．導体球の隙き間である半径 6 cm の閉曲面にガウスの法則を適用すると，内部電荷は 2 μC，そこから出る電気力線は $n$ 本，電気力線密度が電界の強さなので，約 5 MV/m となり，電界は中心から外側を向いている．同様に半径 10 cm の閉曲面にガウスの法則を適用すると，内部のみかけの電荷は $2 - 5 = -3$ μC なので，電界の強さは約 2.7 MV/m で中心を向いている．

$$E_6 = \frac{n}{S} = \frac{Q}{\varepsilon_0 S} = \frac{2 \times 10^{-6}}{8.854 \times 10^{-12} \times 4 \times \pi \times 0.06^2} \approx 5.00 \times 10^6$$

$$E_{10} = \frac{-3 \times 10^{-6}}{8.854 \times 10^{-12} \times 4 \times \pi \times 0.1^2} \approx -2.70 \times 10^6$$

[第2章・問題7]

演習6と同様に，電荷は円柱の表面に分布し，電気力線は円柱と垂直で放射状に出る．半径$r$，長さ$y$の円筒の閉曲面内の電荷量を$Q$とすれば，電界$E$の強さは次式のようになる．

$$Q = 2\pi a y \sigma$$

$$E = \frac{Q}{\varepsilon_0 S} = \frac{2\pi a y \sigma}{\varepsilon_0 2\pi r y} = \frac{a\sigma}{\varepsilon_0 r}$$

[第3章・問題1]

電位とは，単位電荷当たりにする仕事〔J/C〕（ポテンシャルエネルギー）のことである．ポテンシャルエネルギーは経路によらないので，単純に$10\mu$Jとなる．

$$W = QV = 2 \times 10^{-6} \times 5 = 10 \times 10^{-6}$$

[第3章・問題2]

まず，単位電荷当たりの仕事，すなわち点Aを基準としたときの点Bの電位差$V_{ab}$を求めると$-10$Vとなる．よって，点Bの電位は0Vとなる．

$$V_{ab} = \frac{W}{Q} = \frac{20 \times 10^{-6}}{-2 \times 10^{-6}} = -10$$

[第3章・問題3]

電界$E$に逆らって電荷$Q$を距離$x$だけ移動させるために必要となる仕事$W$は，電界と移動方向がなす角を$\theta$とすると次式で計算できる．

$$W = QEx = Q(E\cos\theta)x$$

まず，点a–bの経路は$\theta = 90°$であり，外力が電界に逆らって仕事をしたり，電界が電荷を動かす仕事をしたりすることはない．次に，点b–cの経路は$\theta = 0°$なので，電界に逆らって電荷を移動させるために必要となる仕事$W$は$100Q$〔J〕となる．すべての経路の仕事を合計して電荷$Q$で割ると$V_{ac} = 100$Vとなる．

$$V_{ac} = \frac{W_{ab} + W_{bc}}{Q} = 100 \text{ V}$$

点a–cの経路は$\theta = 45°$，距離が$0.1\sqrt{2}$〔m〕である．よって仕事は$100Q$〔J〕となり，$V_{ac}$は経路a–b–cと同様になる．

[第3章・問題4]

(1) 正負電荷をつなぐ直線上で正電荷から1.5 mmの電位は，正電荷による電位60Vと負電荷による電位$-12$Vを重ね合わせて，48Vとなる．

$$\phi_+ = k\frac{+Q}{r} = 9 \times 10^9 \times \frac{10 \times 10^{-12}}{1.5 \times 10^{-3}} = 60$$

$$\phi_- = k\frac{-Q}{r} = 9 \times 10^9 \times \frac{-10 \times 10^{-12}}{7.5 \times 10^{-3}} = -12$$

同様に，正電荷から3.0 mmの電位は$30 - 15 = 15$V，正電荷から4.5 mmの電位は$20 - 20 = 0$V，正電荷から6.0 mmの電位は$15 - 30 = -15$V，正電荷から7.5 mmの電位は$12 - 60 = -48$Vとなる．

(2) 図に示された等電位線より，点Aは先に求めた正電荷から1.5 mmの電位と等電位であることがわかる．他の点も同様に，等電位線より電位がわかる．

点Aの電位は$-48$V，点Bの電位は0Vなので，電位差48Vの点AB間を単位正電荷が移動するときの仕事は48Jである．同様に点BC間の電位差は$-15$なので仕事は$-15$Jとなり，外力は電界によって仕事をされたことになる．点CD間は63J，点DE間は$-33$Jとなり，点CD間の仕事がもっとも大きい．

(3) 点AE間の電位差は63Vなので63Jである．ポテンシャルエネルギーは経路によらないので，点B，C，C，Dを経由しても同じである（$48 - 5 + 63 - 33 = 63$）．

[第3章・問題5]

導体球表面を閉曲面としてガウスの法則を適用すると，導体球に帯電している電荷量$Q$〔C〕がわかる．この電荷は実際には導体球表面に分布しているが，導体球外部の電気力線を考えると，球の中心に点電荷$Q$があるときと同様となる．よって，点電荷から$r = 10$ mm離れた点の電位を求めると50Vとなる．

$$Q = \varepsilon_0 SE$$

$$\phi = \frac{Q}{4\pi\varepsilon_0 r} = \frac{\varepsilon_0 \times 4\pi r^2 \times E}{4\pi\varepsilon_0 r} = rE = 50$$

第3章・問題6

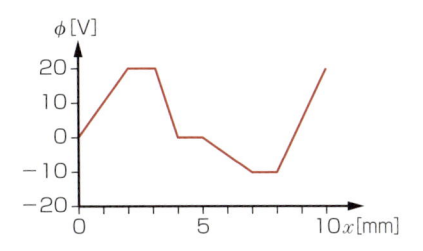

x軸方向の変位$\Delta x$に対しての電位差を$\Delta V$とすると、電界の大きさは次式で求められる。

$$E = -\frac{\Delta V}{\Delta x}$$

電位の傾きと符号に注意してグラフをかくと次のようになる。電位の下がる方向が電界の向きである。

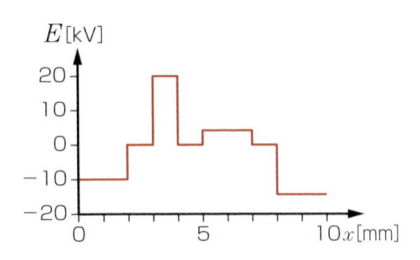

第4章・問題1

ここでは簡略化のため、$k = \dfrac{1}{4\pi\varepsilon_0}$を使用して式を示していく。

(1) 導体球$\alpha$の表面には$Q$［C］が帯電し、導体球$\beta$の内表面には$-Q$［C］、外表面には$Q$［C］の電荷が静電誘導される。

半径$r_1$および$r_2$の球面にガウスの法則を適用すると電界の強さ$E_1$, $E_2$は次式となり、どちらも中心から外側を向いている。

$$E_1 = k\frac{Q}{r_1^2}, \quad E_2 = k\frac{Q}{r_2^2}$$

導体球$\beta$の電位$V_\beta$と、導体球$\alpha$の電位$V_\alpha$は次式となる。

$$V_\beta = -\int_\infty^{r_C} E_2\, dr_2 = k\frac{Q}{r_C}$$

$$V_\alpha = V_\beta - \int_{r_B}^{r_A} E_1\, dr_1$$

$$= V_\beta + kQ\left(\frac{1}{r_A} - \frac{1}{r_B}\right)$$

$$= kQ\left(\frac{1}{r_A} - \frac{1}{r_B} + \frac{1}{r_C}\right)$$

(2) 導体球$\beta$の外表面に$Q$［C］が帯電する。よって、導体球$\beta$の外半径$r_C$よりも小さな球面にガウスの法則を適用しても、内部に電荷はないので電界はゼロである。

$$E_1 = 0, \quad E_2 = k\frac{Q}{r_2^2}$$

また、電界がゼロの空間は等電位である。

$$V_\beta = k\frac{Q}{r_C}, \quad V_\alpha = V_\beta$$

(3) 導体球$\alpha$の表面には$Q$［C］が帯電し、導体球$\beta$の内表面には$-Q$［C］の電荷が静電誘導される。導体球$\beta$の外表面には静電誘導された$Q$［C］と帯電電荷$Q$［C］、すなわち$2Q$が分布する。

$$E_1 = k\frac{Q}{r_1^2}, \quad E_2 = k\frac{2Q}{r_2^2}$$

$$V_\beta = k\frac{2Q}{r_C}$$

$$V_\alpha = kQ\left(\frac{1}{r_A} - \frac{1}{r_B} + \frac{2}{r_C}\right)$$

(4) 導体球$\alpha$の表面には$Q$［C］が帯電し、導体球$\beta$の内表面には$-Q$［C］の電荷が静電誘導される。導体球$\beta$の外表面は、静電誘導された$Q$［C］と帯電電荷$-Q$［C］が重ね合わさって0Cとなる。

$$E_1 = k\frac{Q}{r_1^2}, \quad E_2 = 0$$

$$V_\beta = 0$$

$$V_\alpha = kQ\left(\frac{1}{r_A} - \frac{1}{r_B}\right)$$

第4章・問題2

問題1に比べ、導体球$\alpha$と導体球$\beta$の隙間に満たされた液体が分極を起こすため、$E_1$の強さが小さくなる。

$$E_1 = k\frac{Q}{\varepsilon_s r_1^2}, \quad E_2 = k\frac{Q}{r_2^2}$$

$$V_\beta = k\frac{Q}{r_C}$$

$$V_\alpha = kQ\left(\frac{1}{\varepsilon_s r_A} - \frac{1}{\varepsilon_s r_B} + \frac{1}{r_C}\right)$$

第4章・問題3

(1) 電極に与えられた電荷は互いに引き合い、電極間の表面に分布するため、電界は間隙のみに生じる。ここでは電極間の電界を求めて、距離を乗じて電位差を求めてみる。電極間の真空領域の電界$E_0$お

および誘電体領域の電界$E_1$は次式となる．なお，真空空間の幅を$d_0 = d - d_1$，誘電体の比誘電率を$\varepsilon_s = 5$とする．

$$E_0 = \frac{Q_1}{\varepsilon_0 S}, \quad E_1 = \frac{Q_1}{\varepsilon_1 S} = \frac{Q_1}{\varepsilon_0 \varepsilon_s S}$$

よって，電極間の電位差は約$135.5\,\text{V}$となる．

$$V_1 = E_0 d_0 + E_1 d_1$$
$$= \frac{100 \times 10^{-12} \times 1 \times 10^{-3}}{8.854 \times 10^{-12} \times 0.1 \times 10^{-3}}\left(1 + \frac{1}{5}\right) \approx 135.5$$

(2) (1)で求めた端子間電圧$V_1$よりも大きな外部電圧$V_2$を加えると，電極間の電界が強くなり，電極の電荷は増加する．真空および誘電体中の電界および電位差の式は，(1)の$Q_1$を$Q_2$に置き換えたものとなる．

$$E_0 = \frac{Q_2}{\varepsilon_0 S}, \quad E_1 = \frac{Q_2}{\varepsilon_1 S} = \frac{Q_2}{\varepsilon_0 \varepsilon_s S}$$

$$V = E_0 d_0 + E_1 d_1 = \frac{Q_2}{\varepsilon_0 S}\left(d_0 + \frac{d_1}{\varepsilon_s}\right)$$

これらから$Q_2$の式をたてて値を代入すると，約148 pCとなる．

$$Q_2 = \frac{\varepsilon_0 S}{\left(d_0 + \dfrac{d_1}{\varepsilon_s}\right)} \cdot V$$

$$= \frac{8.854 \times 10^{-12} \times 0.1 \times 10^{-3}}{1 \times 10^{-3} + 0.2 \times 10^{-3}} \times 200 \approx 147.6 \times 10^{-12}$$

この式からも分かるように，端子間電圧と電極電荷は比例関係にあるので，$Q_2$は$Q_1$の$V_2/V_1$［倍］となる．

$$Q_2 = Q_1 \frac{V_2}{V_1} \approx 100 \times 10^{-12}\,\frac{200}{135.5} = 147.6 \times 10^{-12}$$

【第5章・問題1】

式(5-1)より，0.5 Aとなる．

$$I = \frac{dQ}{dt} = \frac{30}{60} = 0.5$$

【第5章・問題2】

式(5-2)より，$68\,\text{kA/m}^2$となる．

$$j = -nev_d = -8.5 \times 10^{28} \times (-1.6 \times 10^{-19}) \times 5 \times 10^{-6}$$
$$= 68 \times 10^3$$

【第5章・問題3】

オームの法則より，抵抗を流れる電流は2 Aである．したがって，電流密度$j$は約$63.7\,\text{MA/m}^2$となる．

$$j = \frac{I}{S} = \frac{2}{(0.1 \times 10^{-3})^2 \times \pi} \approx 63.7 \times 10^6$$

導電率$\sigma$は抵抗率$\rho$の逆数なので，約$3.18\,\text{MS/m}$となる．

$$\sigma = \frac{1}{\rho} = \frac{L}{RS} = \frac{0.5}{5 \times (0.1 \times 10^{-3})^2 \times \pi} \approx 3.18 \times 10^6$$

導体内の電界は，式(5-5)より$20\,\text{V/m}$となる．

$$E = \frac{j}{\sigma} = 20$$

【第6章・問題1】

(1) 負電気が現れる．これは金属板Bが接地されている（電源の－側）ため．

(2) 変化しない．人も接地されているため，電荷の移動はない．

(3) なくなる．電荷は人の指へ移動するため，金属板Aの電荷はなくなる．

(4) $Q = CV$より $2 \times 10^{-6} \times 15 = 3 \times 10^{-5}\,\text{V}$

【第6章・問題2】

キャパシタの長さ$L$が$a$および$b$と比較して長いと仮定すれば，端の効果を無視することができる．この場合，電場は2つの円筒の軸線に垂直となり，2つの円筒間の領域に限定される（右図）．そこで，はじめに円筒間の電位差を計算すると，

$$V_a - V_b = \int_a^b E \cdot ds$$

となる．ここで，$E$は$a < r < b$の領域の電場となる．単位長さ（1 m）あたり$\lambda$の電荷をもつ円筒形の電場が$2k\lambda/r$で与えられることは，「第2章 4 ガウスの法則」で学んだように，この結果をこの円筒に適用する．$E$が右図に示すように$r$に沿った方向にあることをもとにすると，

$$V_b - V_a = -\int_a^b E_r \cdot dr = 2k\lambda \int_a^b \frac{dr}{r} = -2k\lambda \ln\left(\frac{b}{a}\right)$$

となる．上の式をコンデンサの容量を求める$C = Q/V$に代入し，$\lambda = Q/L$であることを用いると，

$$C = \frac{Q}{V} = \frac{Q}{\dfrac{2kQ}{L}\ln\left(\dfrac{b}{a}\right)} = \frac{L}{2k\ln\left(\dfrac{b}{a}\right)}$$

となる．$V$は電位差であり，$2k\ln(b/a)$という正の量で与えられる．つまり，内側の円筒が高い電位をもつので，$V = V_b - V_a$は正の量を表していることになる．

ここで得られた$C$の値は，容量が円筒の長さに比例することを示している．平行平板コンデンサの容量から考えると，この容量は2つの円筒形導体の半径にも依存し，このような形状の例としては同軸ケーブルがあげられる．上の式から，同軸ケーブル（※）の単位長さあたりの容量は，次のように求められる．

$$\frac{C}{L} = \frac{1}{2k\ln\left(\frac{b}{a}\right)}$$

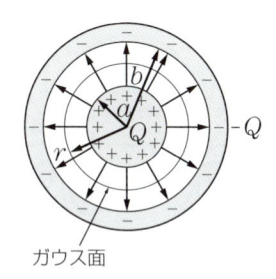

**（※）同軸ケーブル**

この問題の円筒形導体は，アンテナ線や信号線に使われている「同軸ケーブル」とよばれているケーブルの構造にあてはまる．同軸ケーブルは，絶縁体で隔てられた半径aおよびbの2つの円筒状の同軸導体からできている．このケーブルは，内側導体と外側導体に互いに反対方向に電流を流す（プラスとマイナス）．同軸ケーブルのような幾何学的な形状は，電気信号（電磁波）に対する外部からの影響を遮断するのに有用である．

[第6章・問題3]

（※）まず極板の面積と距離を下図のように，MKS単位に変換しておく．

（1）コンデンサの容量を求める式（6-9）は，

$$C_0 = \frac{\varepsilon_0 S}{d}$$

$$= \frac{8.85 \times 10^{-12} \times 1.2 \times 10^{-2}}{8.0 \times 10^{-3}}$$

$$= 13.3 \times 10^{-12} \text{ F} = 13.3 \text{ pF}$$

（2）電池の起電力を，$V_0 = 80$ V，電荷を$Q$ [C] とおくと，式（6-9）より

$$Q = C_0 V_0 = 13.3 \times 10^{-12} \times 80 = 1.1 \times 10^{-9} \text{ C}$$

（3）厚さ$t = 3.2$ mmの金属板を入れた後の容量を$C_1$，電位差を$V_1$とすると，$C_1$は極板間隔が$d_1 = d - t = 8.0 - 3.2 = 4.8$ mmの空気コンデンサの容量と等しくなる．また，極板が同形同大等の電荷の平行板コンデンサの極板間電位差は，極板間隔に比例する

ため，式（6-8），

$V_1 : V_0 = d_1 : d$

$V_1 : 80 = 4.8 : 8.0$ ∴ $V_1 = 48$ V

（4）厚さ$t = 3.2$ mm，比誘電率$\varepsilon_r = 4.0$の誘電体板を入れた後の容量を$C_2$，電位差を$V_2$とすると，この誘電体板は厚さ$t/\varepsilon_r = 3.2/4.0 = 0.8$ mmの空気層と同等と考えることができるため，$C_2$は極板間隔が$D = d - t + t/\varepsilon_r = 8.0 - 3.2 + 0.8 = 5.6$ mmの空気コンデンサの容量と等しくなる．

したがって，$V_2 : V_0 = D : d$より，

$V_2 : 80 = 5.6 : 8.0$ ∴ $V_2 = 56$ V

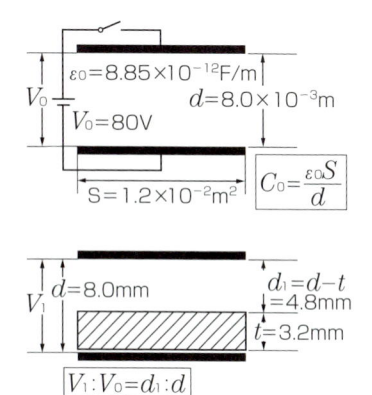

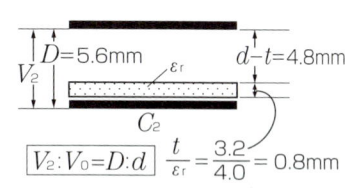

[第6章・問題4]

（1）回路の時定数 [s] は，$\tau = RC$式（6-28）で求められる．

$\tau = RC = 8 \times 10^5 \times 5 \times 10^{-6} = 4$ s

（2）コンデンサに蓄えられる最大電荷量式（6-26）は，

$Q = CV = 5 \times 10^{-6} \times 12 = 6 \times 10^{-5}$ C $= 60$ μC

（3）回路の最大電流は，オームの法則より，

$$I_{max} = \frac{V}{R} = \frac{12}{8 \times 10^5} = 1.5 \times 10^{-5} \text{ A} = 15 \text{ μA}$$

（4）$RC$回路に流れる電流は，スイッチを入れた瞬間（$t = 0$）から時々刻々と変化していくので（図6-47），流れる電流（蓄えられる電荷）は，時間の関数として表現することができ，次の式で表される．

$$I(t) = I_{max}\, e^{-\frac{t}{RC}} = \frac{V}{R} e^{-\frac{t}{RC}} \qquad (6\text{-}30)$$

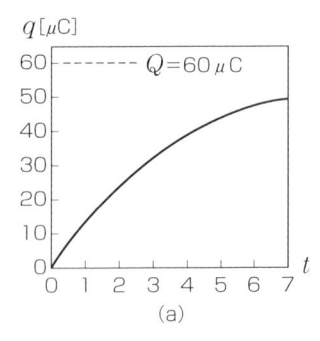

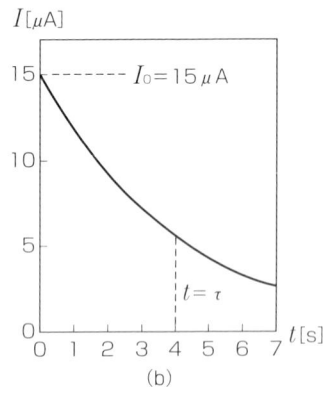

したがって，(3) で求めた電流値，および $R$, $C$ の値を用いると，

$$I(t) = 15 e^{-\frac{t}{4}}\ [\mu A]$$

となる．したがって，$t$ に 5s を代入すると，

$$I(t) = 15 e^{-\frac{5}{4}} = 4.3\ \mu A$$

となる．また，蓄えられる電荷は，電流が電荷の変化で表されることから，式 (6-30) に $I = dq/dt$ を代入し，積分することにより，

$$dq = \frac{V}{R} e^{-\frac{t}{RC}} dt$$

となり，$t=0$ のとき，$q=0$ という条件を用いて上の式を積分することができる．

$$\int dq = \frac{V}{R} \int e^{-\frac{t}{RC}} dt$$

この式の右辺を積分するため，指数関数の積分 $\left[\int e^{-ax} dx = -\frac{1}{a} e^{-ax}\right]$ を適用すると，

$$q(t) = CV\left[1 - e^{-\frac{t}{RC}}\right] = Q\left[1 - e^{-\frac{t}{RC}}\right]$$

より，

$$q(t) = 60\left[1 - e^{-\frac{t}{4}}\right]$$

で表される．これら電流と電荷の関数を左図 (a, b) に示した．

#### 第7章・問題1

磁力線の様子はそれぞれ図のようになる．

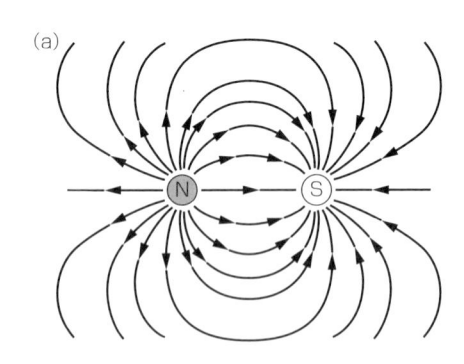

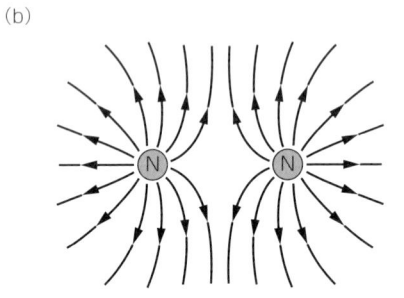

#### 第7章・問題2

磁極におけるクーロンの法則より，

$$F = \frac{1}{4\pi\mu_0} \frac{m_1 \cdot m_2}{r^2}\ [N]$$

が成り立つので，これを $r$ について解くと，

$$r = \sqrt{\frac{m_1 m_2}{4\pi\mu_0 F}}\ [m]$$

となる．

#### 第7章・問題3

1Wb の磁荷が A から $r$ [m] だけ離れた位置で静止したとする（ただし $r>0$）．このとき，B からの距離は $(3-r)$ [m] になる．静止するということは，磁荷 A と B のそれぞれから受ける力がつりあっているということなので，磁極におけるクーロンの法則より，

$$\frac{1}{4\pi\mu_0} \frac{2 \times 1}{r^2} = \frac{1}{4\pi\mu_0} \frac{8 \times 1}{(3-r)^2}$$

という関係式が成り立つ．これを$r$についてまとめると，
$$r^2 + 2r - 3 = 0 \quad \text{となり，さらに}$$
$$(r+3)(r-1) = 0 \quad \text{より，} r > 0 \text{という条件から}$$
$$r = 1 \text{ m}$$
となる．したがって，静止する位置は，Aから1m（またはBから2m）離れた位置になる．

[第7章・問題4]

西向きの磁界と北向きの磁界の合成磁界の方向が最終的に方位磁石の針が指す方向であり，図のようになる．

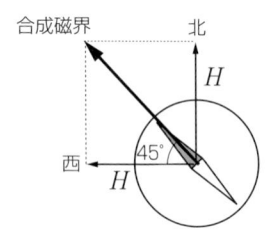

西向きと方位磁石の針が指す向きのなす角度を$\theta$とすると，
$$\tan\theta = \frac{H}{H} = 1$$
より，
$$\theta = 45°$$
となる．したがって，針は西から45°北に向くことになる．

[第7章・問題5]

東向きの磁界と南向きの磁界の合成磁界の方向が最終的に方位磁石の針が指す方向であり，図のようになる．

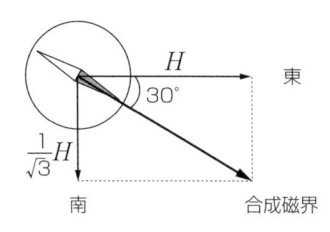

したがって，求める南向きの磁界の大きさを$H_s$ [N/Wb]とすると，
$$\tan 30° = \frac{H_s}{H} = \frac{1}{\sqrt{3}}$$
より，
$$H_s = \frac{1}{\sqrt{3}} H \text{ [N/Wb]}$$
となる．

[第8章・問題1]

直線電流の作る磁界の大きさは，流れる電流の大きさ$I$ [A]と導線からの距離$r$ [m]を用いて，
$$H = \frac{I}{2\pi r} \text{ [A/m]}$$
と表されるので，導線1が点P, Q, R, Sの位置につくる磁界の大きさ（それぞれ$H_{P1}$, $H_{Q1}$, $H_{R1}$, $H_{S1}$）は，
$$H_{P1} = \frac{1}{2\pi \times 0.25} = \frac{2}{\pi} \text{ [N/Wb]}$$
$$H_{Q1} = \frac{1}{2\pi \times 0.50} = \frac{1}{\pi} \text{ [N/Wb]}$$
$$H_{R1} = \frac{1}{2\pi \times 0.75} = \frac{2}{3\pi} \text{ [N/Wb]}$$
$$H_{S1} = \frac{1}{2\pi \times 1.00} = \frac{1}{2\pi} \text{ [N/Wb]}$$
となり，向きは右ねじの法則から紙面の手前から奥に向かう方向になる．

一方，導線2が点P, Q, R, Sの位置につくる磁界の大きさ（それぞれ$H_{P2}$, $H_{Q2}$, $H_{R2}$, $H_{S2}$）は，
$$H_{P2} = \frac{1}{2\pi \times 1.75} = \frac{2}{7\pi} \text{ [N/Wb]}$$
$$H_{Q2} = \frac{1}{2\pi \times 1.50} = \frac{1}{3\pi} \text{ [N/Wb]}$$
$$H_{R2} = \frac{1}{2\pi \times 1.25} = \frac{2}{5\pi} \text{ [N/Wb]}$$
$$H_{S2} = \frac{1}{2\pi \times 1.00} = \frac{1}{2\pi} \text{ [N/Wb]}$$
となり，向きは右ねじの法則から紙面の手前から奥に向かう方向になる．

それぞれの位置につくられる磁界の大きさは，導線1と2がつくる磁界の合成なので，P, Q, R, Sの位置につくる磁界の大きさ（それぞれ$H_P$, $H_Q$, $H_R$, $H_S$）は，
$$H_P = H_{P1} + H_{P2} = \frac{16}{7\pi} \approx 0.73 \text{ N/Wb}$$
$$H_Q = H_{Q1} + H_{Q2} = \frac{4}{3\pi} \approx 0.42 \text{ N/Wb}$$
$$H_R = H_{R1} + H_{R2} = \frac{16}{15\pi} \approx 0.34 \text{ N/Wb}$$

$$H_S = H_{S1} + H_{S2} = \frac{1}{\pi} \approx 0.32 \text{ N/Wb}$$

となる．また，その向きは，紙面の手前から奥に向かう方向になる．

[第8章・問題2]

インダクタの中心につくられる磁界の大きさは，コイルに流れる電流を$I$ [A] とすると，

$$H = \frac{1}{2r} \text{ [A/m]}$$

となる．この磁界によって磁荷が受ける力は

$$F = mH \text{ [N]}$$

であるから，これら2つの式を$I$について解くと，求める電流は

$$I = \frac{2rF}{m} \text{ [A]}$$

となる．

[第8章・問題3]

ソレノイドの内部につくられる一様な磁界の大きさ$H$は，単位長さ（1 m）あたりの巻数を$n_0$ [回/m]，ソレノイドを流れる電流を$I$ [A] とすると，

$$H = n_0 I \text{ [A/m]}$$

であるから，この式に各値を代入して$n_0$について解くと，

$$n_0 = \frac{3.0 \times 10^3}{1} = 3.0 \times 10^3 \text{ 回/m}$$

となる．

[第8章・問題4]

電荷には，

$$F = qvB \sin 60° = \frac{\sqrt{3}}{2} qvB \text{ [N]}$$

のローレンツ力が働く．力の向きは$v$と$B$に垂直で，$v$から$B$の方向へ右ねじを回したときのねじの先端が向かう方向となる（図7-13において$\theta = 60°$の場合に相当する）．

[第8章・問題5]

(1) 荷電粒子には，ローレンツ力が向心力（円の中心に向かう力）として働いている．荷電粒子の電荷は正なので，電荷の流れと力の関係を考えると図のようになり，回転方向はbの向きになる．

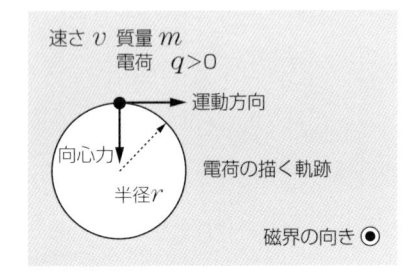

速さ$v$ 質量$m$
電荷 $q > 0$
運動方向
向心力
電荷の描く軌跡
半径$r$
磁界の向き

(2) 荷電粒子に加わっている向心力を$F_r$ [N] とすると，

$$F_r = m\frac{v^2}{r} \text{ [N]}$$

となる．また，荷電粒子に加わっているローレンツ力の大きさ$F_B$ [N] は，求める磁束密度の大きさを$B$ [Wb/m²] とすると，

$$F_B = QvB \text{ [N]}$$

である．ここで，$F_r$と$F_B$がつりあっていることから，

$$m\frac{v^2}{r} = QvB$$

となり，これを$B$について解くと，求める磁束密度の大きさは，

$$B = \frac{mv^2}{Qvr} \text{ [Wb/m²]}$$

となる．

[第8章・問題6]

図のように，点Oから距離$s$だけ離れた導線上の任意の点Aにおける微小な長さ$ds$がPの位置につくる磁界の大きさは，導線とAPのなす角度を$\theta$とするとき，ビオ・サバールの法則より，

$$dH = \frac{1}{4\pi} \frac{I \cdot ds \cdot \sin\theta}{R^2} \text{ [A/m]}$$

となる．ただし，$R$はAP間の距離である．ところで，$s\tan\theta = r$であるから，

$$\frac{ds}{d\theta} = \frac{d}{d\theta}\frac{r}{\tan\theta} = -\frac{r}{\sin^2\theta}$$

となり，また，$R\sin\theta = r$であるので，

$$dH = -\frac{I \cdot \sin\theta}{4\pi r} d\theta \text{ [A/m]}$$

となる．ところで，$r = l/2$であるから，導線とAPのなす角$\theta$は，長さ$l$の範囲では，$\pi/4 \sim 3\pi/4$の角度で変化する．したがって，$ds$を長さ$l$の分だけ積分する（$\theta = \pi/4 \sim 3\pi/4$まで積分する）と，求める磁界の大きさは，

$$|H| = \left| \int_{\frac{\pi}{4}}^{\frac{3\pi}{4}} -\frac{I \cdot \sin\theta}{2\pi l} d\theta \right| = \left| \frac{I}{2\pi l} [\cos\theta]_{\pi/4}^{3\pi/4} \right|$$

$$= \frac{\sqrt{2}\,I}{2\pi l} \; [\text{A/m}]$$

となる．

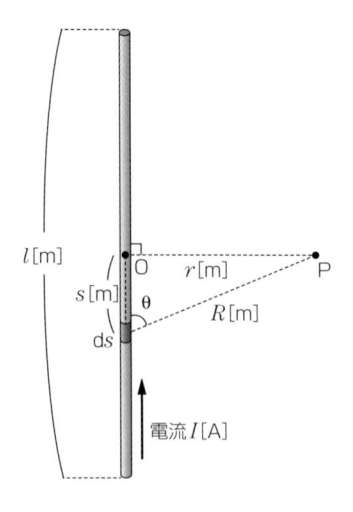

### 第9章・問題1

図のように電流が流れたとき，右ねじの法則から，コイルのつくる磁界の向きは下図に示すように左向きになる．レンツの法則によると，近づいた磁極がつくる磁束をさまたげるようにコイルには電流が流れるので，右向きの磁界，つまりN極が近づいたことになる．

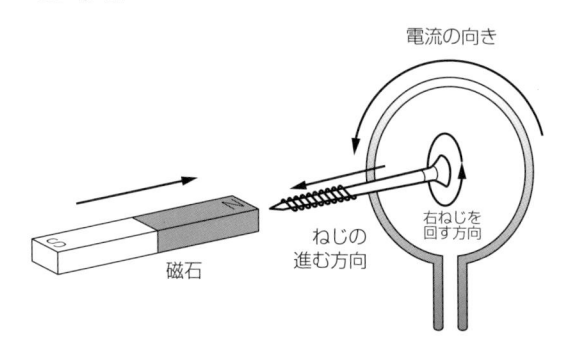

### 第9章・問題2

棒が運動することによって生じる誘導起電力の大きさは，

$$V = vBl = 2 \times 50 \times 0.3 = 30 \text{ V}$$

となる．

### 第9章・問題3

時間 $\Delta t$ に変化する磁束 $\Delta\Phi$ によって発生する誘導起電力の大きさ $V$ は，

$$V = \left| -\frac{\Delta\Phi}{\Delta t} \right|$$

であった．磁束密度の大きさ $B$ は一定であるから，磁束の変化は，abcdの面積変化 $\Delta S$ によってもたらされる．単位時間（1秒間）あたりに $B$ の方向に対して垂直な面の面積は，$\Delta S = vl$ だけ変化するので，発生する起電力の大きさは，

$$V = \left| -\frac{\Delta\Phi}{\Delta t} \right| = \left| -B\frac{\Delta S}{\Delta t} \right| = vlB$$

となる．したがって，回路に流れる電流 $I$ はオームの法則より，

$$I = \frac{vlB}{2R} \; [\text{A}]$$

となる．

### 第9章・問題4

問題3の場合と同様に，磁束の変化は，abcdの面積変化によってもたらされる．動き始めてから $t$ 秒後の棒の移動距離 $x$ は，

$$x = \frac{1}{2}at^2 \; [\text{m}]$$

であるので，時間 $t$ 経過したときの面積は，

$$S = lx = \frac{1}{2}alt^2 \; [\text{m}^2]$$

増えたことになる．したがって，発生する起電力の大きさは，

$$V = \left| -\frac{\Delta\Phi}{\Delta t} \right| = \left| -B\frac{\Delta S}{\Delta t} \right| = \left| -B\frac{dS}{dt} \right| = alBt \; [\text{V}]$$

となり，図のようなグラフとなる．

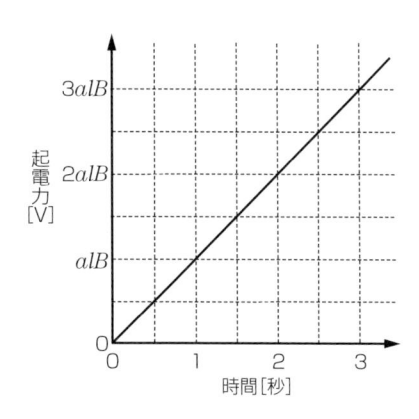

第9章・問題5

インダクタが領域2に到達するまでの時刻0から10秒までは，コイルを貫く磁束の変化はないので，電流は流れない．

10秒後から30秒後までの間は，単位時間（1秒間）あたりに$2\,\mathrm{m} \times 0.1\,\mathrm{m} = 0.2\,\mathrm{m}^2$ずつ，領域2にインダクタが進入していく．この間は，インダクタを貫く磁束の変化が起きるため，起電力が発生し，その大きさ$V$は，

$V = |-$単位時間あたりの磁束変化$|$
$= |-$磁束密度の大きさ×単位時間あたりの面積変化$|$
$= |-5 \times 0.2| = 1.0\,\mathrm{V}$

となる．オームの法則から流れる電流の大きさは1.0 Aである．このとき，電流は紙面に対して上向きの磁界を打ち消すように流れようとするので，向きは時計回りになる．

インダクタ全体が領域2に入っている間の30秒後から40秒後までは，インダクタを貫く磁束の変化はないので，電流は流れない．

40秒後から60秒後までの間は，単位時間（1秒間）あたりに$2\,\mathrm{m} \times 0.1\,\mathrm{m} = 0.2\,\mathrm{m}^2$ずつ，領域2からインダクタが出ていく．この間は，インダクタを貫く磁束の変化が起きるため，起電力が発生し，その大きさ$V$は，進入するときと同じで向きが反時計回りになる．

60秒後以降は，コイルを貫く磁束の変化はないので，電流は流れない．

以上をまとめてグラフに描くと，図のようになる．

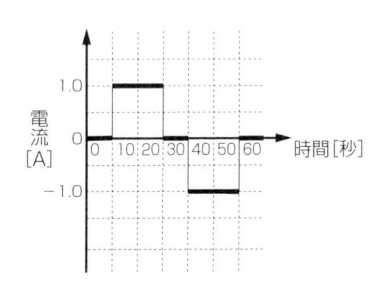

第9章・問題6

導体棒が1秒間に4回転することから，角速度$\omega = 8\pi\,[\mathrm{rad/s}]$で運動していることになる．したがって，導体棒が単位時間あたりに磁界を横切る面積は，

$$\frac{\Delta S}{\Delta t} = \frac{1}{2}l^2\omega = 4\pi l^2\,[\mathrm{m}^2]$$

となる．したがって，発生する起電力の大きさは，導体棒が横切る磁束が$\Delta\Phi = B\Delta S$であるので，

$$V = \left|-\frac{\Delta\Phi}{\Delta t}\right| = \left|-B\frac{\Delta S}{\Delta t}\right| = 4\pi Bl^2\,[\mathrm{V}]$$

となる．

第10章・問題1

誘導起電力の大きさは，自己インダクタンス×単位時間（1秒間）あたりの電流変化で表されるので，求める自己インダクタンス$L\,[\mathrm{H}]$は，

$$L = 0.1 \div \frac{1}{5} = 0.5\,\mathrm{H}$$

となる．

第10章・問題2

自己インダクタンス$L\,[\mathrm{H}]$のインダクタに$I\,[\mathrm{A}]$の電流が流れるときに蓄えられるエネルギー$E\,[\mathrm{J}]$は，

$$E = \frac{1}{2}LI^2\,[\mathrm{J}]$$

であるから，

$$E = \frac{1}{2} \times 4 \times (0.5)^2 = 0.5\,\mathrm{J}$$

となる．

第10章・問題3

誘導起電力の大きさは，自己インダクタンス×単位時間（1秒間）あたりの電流変化で表されるので，求める自己インダクタンス$L\,[\mathrm{H}]$は，

$$L = 2 \div \frac{0.11 - 0.01}{0.5} = 10\,\mathrm{H}$$

となる．エネルギーの変化量$\Delta E$は

$$\Delta E = \frac{1}{2} \times 10 \times (0.11^2 - 0.01^2) = 0.06\,\mathrm{J}$$

となる．

第10章・問題4

相互誘導によって$L_2$に生じる起電力の大きさ$V_2$は，相互インダクタンス×単位時間（1秒間）あたりの$L_1$の電流変化で表されるので，

$$V_2 = 5.0 \times \frac{0.1}{0.5} = 1\,\mathrm{V}$$

となる．

第10章・問題5

0.5 Aの電流が流れているとき，抵抗の両端における電位差は，

$$V_R = 10 \times 0.5 = 5 \text{ V}$$

であるから，

$$E - V_R = 15 \text{ V}$$

がインダクタによる誘導起電力となる（なお，cよりbが高電位である）．十分な時間が経つと抵抗のみの回路とみなせるので，抵抗を流れる電流は，

$$I = \frac{20}{10} = 2 \text{ A}$$

となる．

第10章・問題6

(1) 相互誘導によって発生する誘導起電力の大きさ$V_2$は，

$$V_2 = 0.2 \times \frac{5}{10} = 0.1 \text{ V}$$

となる．

(2) インダクタ1に流れる電流の向きを考えると，磁界の向きは上から下向きなので，インダクタ2側には，S極に相当する磁界が発生する．電流の増加とともにインダクタ2にはS極を打ち消すように電流が流れるため，電流は電気抵抗に対してbからaの向きに電流が流れる．したがって，bの方が高電位となる．

(3) 初めの5秒間は電流変化がないので，インダクタ2には電流は流れない．その後，5秒後から10秒後までは，5秒間に一定の割合で5Aだけ電流が増加するので，相互誘導によってインダクタ2には，

$$0.2 \times \frac{5}{5} = 0.2 \text{ V}$$

の大きさの起電力が発生する．したがって，オームの法則から，

$$\frac{0.2}{5} = 0.04 \text{ A}$$

の電流がbからaの向きに流れる．

10秒から15秒の間は，インダクタ1に流れる電流の時間変化がないので，インダクタ2には電流は流れない．

15秒後以降では，10秒間に一定の割合で10Aだけ電流が減少しているので，相互誘導によってインダクタ2には，

$$0.2 \times \frac{10}{10} = 0.2 \text{ V}$$

の大きさの起電力が発生する．そのとき流れる電流は，オームの法則から，

$$\frac{0.2}{5} = 0.04 \text{ A}$$

となり，電流の向きはaからbの向きになる．したがって電流の時間変化は図のようになる．

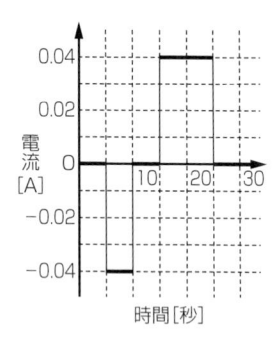

第11章・問題1

長さ$l$ [m]の導体棒を流れる電流$I$ [A]の向きと磁束密度$B$ [Wb/m²]の磁界のなす角度が$\theta$であるとき，加わる力の大きさは，

$$F = IBl \sin\theta \text{ [N]}$$

であるから，求める力の大きさは，

$$F = 2 \times 0.5 \times 1 \times \sin 60°$$
$$= \frac{\sqrt{3}}{2} \text{ N}$$

となる．

第11章・問題2

距離が$r$ [m]だけ離れた2つの平行導線に流れる電流がそれぞれ$I_1, I_2$ [A]のとき，2本の導線間には，長さ1 [m]の部分に

$$F = \frac{\mu_0 I_1 I_2}{2\pi r} \text{ [N]}$$

の力が加わる．

したがって，AがBから受ける力の大きさは，

$$F_{BA} = \frac{\mu_0 I^2 l}{2\pi r} \text{ [N]}$$

となる．同様に力の大きさだけを考えると，AがCから受ける力の大きさ（$F_{CA}$），BがAから受ける力の大きさ（$F_{AB}$），BがCから受ける力の大きさ（$F_{CB}$），CがAから受ける力の大きさ（$F_{AC}$），CがBから受

ける力の大きさ（$F_{BC}$）もすべて同じ大きさになる．力の向きは，AB間は引力，BC間とCA間は斥力になる．

Aが受けるすべての力の大きさと向きは，BとCから受ける力の合成になるので，図のようになる．他の力と向きについても同様である．最終的に力の大きさは，

Aが受ける力の大きさ $= \dfrac{\mu_0 I^2}{2\pi r}$ [N]

Bが受ける力の大きさ $= \dfrac{\mu_0 I^2}{2\pi r}$ [N]

Cが受ける力の大きさ $= \dfrac{\sqrt{3}\,\mu_0 I^2}{2\pi r}$ [N]

となる．

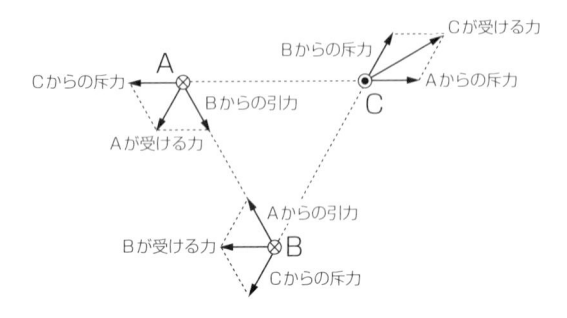

### 第11章・問題3

フレミングの左手の法則から考えると，電流の向きはaからbの向きになる．このとき，導体棒が磁界から受ける力$F_B$と重力から受ける力（$F_g$）の関係は図のようになる．したがって，

$$\tan\theta = \dfrac{F_B}{F_g} = \dfrac{IBl}{mg}$$

となるので，求める角度は

$$\theta = \tan^{-1}\dfrac{IBl}{mg}$$

となる．

### 第11章・問題4

(1) フレミングの左手の法則より，鉛直下向きの方向になる．

(2) 磁界中を一定の速さ$v$で動く導体棒には，起電力$vBl$が発生する．したがって，導体棒，電源，抵抗からなる回路を流れる電流を$I$とすると，キルヒホッフの法則より，

$$E - vBl = RI$$

が成り立つので，導体棒の速さは，

$$v = \dfrac{E}{Bl} - \dfrac{RI}{Bl}$$

と表すことができる．ところで，導体棒の速さが一定となったということは，電磁力（$IBl$）と動摩擦力（$\mu' mg$）がつりあった状態なので，

$$IBl = \mu' mg$$

が成り立ち，回路を流れる電流は，

$$I = \dfrac{\mu' mg}{Bl}$$

となる．したがって，

$$v = \dfrac{E}{Bl} - \dfrac{RI}{Bl} = \dfrac{E}{Bl} - \dfrac{\mu' mgR}{(Bl)^2}$$

となる．

### 第11章・問題5

(1) 長さ$l$ [m]の導体棒を流れる電流$I$ [A]の向きと磁束密度$B$ [Wb/m$^2$]の磁界のなす角度が$\theta$であるとき，加わる力の大きさ$F$は，

$$F = IBl\sin\theta\ [\text{N}]$$

であるから，求める力の大きさは，

$$F = IBl\sin 150° = \dfrac{IBl}{2}\ [\text{N}]$$

となる．

(2) (1)で求めた力の向きは，フレミングの左手の法則から下向きであることがわかる．したがって，上向きに持ち上げるということは，電磁力に逆らって仕事をすることになるので，その大きさは，

$$F = \dfrac{IBlx}{2}\ [\text{J}]$$

となる．

### 第11章・問題6

導体棒に加わる力は，

$$F = 1 \times 5 \times 0.8 = 4\ \text{N}$$

となる．また，$F$に平行な向きに動いた距離は，

$$x = 2\sin 60° = 2 \times \frac{\sqrt{3}}{2} = \sqrt{3} \text{ m}$$

であるから，求める仕事の大きさは，

$$W = Fx = 4\sqrt{3} \approx 6.9 \text{ J}$$

となる．

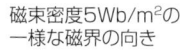

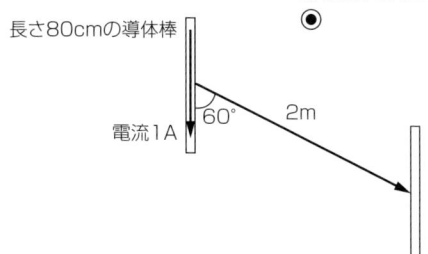

[第12章・問題1]

1次コイルの電圧 $V_1$，巻数 $n_1$，2次コイルの電圧 $V_2$，巻数 $n_2$ の間には，

$$\frac{V_1}{V_2} = \frac{n_1}{n_2}$$

という関係があるので，各値を代入すると，求める2次コイル側の電圧は，

$$V_2 = \frac{n_2}{n_1} V_1 = \frac{50}{1,000} \times 100 = 5 \text{ V}$$

となる．

[第12章・問題2]

1次コイルの電流 $I_1$，巻数 $n_1$，2次コイルの電流 $I_2$，巻数 $n_2$ の間には，

$$\frac{I_2}{I_1} = \frac{n_1}{n_2}$$

という関係があるので，各値を代入すると，求める2次コイル側の電流は，

$$I_2 = \frac{n_1}{n_2} I_1 = \frac{500}{50} \times 2 = 20 \text{ A}$$

となる．

[第12章・問題3]

1次コイルの電圧 $V_1$，電流 $I_1$，巻数 $n_1$，2次コイルの電圧 $V_2$，電流 $I_2$，巻数 $n_2$ とすると，

$$V_2 = \frac{n_2}{n_1} V_1 = \frac{100}{200} \times 100 = 50 \text{ V}$$

となる．したがって，オームの法則から，

$$I_2 = \frac{50}{10} = 5 \text{ A}$$

となる．したがって，

$$I_1 = \frac{n_2}{n_1} I_2 = \frac{100}{200} \times 5 = 2.5 \text{ A}$$

となる．

※ちなみに，以上の結果から $V_1 I_1 = V_2 I_2$ が成り立っており，電力が保存されていることがわかる．

[第12章・問題4]

時刻 $t$ [s] のとき，コイルは初めの位置から $\omega t$ [rad] 回転している．このとき，コイルを貫く磁束 $\Phi$ は，磁力線が面積 $S = l^2 \sin \omega t$ の部分を通ることから，

$$\Phi = BS = Bl^2 \sin \omega t$$

となる．したがって，発生する誘導起電力 $V$ は，

$$V = -\frac{d\Phi}{dt} = -\frac{d}{dt} Bl^2 \sin \omega t = -\omega Bl^2 \cos \omega t$$

となる．

[第12章・問題5]

与えられた実効値の式から，

$$V_e = \sqrt{\frac{1}{T_0} \int_0^{T_0} v^2(t) \, dt}$$

$$= \sqrt{\frac{1}{T_0} \int_0^{T_0} V_m^2 \sin^2 \omega t \, dt}$$

$$= \sqrt{\frac{V_m^2}{T_0} \int_0^{T_0} \frac{1 - \cos 2\omega t}{2} \, dt}$$

(∵ 2倍角の公式より)

$$= \sqrt{\frac{V_m^2}{2T_0} \left[ t - \frac{1}{2\omega} \sin 2\omega t \right]_0^{T_0}}$$

$$= \sqrt{\frac{V_m^2}{2T_0} \left( T_0 - \frac{1}{2\omega} \sin 2\omega T_0 \right)}$$

ここで，周波数を $f$ とすると，$f = 1/T_0$ より $\omega = 2\pi f = 2\pi/T_0$ であるから，

$$V_e = \sqrt{\frac{V_m^2}{2T_0} \left( T_0 - \frac{1}{2\omega} \sin 4\pi \right)}$$

$$= \frac{V_m}{\sqrt{2}}$$

となる．

第12章・問題6

それぞれの相は$2\pi/3$ずつ位相がずれているので,

$$e_b = E\sin\left(\omega t - \frac{2\pi}{3}\right)$$

$$e_c = E\sin\left(\omega t - \frac{4\pi}{3}\right)$$

となる.

第13章・問題1

$c > 0$であることから,

$$\varepsilon_0 = \frac{1}{4\pi c^2} \times 10^7$$

より,

$$c = \sqrt{\frac{10^7}{4\pi\varepsilon_0}}$$

となる.ところで,

$$\mu_0 = 4\pi \times 10^{-7} = \frac{4\pi}{10^7}$$

であることから,代入すると,

$$c = \frac{1}{\sqrt{\varepsilon_0 \mu_0}}$$

が得られる.

第13章・問題2

光の波長$\lambda$と速さ$c$と周波数$\nu$の関係式,$c = \nu \cdot \lambda$より,

$$\nu = \frac{c}{\lambda} = \frac{3.0 \times 10^8}{10600 \times 10^{-9}} = 2.83 \times 10^{13}\,\text{Hz}$$

となる.

第13章・問題3

光の波長$\lambda$と速さ$c$と周波数$\nu$の関係式,$c = \nu \cdot \lambda$より,

$$\lambda = \frac{c}{\nu}$$

であるから,

$$850\,\text{MHz帯の携帯電話の波長} = \frac{3.0 \times 10^8}{850 \times 10^6}$$

$$= 35.3\,\text{cm}$$

$$1.5\,\text{GHz帯の携帯電話の波長} = \frac{3.0 \times 10^8}{1.5 \times 10^9}$$

$$= 20.0\,\text{cm}$$

となる.したがって,それぞれの半波長であるおよそ10〜18 cm程度の部位と共振する可能性があることがわかる.そのような大きさの部位については各自調べてみよ.

第13章・問題4

電気伝導率は,電気抵抗率の逆数なので,$\sigma = 5.9 \times 10^7$Sとなる.したがって60 Hzのとき,

$$\delta_{60} = \sqrt{\frac{2}{2\pi \times 60 \times 5.9 \times 10^7 \times 4\pi \times 10^{-7}}}$$

$$= 8.46 \times 10^{-3}\,\text{m}$$

1 kHzのとき,

$$\delta_{60} = \sqrt{\frac{2}{2\pi \times 1 \times 10^3 \times 5.9 \times 10^7 \times 4\pi \times 10^{-7}}}$$

$$= 2.07 \times 10^{-3}\,\text{m}$$

1 GHzのとき,

$$\delta_{60} = \sqrt{\frac{2}{2\pi \times 1 \times 10^6 \times 5.9 \times 10^7 \times 4\pi \times 10^{-7}}}$$

$$= 6.55 \times 10^{-5}\,\text{m}$$

となり,周波数が高くなるほど電磁波は導体内部に侵入しにくくなることがわかる.

第13章・問題5

共振回路を構成しているインダクタのインダクタンスを$L$ [H],キャパシタの電気容量を$C$ [F],共振周波数を$f_0$とすると,

$$f_0 = \frac{1}{2\pi\sqrt{LC}}\;[\text{Hz}]$$

であるから,これを$C$について解いて値を代入すると,

$$C = \frac{1}{(2\pi f_0)^2 L}$$

$$= \frac{1}{(2 \times 3.14 \times 1 \times 10^6)^2 \times 0.2 \times 10^{-3}}$$

$$= 127\,\text{pF}$$

となる.

第13章・問題6

絶対温度$T$ [K] における抵抗$R$ [Ω] には,$V = \sqrt{4k_B TRB}$ [V] の大きさの熱雑音が生じる.ただし,$k_B$ [J/K]:ボルツマン定数,$B$ [Hz]:周波数帯域幅である.したがって,求める熱雑音の大きさは,

$$V = \sqrt{4 \times 1.38 \times 10^{-23} \times (273.15 + 37) \times 10 \times 10^3 \times 30}$$

$$= 7.17 \times 10^{-8}\,\text{V}$$

となる.

# 索　引

## 和文索引

### あ
アラゴの円板 ……………………… 150
アンペールの法則 ……………… 113
アンペールの右ねじの法則 …… 107
圧電素子 …………………………… 65

### い
イミュニティ …………………… 167
インダクタ ………………… 110, 127
インダクタンス ………………… 127
インバータ ……………………… 147
インピーダンス・マッチング … 171
インピーダンス整合 …………… 171
インピーダンス変換 …………… 145
位相 ………………………………… 91
位置エネルギー …………………… 85

### え
永久磁石型直流整流子モーター
　　　…………………………… 148
円電流 …………………………… 110
円偏波 …………………………… 164

### お
オームの法則 ……………………… 68

### か
ガウスの法則 ……………………… 30
回折 ………………………… 162, 164
開回路 ……………………………… 74
外積 ………………………… 179, 180
重ねの理 …………………………… 21
重ね合わせの原理 ……… 21, 43, 52
片側接地方式 …………………… 146
完全反磁性 ………………… 105, 109

### き
キャパシタ ………………… 10, 82

キルヒホッフの電流則 ………… 67
軌道角運動 ………………………… 9
逆起電力 ………………………… 128
強磁性体 ………………………… 98
鏡像法 …………………………… 54
極性誘電体 ……………………… 56
近接作用の力 ……………………… 2

### く
クーロンの法則 ………………… 19
クーロン力 ……………………… 19
クォーク …………………………… 1
クランプメータ ………………… 120
屈折 ……………………………… 162
屈折率 …………………………… 162

### こ
コイル …………………………… 110
コンデンサ ………………… 71, 80
コンバータ ……………………… 147
交流モーター …………………… 147
交流整流子モーター …………… 150
交流電動機 ……………………… 147
交流無停電電源 ………………… 147
合成容量 ………………………… 83

### さ
サーボモーター ………………… 152
鎖交 ……………………………… 129
最大透磁率 ……………………… 105
三角関数の微分 ………………… 183
三相回転磁界 …………………… 152
残留磁束密度 …………………… 105

### し
シールド ………………………… 54
シュレーディンガー方程式 …… 5
ジョセフソン効果 ……………… 109
ジョセフソン接合 ……………… 109
仕事 ……………………………… 37

始動抵抗 ………………………… 150
指数関数の微分 ………………… 184
自己インダクタンス …………… 127
自己誘導 ………………………… 127
磁化 ………………………… 10, 99, 105
磁荷 ………………………… 12, 97
磁界 ………………………… 14, 98
磁気 ………………………………… 8
磁気シールド …………………… 105
磁気モーメント …………… 9, 99
磁気双極子 ……………………… 98
磁気単極子 ……………………… 98
磁気量 …………………………… 97
磁気量子数 ……………………… 6
磁気力 …………………………… 97
磁極におけるクーロンの法則 … 100
磁性 ……………………………… 10
磁束 ………………………… 16, 104
磁束鎖交数 ……………………… 129
磁束密度 ………………… 14, 104
磁束量子 ………………………… 109
磁場 ……………………………… 8
磁力 ……………………………… 97
磁力線 …………………………… 98
磁歪 ……………………………… 130
磁歪振動子 ……………………… 130
主量子数 ………………………… 6
初透磁率 ………………………… 105
常磁性 …………………………… 100
心磁計 …………………………… 109
真空 ……………………………… 51
真空の透磁率 …………………… 100
真空の誘電率 ……………………… 20
真電荷 …………………………… 57

### す
スカラー ………………………… 175
スカラー積 ……………………… 180
ステッピングモーター ………… 152
スピン角運動 …………………… 9

| | | |
|---|---|---|
| スピン量子数 …………………… 6 | 電荷密度 …………………… 15 | 脳磁計 …………………………… 109 |
| 数密度 ………………………… 135 | 電界 ……………………… 14, 24 | |
| | 電気 ………………………………… 8 | **は** |
| **せ** | 電気感受率 ……………………… 58 | パウリの排他原理 ……………… 6 |
| 正極 ……………………………… 97 | 電気素量 ………………………… 3 | 波動性 …………………………… 4 |
| 静電コンデンサ ………………… 71 | 電気抵抗 ………………………… 68 | 発電機 ………………………… 154 |
| 静電ポテンシャル ………… 41, 85 | 電気力線 ………………………… 28 | 反射 …………………………… 162 |
| 静電界 …………………………… 24 | 電機子 ………………………… 148 | |
| 静電気力 ………………………… 19 | 電子殻 …………………………… 6 | **ひ** |
| 静電誘導 …………………… 51, 52 | 電子対 ………………………… 10 | ヒステリシス曲線 …………… 105 |
| 静電容量 …………………… 71, 75 | 電子配置 ………………………… 6 | ビオ・サバールの法則 ……… 117 |
| 積分 …………………………… 185 | 電磁環境適合性 ……………… 167 | 比透磁率 ……………………… 101 |
| 接地 ……………………………… 47 | 電磁気力 …………………… 2, 135 | 比誘電率 …………………… 59, 77 |
| 絶縁体 …………………………… 51 | 電磁波 …………………… 10, 159 | 非極性誘電体 …………………… 56 |
| 絶対屈折率 …………………… 162 | 電磁波障害 …………………… 167 | 非接地配線方式 ……………… 146 |
| 全反射 ………………………… 163 | 電磁誘導 ……………………… 119 | 避雷針 …………………………… 54 |
| | 電磁力 ………………………… 135 | 微分 …………………………… 181 |
| **そ** | 電束 ……………………… 15, 29 | 微分方程式 …………………… 188 |
| ソレノイド …………………… 110 | 電束密度 ……………… 14, 30, 58 | 表皮効果 ……………………… 171 |
| 素粒子 …………………………… 1 | 電場 ………………………………… 8 | |
| 疎密波 ………………………… 159 | 電波 …………………………… 165 | **ふ** |
| 相互インダクタンス ………… 131 | 電流 ……………………………… 67 | ファラデーの電磁誘導の法則 … 119 |
| 相互誘導 ……………………… 131 | 電流密度 …………………… 15, 67 | フェリ磁性 ……………………… 99 |
| 相反定理 ……………………… 131 | 電流力 ………………………… 137 | フォトン ………………………… 2 |
| | 電力装置 ……………………… 143 | フレミングの左手の法則 …… 136 |
| **た** | | フレミングの右手の法則 …… 122 |
| 帯電 ……………………………… 3 | **と** | プランク定数 …………………… 4 |
| 縦波 …………………………… 159 | トランス …………………… 143, 146 | 不電子対 ……………………… 10 |
| 単相直巻整流子モーター ……… 150 | 透過 …………………………… 162 | 不導体 …………………………… 51 |
| | 透磁率 …………………… 14, 100 | 負極 ……………………………… 97 |
| **ち** | 等電位面 ………………………… 43 | 浮遊容量 ………………………… 76 |
| 超伝導量子干渉計 …………… 109 | 同期モーター ………………… 150 | 分極 ……………………………… 56 |
| 直線偏波 ……………………… 164 | 導体 ………………………… 24, 51 | 分極ベクトル …………………… 58 |
| 直流モーター ………………… 147 | 導電率 …………………………… 69 | 分極電荷 ………………………… 57 |
| 直流電動機 …………………… 147 | 特性インピーダンス ………… 171 | |
| | | **へ** |
| **て** | **な** | ベクトル ……………………… 175 |
| 抵抗率 …………………………… 69 | 内積 ………………… 177, 178, 180 | ベクトルの和 ………………… 176 |
| 定常電流 ………………………… 67 | | ベクトル積 …………………… 180 |
| 点電荷 …………………………… 19 | **ね** | 変圧器 ………………………… 143 |
| 電圧 ……………………………… 41 | 熱エネルギー …………………… 85 | 偏光子 ………………………… 165 |
| 電位 ……………………………… 41 | | |
| 電位差 …………………………… 41 | **の** | **ほ** |
| 電荷 ………………………… 1, 19 | ノイズ対策 …………………… 167 | ホール係数 …………………… 115 |

ホール効果 …………………… 115
ホール素子 …………………… 115
ポテンシャルエネルギー ………… 38
方位量子数 …………………… 6

## ま
マイスナー効果 ………… 105, 109
マクスウェルの方程式 ………… 14
巻線形直流整流子モーター …… 150

## み
右ネジ ………………………… 13
右手系 ………………………… 13

## む
無誘導部品 …………………… 129

## ゆ
誘電体 ………………………… 56
誘電率 ………………… 14, 58, 77
誘導モーター ………………… 150
誘導起電力 …………… 119, 121
誘導性リアクタンス …………… 128
誘導電流 ……………………… 122

## よ
陽電子 ………………………… 2

横波 …………………………… 159

## り
粒子性 ………………………… 4
量子性 ………………………… 5
臨界角 ………………………… 163

## れ
レプトン ……………………… 1
レンツの法則 ………………… 120

## ろ
ローター ……………………… 148
ローレンツ力 …………… 113, 179

## わ
和分の積 ……………………… 84

---

## 欧文索引

## 数字
1次コイル …………………… 143
2次コイル …………………… 143
4つの力 ……………………… 2

## E
electromagnetic compatibility ‥ 167

electromagnetic interference … 167
EMC ………………………… 167
EMI ………………………… 167

## I
immunity …………………… 167
inductance ………………… 127

## M
magnetic dipole ……………… 98
monopole …………………… 98
mutual induction …………… 131

## N
N極 …………………………… 97

## P
photon ……………………… 2

## S
S極 …………………………… 97
self-inductance …………… 127
SQUID ……………………… 109

## U
UPS ………………………… 147

【編者略歴】

福長 一義

- 1995年 日本工学院専門学校臨床工学科卒業（臨床工学技士）
- 1998年 東京電機大学工学部電子工学科（飛び級）
- 2000年 東京電機大学理工学部博士前期課程修了（応用電子工学専攻）
- 2003年 東京電機大学理工学部博士後期課程修了（応用システム工学専攻）
- 2003年 東京電機大学フロンティア共同研究センター助手
- 2006年 杏林大学保健学部臨床工学科助手
- 2008年 杏林大学保健学部臨床工学科講師
- 2012年 杏林大学保健学部臨床工学科准教授
- 2018年 杏林大学保健学部臨床工学科教授
  現在に至る 博士（工学）

中島 章夫

- 1991年 慶應義塾大学理工学部電気工学科卒業
- 1993年 慶應義塾大学大学院理工学研究科電気工学専攻前期博士課程修了
- 1993年 防衛医科大学校医用電子工学講座助手
- 1999年 日本工学院専門学校臨床工学科科長
- 2006年 東京女子医科大学大学院医学研究科先端生命医科学系専攻後期博士課程修了
- 2006年 杏林大学保健学部臨床工学科助教授（先端臨床工学研究室）
- 2007年 杏林大学保健学部臨床工学科准教授
- 2020年 杏林大学保健学部臨床工学科教授
  現在に至る 博士（医学）

堀 純也

- 1998年 広島大学理学部物理学科卒業
- 2000年 広島大学大学院先端物質科学研究科量子物質科学専攻博士課程前期修了
- 2002年 広島大学大学院先端物質科学研究科量子物質科学専攻博士課程後期修了
- 2002年 広島大学ベンチャービジネスラボラトリー講師（中核的研究機関研究員）
- 2003年 岡山理科大学理学部応用物理学科医用科学専攻講師
- 2016年 岡山理科大学理学部応用物理学科臨床工学専攻講師
- 2017年 岡山理科大学理学部応用物理学科臨床工学専攻准教授
- 2022年 岡山理科大学工学部生命医療工学科准教授
  現在に至る 博士（理学），臨床工学技士

最新臨床工学講座
医用電気工学　2　　　　ISBN978-4-263-73469-8

2025年3月10日　第1版第1刷発行

|監修|一般社団法人<br>日本臨床工学技士<br>教育施設協議会|
|---|---|
|編集|福長一義|
||中島章夫|
||堀　純也|
|発行者|白石泰夫|
|発行所|医歯薬出版株式会社|

〒113-8612　東京都文京区本駒込1-7-10
TEL. (03) 5395-7620(編集)・7616(販売)
FAX. (03) 5395-7603(編集)・8563(販売)
https://www.ishiyaku.co.jp/
郵便振替番号　00190-5-13816

乱丁，落丁の際はお取り替えいたします．　　印刷・製本／壮光舎印刷
© Ishiyaku Publishers, Inc., 2025. Printed in Japan

本書の複製権・翻訳権・翻案権・上映権・譲渡権・貸与権・公衆送信権(送信可能化権を含む)・口述権は，医歯薬出版(株)が保有します．
本書を無断で複製する行為(コピー，スキャン，デジタルデータ化など)は，「私的使用のための複製」などの著作権法上の限られた例外を除き禁じられています．また私的使用に該当する場合であっても，請負業者等の第三者に依頼し上記の行為を行うことは違法となります．

JCOPY ＜出版者著作権管理機構　委託出版物＞

本書をコピーやスキャン等により複製される場合は，そのつど事前に出版者著作権管理機構(電話03-5244-5088, FAX 03-5244-5089, e-mail:info@jcopy.or.jp)の許諾を得てください．